泌尿外科诊治与并发症防治

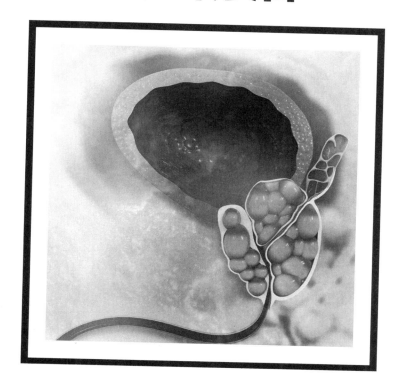

魏 勃 主编

中国纺织出版社有限公司

图书在版编目（CIP）数据

泌尿外科诊治与并发症防治 / 魏勃主编. -- 北京：
中国纺织出版社有限公司, 2023.5
ISBN 978-7-5229-0446-7

Ⅰ. ①泌… Ⅱ. ①魏… Ⅲ. ①泌尿外科学 Ⅳ.
①R69

中国国家版本馆CIP数据核字（2023）第052089号

责任编辑：樊雅莉　　责任校对：高　涵　　责任印制：王艳丽

中国纺织出版社有限公司出版发行
地址：北京市朝阳区百子湾东里A407号楼　邮政编码：100124
销售电话：010—67004422　传真：010—87155801
http://www.c-textilep.com
中国纺织出版社天猫旗舰店
官方微博 http://weibo.com/2119887771
三河市宏盛印务有限公司印刷　各地新华书店经销
2023年5月第1版第1次印刷
开本：787×1092　1/16　印张：13.75
字数：307千字　定价：88.00元

编 委 会

前　言

　　进入 21 世纪，随着社会经济的发展，国民生活方式发生了很大的变化，泌尿外科疾病发病率不断上升，严重影响着人们的生活质量。同时随着医学科技的发展，泌尿外科学内容不断更新和完善，新的治疗技术和治疗措施不断应用于临床，取得了较好的效果。目前，关于泌尿外科疾病治疗的书籍众多，有些书籍存在观点不明、图表不清等不妥之处。鉴于此，编者参考文献资料，结合国内临床实际情况，编写了本书。

　　本书取材新颖，突出临床实用性和科学性，详细介绍了泌尿外科生理、解剖、常规检查等，重点阐述了泌尿系统常见疾病的病因、临床表现、诊断、手术治疗等内容。全书融汇了泌尿外科最新科研成果，尽量体现当代泌尿外科的水平，在贴近临床工作实际的同时，紧密结合国家医疗卫生事业的最新进展。希望本书能为泌尿外科及相关科室同仁处理相关问题提供参考，也可作为医学院校学生和基层医护工作者学习之用。

　　在本书编写过程中，由于涉及内容广泛，疾病种类繁多，加之作者较多，写作方式和文笔风格不一，难免存在疏漏和不足之处，望广大读者提出宝贵意见，谢谢。

编　者

2023 年 2 月

目 录

第一章

泌尿系统生理

第一节　肾脏的结构

　　肾单位是肾的基本功能单位，它与集合管一起共同完成尿生成的功能。肾单位由肾小体和肾小管两部分组成。肾小体又可分为肾小球和肾小囊两部分。肾动脉不断分支一直到入球小动脉，继续分支形成毛细血管祥，即肾小球，而毛细血管祥又汇合成出球小动脉。包裹在肾小球外的带盲端的单层上皮细胞构成的包囊为肾小囊，紧贴着肾小球毛细血管祥的是脏层上皮细胞，该层上皮继续延伸形成囊腔，最后与肾小管壁相连，即为壁层上皮。肾小囊的囊腔又名为 Bowman 囊腔。肾小管始于 Bowman 囊腔，止于集合管，是一弯曲细管，由近曲小管、髓祥（又名 Helen 祥，包括髓祥降支粗段、髓祥降支细段、髓祥升支细段、髓祥升支粗段）、远曲小管组成。多条远曲小管汇集而成的集合管，是尿浓缩的重要场所。

　　肾单位可分为浅表肾单位和髓旁肾单位两种类型。浅表肾单位的肾小体主要分布于肾的外皮质层和中皮质层，肾小球体积较小，入球小动脉的口径比出球小动脉粗。出球小动脉离开肾小体后主要在皮质的肾小管周围形成毛细血管网，这类肾单位的髓祥不发达。髓旁肾单位的肾小体分布于靠近肾髓质的内皮质层，肾小囊体积大，出球小动脉的分支不仅形成肾小管周围的毛细血管网，而且形成细而长的 U 形直小血管一直深入到髓质。髓旁肾单位的髓祥可深入到内髓质层，有的甚至到达乳头部。这些特点是肾脏完成尿的浓缩与稀释功能的结构基础。

　　肾单位中含有一个特殊结构即近球小体（图1-1），由近球细胞、系膜细胞、致密斑细胞构成。近球细胞位于入球小动脉中膜内，是由平滑肌细胞演变而来的肌上皮样细胞，细胞内含有肾素颗粒。系膜细胞是位于肾小球毛细血管祥之间的一群细胞。致密斑位于远曲小管的起始部分，局部呈斑状隆起，该细胞呈高柱状，可感受小管液中 Na^+ 含量的变化，参与肾素释放的调节。近球小体主要分布在浅表肾单位。

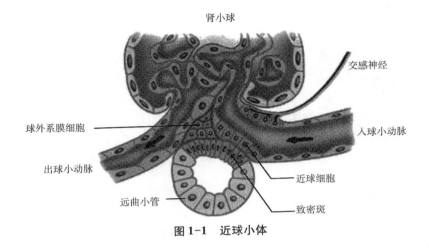

图 1-1　近球小体

（魏　勃）

第二节　肾脏的血液循环及其调节

在静息状态，肾脏的血流约占心排血量的 20%。肾脏每单位重量的血流量是心脏的 8 倍。血液经入球小动脉进入肾小球的血浆中约 20% 被滤入肾小管，其余的血浆经出球小动脉离开肾小球。进入肾脏的血液 90% 以上进入皮质肾单位，其球后毛细血管紧靠肾小管，参与可溶性物质及水的重吸收。不到 10% 的血液进入髓旁肾单位，其出球小动脉伸展成 U 形直小血管，参与尿的浓缩与稀释功能。

肾血流量靠自身调节，也接受神经和体液调节。在生理条件下，血压保持稳定，肾主要依靠自身调节来保持其血流量的相对稳定。在有效循环血量减少的情况下，通过神经、体液调节减少肾血流量，增加脑、心脏等重要器官的血供。

肾血流量的自身调节指的是在没有外来神经支配的条件下，体循环血压或肾灌注压在一定范围内变动时，肾血流量仍然保持相对稳定的现象。当肾灌注压升高时，入球小动脉阻力相应增高，因此，肾小球毛细血管静水压及肾小球滤过率保持不变。反过来，当血压降低时，入球小动脉阻力降低，出球小动脉阻力升高，使肾小球滤过率（GFR）及肾血流量（RBF）维持不变。肾脏自我调节的机制倾向于肌源学说，在去神经、一氧化氮（NO）合成受抑制、缺乏完整的球—管反馈系统的离体灌注肾脏仍存在肾血流量的自身调节。

肾小球入球小动脉平滑肌细胞存在牵张激活的离子通道，当入球小动脉跨壁张力增加，其电压依赖性 Ca^{2+} 通道开放，促使 Ca^{2+} 进入细胞内；磷脂酶 C 同时也被激活，使三磷酸肌醇酯升高，致使细胞内储存的 Ca^{2+} 释放到胞质内，两者共同作用的结果，促使平滑肌收缩，这样增高的压力就不能传递到肾小球内。Ca^{2+} 的内流决定了肌源性反应的发生，同时可见到细胞膜的去极化。大量实验表明跨膜压力增加会引起平滑肌细胞膜的去极化，但是膜的去极化可能并不是必要的条件。应用膜片钳技术可以发现在对兔脑动脉使用 Ca^{2+} 通道阻滞剂后，跨膜压的升高不再诱发肌源性反应，但平滑肌细胞膜的去极化并没有受到影响。

肾血流量还受到管—球反馈的调节。管—球反馈（TGF）是指肾小管致密斑感受器感受到肾小管腔内液体钠浓度变化后，通过调节肾小球入球小动脉舒缩，使该肾单位的肾小球滤过率发生一个相反方向的改变。即肾小管腔内液体钠浓度增高可导致肾小球滤过率降低。管—球反馈在肾小球滤过与肾小管重吸收之间起平衡作用。不少动物实验表明管—球反馈主要由腺苷介导。当流经肾小管髓袢升支远端的致密斑细胞的小管液里的钠浓度增加时，钠通过钠钾二氯同向转运子重吸收，这个过程需要细胞基膜面的 Na^+-K^+-ATP 酶配合泵出细胞内的钠来完成，而消耗的三磷酸腺苷最终经 5'-核苷酸酶代谢产生腺苷。腺苷离开致密斑细胞基膜面，与肾小球旁器球外系膜细胞上的腺苷受体结合，引起该细胞内钙的释放，增高的细胞内钙通过该细胞上的缝连接进入到与之相连的入球小动脉平滑肌细胞与含肾素的颗粒细胞内，导致入球小动脉收缩，并抑制肾素释放。局部血管紧张素Ⅱ、神经源性一氧化氮合成酶可以调节这一过程。而阻止腺苷的生成，或阻断腺苷受体，管—球反馈现象将消失。

慢性肾脏病常见的肾内局部肾素—血管紧张素系统（RAS）兴奋可以促进近端肾小管对钠的重吸收。这样流到远端肾小管的尿钠浓度就会降低，致密斑细胞重吸收钠减少，腺苷生成少，入球小动脉扩张，出现肾小球高滤过。

慢性肾脏病可由多种途径引起抗利尿激素（ADH）分泌增加。血浆 ADH 升高引起髓袢升支粗段 NaCl 重吸收增加以及自由水清除率下降。而髓袢升支粗段 NaCl 重吸收增加，会导致流向下游致密斑处小管液里的 NaCl 浓度下降，致密斑细胞可重吸收的钠减少，消耗的 ATP 少，因而腺苷生成少，肾小球入球小动脉扩张，出现肾小球高滤过。

糖尿病肾病的肾小球高滤过也是由异常的管—球反馈介导的。研究发现，高血糖时的肾小球滤过液高糖刺激近端肾小管钠—葡萄糖共同转运增加，导致流经肾小管髓袢升支远端的小管液内钠浓度降低，引起的管—球反馈（图 1-2）就使该肾单位的肾小球滤过率增加。

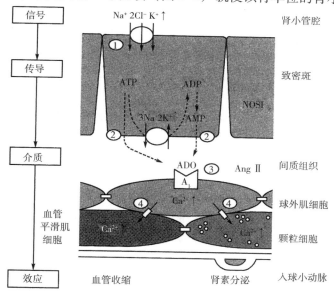

图 1-2 管—球反馈的机制

（魏　勃）

第三节　肾小球滤过率

肾小球超滤是尿液形成的第一步。肾小球滤过率（GFR）受制于肾小球滤过膜静水通透性（Kf）和有效滤过压（Puf）。三者关系可以用下面公式表示：

$$GFR = Kf \times Puf$$

Kf 又称为肾小球滤过膜的超滤系数。肾小球滤过膜依次由肾小球毛细血管内皮窗孔、肾小球基底膜及上皮细胞足突裂孔三层组成，在总 Kf 中，内皮细胞窗孔占 2%，基底膜占 50%，足突裂孔占 48%，其中足突裂孔的静水通透性主要由裂孔膜决定。在许多病理情况下，例如急性肾功能损伤、梗阻性肾病等，由于病理过程破坏了肾小球毛细血管，或者影响了调节有效滤过面积或有效静水通透性的神经、体液因素，Kf 值可明显降低。

有效滤过压取决于肾小球滤过膜两侧的静水压和胶体渗透压的差，可用下面公式表示：

$$Puf = (\Delta P - \Delta \pi) = (PGC - PT) - (\pi GC - \pi T)$$

PGC 和 PT 分别为肾小球毛细血管静水压和肾小囊中的静水压；πGC 和 πT 分别为肾小球毛细血管胶渗压和肾小囊内的胶渗压。由于超滤液中基本无蛋白质成分，因此 πT 近于零。随着肾小球毛细血管血浆成分的滤出，πGC 急剧增高，而 PGC 和 PT 维持相对恒定，肾小球毛细血管 Puf 逐渐降低，从约 2 kPa（15 mmHg）（入球小动脉处）到零（出球小动脉处）。滤过停止点称为滤过压平衡。

肾小球滤过率很大程度是依赖肾血流量的调节来完成。如果肾血浆流量（RPF）降低，液体经肾小球毛细血管转运的时间延长，导致 πGC 快速增高，使 Puf 在更接近入球小动脉端消失，GFR 降低。因此，当 RPF 降低时，GFR 是流量依赖性的，与血浆流量成比例地改变。

由于肾小球位于入球和出球小动脉之间，应用血管活性物质选择性地改变这些动脉的阻力，可以明显改变肾小球血流动力学。入球小动脉收缩使 GFR 及肾血浆流量降低。当入球小动脉扩张时，肾小球动脉灌注压增高，GFR 增加。出球小动脉阻力增加减少了肾小球血浆流量，但是增加了肾小球压力，因此 GFR 增高。当入球小动脉收缩时，GFR 及 RPF 出现平行性降低，因此 GFR/RPF 比率，即滤过分数（FF）无改变。相对应的，当出球小动脉收缩时，GFR 及 RPF 出现彼此相反的改变，导致 GFR/RPF 比率明显增高。总之，滤过分数的改变提示出球小动脉的收缩，而不是入球小动脉。

肾脏对某种物质的清除率的定义为单位时间内肾脏对一定体积的血浆中的某种物质以尿中排泄的方式的完全清除，可用下面公式计算：

$$C = U \times V \div P$$

式中，U 及 P 分别为某种物质在尿液及血浆中的浓度，V 是尿流量，C 是肾脏对该物质的清除率。

如某种物质仅被肾小球滤过清除，既不被重吸收也不被肾小管分泌，那么该物质经肾脏的清除率就等于肾小球滤过率。例如菊粉就是这样一种物质，其是一种分子量为 5 200 Da 的植物多聚多糖，仅被肾小球滤过清除，不被肾小管重吸收也不被其分泌。测定菊粉清除率就可得到肾小球滤过率。

肌酐是肌肉的肌酸及磷酸肌酸的非酶性转化物，是一种小分子物质（113 Da），可被肾小球自由滤过，不被肾脏代谢，但可被近端小管有机阳离子转运载体分泌，因此，肌酐清除率（Ccr）是肾小球滤过清除率与肾小管分泌清除率之和。当 GFR 范围在 $40 \sim 80$ mL／（min·1.73 m^2）时，Ccr/GFR 的比率为 $1.5 \sim 2.0$。当 GFR 低于这个范围时，Ccr/GFR 的比率可进一步升高。当用传统的比色法检测肌酐水平时，由于正常体液中的一些物质（如葡萄糖、蛋白、尿酸盐、丙酮酸）的交叉反应，血清、血浆及尿液中肌酐的水平假性升高约 20%。另外，其他非肌酐色素原（如头孢霉素）可以假性提高血清肌酐水平。现在广泛应用的自动分析法及酰亚胺水解酶法，是经过改良的方法以去除多数的影响因素。

尿素的主要来源是食物蛋白的代谢，主要在肝脏中合成。肾脏约排泄 75% 的尿素，其余 25% 在胃肠道内代谢为 CO_2 及 NH_3，NH_3 被肝脏再循环合成尿素。血尿素氮水平受多个因素的影响，包括年龄、饮食蛋白的摄入及蛋白分解率。尿素是一个小分子物质（分子质量约为 60 Da），可被肾小球自由滤过。$40\% \sim 50\%$ 滤出的尿素被近端肾小管重吸收。当抗利尿时，尿素分泌进入 Helen 袢，因此，进入早期远端肾单位的尿素量可能超过滤出量。相当部分尿素被髓质集合管重新吸收，当抗利尿时，只有 $30\% \sim 40\%$ 滤过的尿素被排泄。而在利尿时，近端肾单位既不分泌也不重吸收，因此尿素的清除率为 GFR 的 $55\% \sim 60\%$。辅助尿素转运的膜蛋白 UT1 受血管加压素的调控，存在于末端集合管上皮细胞的膜顶部。UT2 是 Helen 袢降支粗段远端的尿素载体，位于膜顶部及基部，因此促进尿素自 Helen 袢升支至降支粗段的扩散。UT3 存在于红细胞及集合管旁直小血管的血管内皮细胞。尿素载体在肾小管、血管及红细胞内促进尿素的肾髓内再循环。

（魏　勃）

第四节　尿液的浓缩和稀释

逆流倍增系统是目前公认的形成肾浓缩稀释功能的基本原理。髓袢的形态和功能特性，肾小管各段对水、NaCl 及尿素等的通透性不同，由于髓袢粗支升段对 NaCl 的主动重吸收等因素，造成肾髓质从表浅到深部渗透梯度逐渐增加，逆流交换使该梯度得以建立和维持。

尿液的浓缩与稀释是与血浆渗透压相比较而言。机体缺水时尿的渗透压高于血浆，称为高渗尿。若饮水过多，尿的渗透压低于血浆，称为低渗尿。如果机体水分过剩或缺水，尿渗透压均与血浆相等，为等渗尿，表明肾浓缩和稀释的能力遭到破坏。尿液的浓缩和稀释过程是肾调节体内水的平衡和维持血浆渗透压的重要途径。因此，测定尿液渗透浓度可较准确地反映肾的浓缩与稀释功能。

尿液的稀释与浓缩过程主要在肾髓质的髓袢、远曲小管和集合管中进行，与水的重吸收密切相关。

一、尿液的稀释

在有些情况下，可发生尿液的稀释，例如在大量饮清水后，血浆渗透压降低，使血管升压素释放减少，引起水利尿。尿液稀释开始于髓袢升支粗段，因升支粗段上皮细胞对 NaCl 主动重吸收，而对水则无通透性，致使小管液渗透压随之降低为低渗液。当低渗液流经远曲小管和集合管过程中，如果体内水过剩，抗利尿激素释放减少，远曲小管和集合管对水通透性下降，而 NaCl 与其他溶质继续重吸收，造成小管液渗透压随之进一步降低形成低渗液，排出稀释尿。

二、尿液的浓缩

在失水、禁水等情况下，血浆渗透压升高，使血管升压素释放增加，引起抗利尿效应，发生尿液的浓缩。尿液的浓缩与肾髓质梯度的建立、抗利尿激素的分泌有密切关系。在血管升压素的作用下，小管液从外髓集合管流向内髓集合管时，水分不断地重吸收，使小管液不断浓缩而变成高渗液，直至小管液与肾髓质的渗透浓度相近似为止，最终形成浓缩尿，其渗透浓度可高达 1 200 mmol/L。

由此可见，尿液浓缩的基本条件是肾髓质渗透梯度的建立和血管升压素的存在。而髓袢是渗透梯度形成的主要结构基础，髓袢愈长则浓缩功能愈强。而尿液浓缩的程度则与血管升压素的分泌量有关。

1. 肾髓质渗透浓度梯度的形成

近髓肾单位的髓袢与直小血管是一个并行排列使液体逆向流动的 U 形管道，而各段肾小管对溶质和水有选择性通透性，构成了逆流系统，为肾髓质的渗透梯度的形成提供了条件。

2. 逆流倍增与逆流交换现象

逆流是一个物理学概念，是指两个并列的管道中流动着方向相反的液体。如果甲乙两管间存在着浓度差或温差，而且两者具有通透性或导热性，则液体在逆流过程中，其溶质或热量可在两管间进行交换，构成逆流交换系统。逆流交换系统升支中的液体溶质或热能不断进入降支，使降支中的液体溶质浓度或温度逐渐升高，升支中的液体溶质浓度或温度逐渐降低，导致两管从顶端至底端之间形成明显的浓度或温度梯度，这一现象称为逆流倍增。

3. 外髓质渗透浓度梯度的形成

外髓质部是逆流倍增过程的起始部位，由于髓袢升支粗段位于外髓质部，能主动重吸收 NaCl，对水则不易通透，因此升支粗段内的小管液在流向远球小管时，渗透浓度逐渐降低；由于主动转运的 NaCl 滞留在小管周围组织中，故髓质组织液渗透压升高。所以外髓质部的高渗梯度主要由升支粗段 NaCl 重吸收形成的。

4. 内髓质渗透浓度梯度的形成

内髓质部渗透浓度梯度形成与尿素再循环和髓袢升支细段 NaCl 由管内向管外组织间液顺梯度扩散有关。

（1）尿素再循环：髓袢升支细段管壁对尿素具有中等程度的通透性，内髓质部组织液中尿素可顺浓度梯度进入髓袢升支细段，小管液相继流经升支粗段、远曲小管、皮质部、外髓质部集合管至内髓质集合管处，尿素再顺浓度梯度扩散到组织液，形成尿素再循环，促进内髓质部高渗梯度的形成。

（2）NaCl 对渗透梯度形成的作用：在髓袢降支细段对 NaCl 不易通透，但对水有通透性，降支细段小管液 NaCl 浓度愈来愈高，到髓袢顶端转折处达最高值。小管液转入升支细段后，管壁对 NaCl 有较高通透性，对水则不易通透，NaCl 可顺浓度梯度扩散入内髓质部组织液，提高内髓质部渗透梯度。

总结：①髓袢升支粗段 Na^+ 和 Cl^- 主动重吸收是形成外髓质部高渗梯度的原动力；②内髓质部的高渗梯度主要是由 NaCl 和尿素共同形成的。

总之，髓质高渗梯度是依赖于髓袢的逆流倍增作用建立的，尿素的再循环增强了髓质高渗梯度，而髓质高渗梯度的维持还有赖于直小血管的逆流交换作用。

三、直小血管在保持肾髓质高渗中的作用

肾髓质渗透浓度梯度的保持依赖于直小血管的逆流交换作用。直小血管由近髓肾单位出球小动脉延伸而来，也呈 U 形，平行于髓袢，其升、降支构成一个逆流系统。①NaCl 与尿素在直小血管降支、升支和局部组织液之间进行循环流转。②直小血管血流速度很慢，能充分进行逆流交换。因此，当直小血管升支离开外髓质部时，只把多余的溶质与水从髓质组织液中随血流 Na^+ 返回体循环。

直小血管的逆流交换作用，保留了髓质组织液中的溶质，带走了多余的水，因而肾髓质高渗梯度得以保持。

（魏　勃）

第五节　尿生成的调节

一、肾内自身调节

（一）小管液中溶质的浓度

小管液中溶质所形成的渗透浓度，是对抗肾小管和集合管重吸收水的力量。若小管液中溶质浓度增大，渗透浓度随之升高，就会阻碍肾小管对水的重吸收，排出尿量增多，这种利尿现象称为渗透性利尿，如糖尿病患者多尿且尿中含有糖。临床上常用甘露醇或山梨醇等，以增加小管液中溶质浓度来提高小管液的渗透浓度，对抗水的重吸收，达到渗透性利尿的目的。

（二）球—管平衡

近端小管对溶质和水的重吸收量不是固定不变的，而是随肾小球滤过率的变动而发生变化。当肾小球滤过率增大，滤液中的 Na^+ 和水的总含量增加，近端小管对 Na^+ 和水的重吸收率也提高；反之，肾小球滤过率减小，滤液中的 Na^+ 和水的总含量也减少，近端小管的 Na^+ 和水的重吸收率也相应地降低。实验说明，不论肾小球滤过率增加还是减少，近端小管是恒定比率重吸收的，即近端小管的重吸收率始终占肾小球滤过率的 65%～70%（即重吸收百分率为 65%～70%）。这种现象称为球—管平衡。

球—管平衡的生理意义在于使尿中排出的溶质和水不至于因肾小管滤过率的增减而出现大幅度的变动。例如，在正常情况下，肾小球滤过率为 125 mL/min，近端小管的重吸收率为 87.5 mL/min（占 70%）。流到肾小管远侧部分的量为 37.5 mL/min。如果滤过率增加到 150 mL/min，则近端小管的重吸收率变为 105 mL/min（仍占 70%），而流到肾小管远侧部分的量为 45 mL/min。这几个数字表明，此时滤过率虽然增加了 25 mL/min，但流到肾小管远侧部分的量仅增加 7.5 mL/min。而且在这种情况下，远侧部分的重吸收也增加，因此尿量的变化是不大的。同样，滤过率减少到 100 mL/min，近端小管的重吸收率为 70 mL/min（仍占 70%），流到肾小管远侧部分的量为 30 mL/min。此时的滤过率虽然减少了 25 mL/

min，但流到肾小管远侧部分的量仅减少了 7.5 mL/min。而且在这种情况下远侧部分的重吸收也要减少，因此尿量的变化仍然不大。近端小管对 Na^+ 也是恒定比率重吸收，即重吸收量为滤过量的 65% ~ 70%。如果近端小管对 Na^+ 重吸收的总量是固定不变的话，根据测算，肾小球滤过率仅增加 2 mL/min，Na^+ 的排出量就会比原来的增加约 2 倍；肾小球滤过率减少 2 mL/min，尿中就不含 Na^+，可见球—管平衡具有重要的生理意义。

恒定比率重吸收的机制与管周毛细血管血压和胶体渗透压改变有关。例如，在肾血流量不变的前提下，当肾小球滤过率增加时，进入近端小管旁毛细血管的血液量就会减少，血浆蛋白的浓度相对增高，此时毛细血管内血压下降而胶体渗透压升高。在这种情况下，小管旁组织间液就加速进入毛细血管，组织间液内静水压因之下降，组织间液内静水压下降使得小管细胞间隙内的 Na^+ 和水加速通过基底膜而进入小管旁的组织间隙；并且通过紧密连接回流至肾小管腔内，最后导致 Na^+ 和水重吸收量增加。这样，重吸收仍可达到肾小球滤过率的 65% ~ 70%。肾小球滤过率如果减少，便发生相反的变化，重吸收百分率仍能保持 65% ~ 70%。

球—管平衡在某些情况下可能被打乱。例如，渗透性利尿时，近端小管重吸收率减少，而肾小球滤过率不受影响，这时重吸收百分率就会小于 65%，尿量和尿中的 NaCl 排出量明显增多。

目前认为球—管平衡障碍与临床上见到的某些水肿的形成机制有关。例如在充血性心力衰竭时，肾灌注压和血流量可明显下降，但由于出球小动脉发生代偿性收缩，所以肾小球滤过率仍能保持一定水平。此时近端小管旁毛细血管血压下降而血浆胶体渗透压增高。如上所述，这将导致 Na^+ 和水的重吸收增加，重吸收百分率将超过 70%，因体内钠盐潴留和细胞外液量增多而发生水肿。

二、神经和体液调节

（一）肾交感神经

肾交感神经主要释放去甲肾上腺素。肾交感神经兴奋通过下列作用影响尿生成。①入球小动脉和出球小动脉收缩，而前者血管收缩比后者更明显，因此，肾小球毛细血管的血浆流量减少和肾小球毛细血管的血压下降，肾小球的有效滤过压下降，肾小球滤过率减少。②直接刺激近球小体中的颗粒细胞释放肾素，导致循环中的血管紧张素 II 和醛固酮含量增加，使肾小管和集合管对 Na^+、水重吸收增加，尿量减少。③直接增加近球小管和髓袢上皮细胞对 Na^+、Cl^- 和水的重吸收。微穿刺表明，低频率低强度电刺激肾交感神经，在不改变肾小球滤过率的情况下，可增加近球小管和髓袢对 Na^+、Cl^- 和水的重吸收，这种作用可被 α_1 上腺素受体拮抗剂所阻断。这些结果表明，肾交感神经兴奋时其末梢释放去甲肾上腺素，作用于近球小管和髓袢细胞膜上的 α_1 肾上腺素受体，增加 Na^+、Cl^- 和水的重吸收，抑制肾交感神经活动则有相反的作用。

（二）血管升压素

血管升压素（VP），也称抗利尿激素（ADH），其主要作用是增加远曲小管和集合管对水的通透性，使水重吸收增多，排出尿量减少。当 VP 缺乏时，集合管上皮对水的通透性很低，集合管内的水的重吸收减少，故尿量增多。此外，血管升压素也能增加髓袢升支粗段对

NaCl 的主动重吸收和内髓部集合管对尿素的通透性，从而增加髓质组织间液的溶质浓度，提高髓质组织间液的渗透浓度，有利于尿液浓缩。

VP 是由下丘脑视上核和视旁核等部位的某些神经元在细胞体中合成，经下丘脑—垂体束被运输到神经垂体然后释放出来。VP 的受体有两种，即 V_1 和 V_2 受体。V_1 受体分布在血管平滑肌，激活后引起血管平滑肌收缩效应，在脑内室周器的一些部位也存在 V_1 受体。V_2 受体分布在肾集合管，被激动后可通过介导的第二信号传导途径，激活细胞内的特殊蛋白颗粒，使胞质内的水孔蛋白 AQP-2 插入管腔膜，形成水通道，使水的通透性增强。

影响血管升压素分泌的主要因素是体液渗透压和血容量。

1. 体液渗透压

血浆晶体渗透压是在生理条件下调节 VP 合成、释放的最重要刺激因素。血浆晶体渗透压升高时，刺激下丘脑视上核及其附近区域渗透压感受器，引起血管升压素合成与释放增加。

当机体大量出汗、严重呕吐或腹泻等造成体内水分不足时，血浆晶体渗透压则升高，对渗透压感受器的刺激增强，引起血管升压素合成与释放增加，促进肾远曲小管和集合管对水的通透性增强，使水重吸收增多，排出尿量减少，从而使血浆晶体渗透压恢复。反之，大量饮水后，降低了血浆晶体渗透压，对渗透压感受器的刺激作用减弱，从而抑制了 VP 的合成和释放，引起尿量增多，这一现象称为水利尿。它是临床上用来检测肾稀释能力的一种常用的试验。

2. 血容量

当体内血容量减少时，心肺感受器刺激减弱，经迷走神经传入下丘脑的信号减少，对血管升压素释放的抑制作用减弱，血管升压素释放增多，促进水的重吸收，以利于循环血量的回升，维持循环血量的相对稳定。反之，当循环血量增多，可刺激心肺感受器，抑制血管升压素释放。

3. 动脉血压升高

可通过压力感受性反射抑制血管升压素释放。

4. 其他因素

恶心是引起血管升压素释放的有效刺激因素；疼痛、应激刺激、低血糖也可刺激血管升压素释放，而心房钠尿肽、乙醇等则抑制 VP 的释放。

（三）醛固酮

醛固酮是肾上腺皮质球状带分泌的激素，其作用是促进远曲小管和集合管主动重吸收 Na^+ 和 K^+ 的分泌。在重吸收 Na^+ 的同时 Cl^- 和水相继被重吸收，因此，醛固酮具有保 Na^+、排 K^+、保水、增加血容量的作用。

肾素—血管紧张素—醛固酮系统是调节醛固酮分泌的主要因素，醛固酮的分泌也受到血 Na^+ 浓度降低和血 K^+ 浓度升高的影响。肾素主要是由近球小体中的颗粒细胞分泌的。它是一种蛋白水解酶，能催化血浆中的血管紧张素原使之生成血管紧张素 Ⅰ（10 肽，Ang Ⅰ）。血液和组织特别是肺组织中有血管紧张素转换酶，转换酶可使 Ang Ⅰ 脱 2 个氨基酸，生成血管紧张素 Ⅱ（8 肽，Ang Ⅱ）。Ang Ⅱ 可刺激肾上腺皮质球状带合成和分泌醛固酮。Ang Ⅱ 在血管紧张素酶 A 的作用下，在氨基末端脱去一个氨基酸，生成血管紧张素 Ⅲ（9 肽，Ang Ⅲ）。Ang Ⅱ 是 3 种 Ang 中生物活性最强的一种。

1. 血管紧张素Ⅱ的作用

（1）血流动力学作用：AngⅡ可明显促进肾小球入球、出球小动脉的收缩（一般情况下，对出球小动脉的作用大于入球小动脉），使有效滤过压增加，GFR增加。但在细胞外液明显减少、交感神经高度兴奋、外源性AngⅡ过高时，入球小动脉的收缩可超过出球小动脉，引起肾血流量减少，肾小球滤过率降低。

（2）非血流动力学作用：AngⅡ可使肾小球毛细血管基底膜对大分子的屏障作用减弱，使大分子物质容易滤过，其机制为主要通过改变滤过膜上的孔径。此外AngⅡ可引起肾小囊内高压，也是促使大分子物质滤过的原因之一。

AngⅡ可促使系膜细胞对大分子物质进行吞噬，包括一些免疫球蛋白，并吸引炎症细胞在肾小球毛细血管壁附着增加。AngⅡ可促使近球小管重吸收Na^+，但AngⅡ对肾小管重吸收的效应较为复杂，取决于其对肾小管上皮细胞的直接作用和改变肾血流动力学等间接作用。AngⅡ还与许多血管活性物质相互作用，包括前列腺素系统、交感神经系统、心房钠尿肽、生长因子等，对细胞的发育和代谢等起一定的作用。

2. 肾素释放的调节

对肾素释放的调节机制主要有以下3个方面。

（1）肾内机制：指在肾内可完成的调节机制，主要有两种：①入球小动脉的牵张程度，当肾动脉灌注压降低时，入球小动脉管壁受到的牵张程度降低，可刺激肾素的释放；反之，当肾动脉灌注压升高时，入球小动脉管壁受到的牵张程度增高，可抑制肾素的释放；②致密斑，当小管液的Na^+量减少时，通过致密斑Na^+量也减少，肾素的释放增加；反之，当小管液的Na^+量增加时，通过致密斑Na^+量也增加，肾素的释放减少。

（2）神经机制：肾交感神经兴奋使释放的去甲肾上腺素作用于近球细胞的肾上腺素受体，可促使肾素释放。

（3）体液机制：许多体液因素能影响近球细胞释放肾素，其中最重要的是前列腺素。肾内合成的PGE_2和PGI_2能促进肾素的释放。循环血液中的肾上腺素和去甲肾上腺素也能刺激肾素的释放。

3. 醛固酮的作用机制

醛固酮单纯扩散进入小管上皮细胞内，形成激素—受体复合物，激素—受体复合物穿过核膜进入核内，调节特异mRNA转录，合成醛固酮诱导蛋白。醛固酮诱导蛋白可能是：①管腔膜的Na^+通道蛋白，增加管腔的Na^+通道数量；②线粒体中合成的ATP的酶，增加ATP的生成，为上皮细胞活动（Na^+泵）提供更多的能量；③基侧膜的Na^+泵，增加Na^+泵的活性，促进细胞内的Na^+泵回血液和K^+进入细胞，提高细胞内的K^+浓度，有利于K^+分泌；由于Na^+重吸收增加，造成了小管腔内的负电位，因此有利于K^+的分泌和Cl^-的重吸收。结果，在醛固酮的作用下，远曲小管和集合管对Na^+的重吸收增强的同时，Cl^-和水的重吸收增加，导致细胞外液量增多；K^+的分泌量增加。

（四）心房钠尿肽

心房钠尿肽（ANP）是由心房肌细胞合成和释放的一种多肽激素。它的主要生理作用是引起肾对水和电解质排出增加，其机制可能是使肾小球滤过增加，对抗血管升压素和肾素—血管紧张素—醛固酮系统的作用，从而导致排水和排Na^+增加。当体内的血容量增加时，心房壁受到的牵张程度增大，可导致ANP的释放。ANP对肾的作用主要有以下5个方面。

1. 肾小管

ANP 通过其第二信使 cGMP 使血管平滑肌细胞质浓度降低，使肾入球小动脉扩张，GFR↑，故 Na^+ 的滤过率也增加。

2. 集合管

ANP 通过其第二信使 cGMP 使髓质部集合管上皮细胞顶端膜上的钠通道关闭，从而抑制 NaCl 的重吸收，水的重吸收也减少。

3. 近球细胞

ANP 抑制近球细胞肾素的分泌，故 Ang Ⅱ 的生成减少。

4. 肾上腺

ANP 可抑制肾上腺球状带细胞分泌醛固酮，从而间接地抑制 Na^+ 的重吸收。

5. 脑

在脑内，ANP 可抑制 ADH 的分泌，导致肾排水增加。

（魏　勃）

第六节　尿的排放

肾连续不断地生成尿液，而尿的排放却是间断进行的。尿液不断经肾盂、输尿管，送入膀胱贮存，当膀胱充盈达到一定容量时，将引起排尿反射，尿液经尿道排出体外。

一、膀胱和尿道的神经支配

支配膀胱和尿道的神经有盆神经、腹下神经和阴部神经，含有传入和传出纤维。传入神经传导膀胱与尿道的不同感觉，传出神经则引起排尿。

膀胱逼尿肌和内括约肌（膀胱括约肌）受交感神经和副交感神经的双重支配。尿道外括约肌受躯体神经（阴部神经）支配。

二、排尿反射

1. 感受器

当膀胱内容量充盈到一定程度时，便刺激了膀胱壁牵张感受器。

2. 传入神经与中枢

冲动沿盆神经传入骶髓的排尿反射初级中枢，同时上传到大脑皮质的排尿反射高级中枢而产生排尿欲。

3. 传出神经与效应器

冲动沿盆神经传出，引起逼尿肌收缩，内括约肌松弛，压迫尿液进入后尿道，并刺激后尿道的感受器，反射性抑制阴部神经，尿道外括约肌舒张，尿液在膀胱内压作用下被驱出。排尿时尿液不断地刺激尿道感受器，可反射性地加强排尿中枢活动，引起逼尿肌进一步收缩，这一正反馈活动，直至膀胱排空为止。

（魏　勃）

第二章

泌尿系统解剖

第一节　肾脏的解剖

一、肾脏解剖学结构

（一）大体描述

肾脏是实质性器官，左右各一，红褐色，紧贴腹后壁。作为泌尿系统的器官，肾不仅在体内水分、电解质和酸碱平衡方面有非常重要的作用，同时还具有分泌功能，能产生红细胞生成素、肾素以及能调节维生素 D 衍生物代谢的羟胆钙化醇。其血运丰富，正常情况下约占心排血量的1/5。脆弱的肾实质表面有一层薄而坚韧的纤维囊包裹，正常情况下，纤维囊与肾实质连接疏松，易于剥离或被血肿鼓起。正常成年男性肾约重 150 g，女性略轻，约重 135 g。肾长 10 ~ 12 cm，宽 5 ~ 7 cm，厚约 3 cm。女性肾脏略小，但是肾的大小更与整个身体大小有关，身体小的肾也小，身体大的肾也大。由于右侧肝脏的原因，左、右肾大小也不一样，右肾宽而短，左肾窄而长。和肾上腺一样，儿童的肾较大，刚出生时肾轮廓由于胎叶不规则，1 岁后这些胎叶消失，成年后肾两侧为光滑凸面并形成上下两极，部分人可能一直到成年后肾还是胎叶状，或者任一肾的外侧部上有局部隆起，称为单驼峰，可能与脾或肝有关，通常左肾比右肾明显。

（二）显微结构

从肾的冠状切面看，肾实质分为表层的皮质和深层的髓质，皮质呈红褐色，髓质色淡红。髓质内可见许多呈圆锥形，底朝皮质、尖向肾窦的肾锥体，肾锥体尖端突入肾小盏称肾乳头，肾小盏呈漏斗形包绕肾乳头，承接排出的尿液。伸入肾锥体之间的皮质称肾柱。每个肾锥体及其周围的皮质组成一个肾叶。显微镜下观察，肾实质主要由毛细血管组成的肾小体和许多弯曲的肾小管组成，正常情况下这些小管与尿液形成有关，小管之间为结缔组织。

二、肾脏位置和毗邻

（一）位置

肾脏位于脊柱的两侧，贴附于腹后壁。两肾的纵轴不互相平行，上端多向内侧倾斜，下端则稍向外展开。受肝的影响，右肾稍低于左肾，以椎骨为标志，右肾上端平 T_{12}，下端平

L_3；左肾上端平 T_{11}，下端平 L_2。左侧第 12 肋斜过左肾后面的中部，第 11 肋斜过后面的上部，右侧第 12 肋斜过右肾后面的上部。两肾门的体表投影，在腹前壁位于第 9 肋前端，在腹后壁位于第 12 肋下缘和竖脊肌外缘的交角处，此角称肾角或脊肋角。肾有病变时，在此角处常有压痛或叩击痛。肾可随呼吸而上下移动，其下移的范围正常不超过一个椎体，当深吸气时肾的位置下移，此时做腰腹双合诊可触及肾的下端。

（二）体表投影

在后正中线两侧 2.5 cm 和 7.5～8.5 cm 处各做两条垂线，通过第 11 胸椎和第 3 腰椎棘突，再做两条水平线，在上述纵横标线所组成的两个四边形范围内，即相当于两肾的体表投影。此范围内如有疼痛等异常表现时，多提示肾有病变。

肾的位置可有变异，在盆腔或髂窝者为低位肾；若横过中线移至对侧，则为交叉异位肾。肾的位置异常比较少见，但在腹部肿块的诊断中，应注意与肿瘤相鉴别。

（三）毗邻

肾的上方附有肾上腺，共同由肾筋膜所包绕，邻属关系密切，但在二者之间隔以疏松结缔组织，当肾下垂时，肾上腺并不随其下降。

两肾的内下方为肾盂和输尿管腹部的上端，左肾的内侧为腹主动脉，右肾的内侧为下腔静脉，两肾的内后方分别为左、右腰交感干。由于右肾与下腔静脉的距离很近，右肾的肿瘤或炎症性病变常侵及下腔静脉，因此在右肾切除术时，须注意保护下腔静脉，以免损伤造成难以控制的大出血。

在肾前方的毗邻，左、右侧不同。左肾前上部为胃后壁，前下部为结肠左曲，中部为胰腺横过肾门前方；右肾前上部为肝右叶，前下部为结肠右曲，内侧为十二指肠降部。左肾手术时应注意勿伤及胰体、尾部；右肾手术时要注意保护十二指肠降部，因它比较固定，易被撕裂。

在两肾后面第 12 肋以上部分，仅借膈与胸膜相邻。肾手术需切除第 12 肋时，要注意保护胸膜，以免损伤造成气胸。在第 12 肋以下部分，除有肋下血管、神经外，自内向外为腰大肌、腰方肌和腹横肌。在腰方肌前面为髂腹下神经和髂腹股沟神经向外下方走行，腰大肌前面为生殖股神经下行。肾周围炎或脓肿时，腰大肌受刺激可发生痉挛，引起患侧下肢屈曲。

三、被膜

肾的被膜有 3 层，由内向外依次为纤维囊、脂肪囊以及肾筋膜。

（一）纤维囊

纤维囊又称为纤维膜，为肾的固有膜，由致密结缔组织所构成，薄而坚韧，被覆于肾表面，与肾容易分离，有保护肾的作用。肾部分切除或肾外伤须保留肾时，应缝合纤维膜以防肾实质的撕裂。

（二）脂肪囊

脂肪囊又称为肾床，为脂肪组织层，成人其厚度可达 2 cm，尤其在肾的边缘、后面和下端的脂肪组织更为发达。脂肪囊有支持和保护肾的作用。经腹膜外肾手术时，在脂肪囊内易于游离肾脏。肾囊封闭时，药液即注入此囊内。脂肪组织容易透过 X 线，在 X 线片上可见肾的轮廓，对肾疾病的诊断有一定的意义。

（三）肾筋膜

肾和肾上腺及其周围的脂肪被一层疏松结缔组织覆盖，称为肾筋膜。其前、后两层分别位于肾的前、后两面且从肾上方、内、外侧三面固定肾，肾筋膜上方在膈肌下面愈合，在肾的内侧，肾前筋膜被覆肾血管的表面，并与腹主动脉和下腔静脉表面的结缔组织及对侧的肾前筋膜相移行。肾筋膜在肾的下方则相互分离，其间有输尿管和睾丸血管（卵巢血管）通过。肾筋膜周围是腹膜后脂肪，与肾脂肪囊不同，肾脂肪囊紧邻肾且包裹在肾筋膜内。

肾筋膜在肾周围形成一个屏障，对肾起保护支持作用，对其恶性肿瘤的扩散也起到限制作用，行肾全切术时也可使肿瘤完全切除。肾筋膜前面与腹膜和结肠相邻，后面与腹横筋膜紧邻。肾筋膜对肾及肾周的炎症如脓肿、囊肿、血肿也起到限制作用，由于肾筋膜与腹主动脉和下腔静脉表面的结缔组织相移行，所以一侧肾及肾周的炎症不会扩散到对侧，但可沿肾筋膜向下蔓延，达髂窝或大腿根部。随着炎症或肿瘤的进一步发展，病变可以突破肾筋膜侵袭其周围器官和后腹壁肌肉。

肾筋膜发出许多结缔组织小梁穿过脂肪囊与纤维囊相连，尤其肾下端的结缔组织小梁较为坚韧，对肾有固定作用。当肾周围脂肪减少，结缔组织小梁松弛时，肾的移动性增大，可形成肾下垂或游走肾。

肾前筋膜的前方有腹膜覆盖，肾后筋膜的后面有大量脂肪组织，称为肾旁脂体，为腹膜外脂肪的一部分，在肾下端和外侧较多，对肾有一定的支持和保护作用。

四、肾门、肾窦和肾蒂

（一）肾门

肾门位于肾内缘中部凹陷处，是肾血管、肾盂、神经和淋巴管出入的部位。肾门多为四边形，它的边缘为肾唇，其中前、后唇有一定的弹性，手术需分离肾门时，牵开前或后唇，可扩大肾门显露肾窦。

（二）肾窦

肾窦是肾实质所围成的腔隙，开口为肾门，内有肾动、静脉的分支，肾盂，肾大、小盏，神经，淋巴管和脂肪组织。

（三）肾蒂

肾蒂由出入肾门的肾血管、肾盂、神经和淋巴管共同组成。肾蒂主要结构的排列关系有一定的规律：由前向后依次为肾静脉、肾动脉和肾盂；由上向下依次为肾动脉、肾静脉和肾盂。肾动脉在肾静脉平面以下起自腹主动脉，当肾静脉血流受阻，静脉压增高，动脉血供也相对减少，尤其在直立位时，肾动脉压迫肾静脉则更明显，这可能是直立性高血压的病因之一。

五、管腔系统

从人体解剖学和器官发生学来看，肾脏分为两部分：分泌部和导管部。分泌部是指肾实质的皮质，包括分泌结构的肾小球、近曲小管、Helen 祥、远曲小管。导管部是指肾实质的髓质，包括排泄结构的集合管、肾乳头、肾小盏、肾大盏和肾盂。肾内一般有 4～18 个肾乳头，其中以 7 ~ 9 个最常见。肾小盏呈漏斗状，其边缘包绕肾乳头，承接由集合管排出的终尿。大体观，肾的管腔是由肾小盏、肾大盏、肾盂组成。肾锥体和前后肾小盏构成典型的二维结构，由于肾的自然旋转，前面的肾小盏向外侧延伸形成冠状平面，而后面的肾小盏向后侧延伸形成矢状面。X 线片的解释和穿刺肾管腔时识别这个解剖学结构是非常重要的。通常肾锥体尖端合并成肾乳头，在肾的上下极常见，其他部位也可见。2 ~ 3 个肾小盏并发成一个肾大盏，2 ~ 3 个肾大盏并发成一个肾盂，肾盂走行于肾窦，出肾门后与输尿管相移行，事实上肾的管腔部分如肾小盏、肾大盏、肾盂是一个连续的结构，只是人为分开罢了。虽然如此，临床上还是接受这种命名法来进行描述和讨论。

对于经皮肾穿刺取石术，详细了解肾盂、肾盏结构排列，对经皮肾穿刺位置的选择、皮肾通道的设计是十分重要的。

肾盂为一漏斗状结构，位于肾动脉后，分肾内型肾盂和肾外型肾盂，容量一般为 8 ~ 15 mL，超过 15 mL 为积水。对于积水较多的肾盂，穿刺、金属导丝置入和扩张皮肾通道是有利的。较大的肾外型肾盂，穿刺针易直接进入肾盂而不通过肾实质，因肾盂壁薄，容易产生尿漏、造瘘管脱落。

通常肾小盏集合成肾上、中、下 3 个大盏，肾大盏再汇集成肾盂，出肾门后移行为输尿管。上、下盏通常呈单个向上、下极投射，其余肾盏分为前、后两排（前组肾盏和后组肾盏），从静脉尿路造影术（IVU）和 CT 扫描断层片上可见前排肾盏靠外，呈杯口状，后排肾盏靠内，呈环形断面观。根据 Kaye、Reinke 和 Hodson 的研究报道，肾盏的排列分为两种类型，一种为多见和典型的 Brodel 型肾，后排肾盏结构拉长，向外与肾冠状切面成 20°角，前排肾盏较短，与肾冠状切面成 70°角。另一种较少见，肾盏排列为 Hodson 型，其前后盏排列与 Brodel 型肾相反。

前后肾盏并不直接相对，经皮穿刺前排肾盏不易进入后排肾盏，穿刺最好选择在后排肾盏，尤以中、下后肾盏较安全，但术前弄清楚前后肾盏有困难，需做 IVU、CT 片对比，在手术前逆行插管，术中（俯卧位）沿导管注入空气和造影剂，有空气为后组肾盏，有造影剂为前组肾盏。

六、肾脏血管和肾段

（一）肾动脉和肾段

肾动脉平第 1 ~ 2 腰椎间盘高度，起自主动脉腹部，横行向外，行于肾静脉的后上方，经肾门入肾。由于主动脉腹部位置偏左，故右侧的肾动脉比左侧的稍长，并经下腔静脉的后面向右行入肾。据统计，肾动脉的支数多为 1 支（85.8%），2 支（12.57%）或 3 ~ 5 支（1.63%）者均属少见。

肾动脉（一级支）进入肾门之前，多分为前、后两干（二级支），干又分出段动脉（三级支）。前干走行于肾盂的前方，分出上段动脉、上前段动脉、下前段动脉和下段动脉；后干较细，走行于肾盂的后方，延续为后段动脉。上段动脉分布至肾上端，上前段动脉至肾前面中上部及后面外缘，下前段动脉至肾前面中下部及后面外缘，下段动脉至肾下端，后段动脉至肾后面的中间部分。每一段动脉分布的肾实质区域，称为肾段。肾段有 5 个，即上段、上前段、下前段、下段和后段。各肾段动脉之间彼此没有吻合，若某一段动脉发生阻塞，由它供血的肾实质将发生缺血、坏死。肾段的划分为肾局限性病变的定位及肾段或肾部分切除术提供了解剖学基础。

肾动脉的变异比较常见。将不经肾门而在肾上端或下端的动脉分别称为上极动脉或下极动脉。据统计，左右上、下极动脉的出现率约为28.7%，其中上极动脉比下极动脉多见，上、下极动脉可直接起自肾动脉（63%）、腹主动脉（30.6%）或腹主动脉与肾动脉起点的交角处（6%）。上、下极动脉与上、下段动脉相比较，二者在肾内的供血区域一致，只是起点、走行和入肾部位不同。肾手术时，对上、下极动脉应予以足够重视，否则易致其损伤，不仅可致出血，且可能导致肾上端或下端的缺血、坏死。

（二）肾静脉

肾静脉在肾窦内汇成2支或3支，出肾门后则合为一干，走行于肾动脉的前方，以直角汇入下腔静脉。据统计，肾静脉多为1支（87.84%），少数有2支（10.99%）或3支（1.06%），并多见于右侧。由于下腔静脉的位置偏右，故右肾静脉短，左肾静脉长，左侧比右侧长2~3倍。

两侧肾静脉的属支不同。右肾静脉通常无属支汇入；左肾静脉收纳左肾上腺静脉和左睾丸（卵巢）静脉，其属支还与周围的静脉吻合。门静脉高压症时，利用此点行大网膜包肾术，可建立门腔静脉间的侧支循环，从而降低门静脉压力。左肾静脉有半数以上与左侧腰升静脉相连，经过腰静脉与椎内静脉丛及颅内静脉窦相通。因此，左侧肾和睾丸的恶性肿瘤，可经此途径向颅内转移。

肾内静脉与肾内动脉不同，肾内静脉无节段性，具有广泛的吻合，故结扎肾外静脉的一个小属支，可不影响肾内静脉血的回流。

（三）肾血管畸形

肾动静脉主干畸形占25%~40%，最常见的是肾动脉个数增加，增加的肾动脉由腹主动脉向两侧发出入肾门或直接入肾的上、下极，上极比下极常见，右肾下极动脉跨过下腔静脉的前面。双肾下极动脉均走行于泌尿收集系统的前面，这可能是肾盂输尿管移行部阻塞的外部因素。肾动脉个数增加在异位肾中更常见，且少数由腹腔动脉、肠系膜上动脉或髂动脉发出。多条肾静脉不常见，一般以两个分支离开肾门为主。左肾静脉以前后分支离开肾门走行于腹主动脉前面汇入下腔静脉，罕见情况下有腹主动脉后分支。

（四）外科手术注意事项

丰富的静脉回流和少量的终末动脉分布是手术时应该考虑的，肾被膜下静脉丛和肾周静脉有丰富的吻合支，这样肾就不会因为肾静脉的阻塞而引起病变，特别是缓慢阻塞时。左侧肾静脉和肾上腺静脉、腰静脉、睾丸（卵巢）静脉之间也有侧支循环，所以当急诊外科结扎手术时左肾内的血液可通过侧支循环回流。而肾动脉的损伤可以导致所供应的肾实质梗死，切除肾实质时应考虑其动脉分布，肾后外侧位于肾动脉前后支之间的纵行断面无血管分布，泌尿系统手术可以考虑在此做纵向切口。同样，后段动脉与前支发出的上、下段动脉之间的横行切口也可以考虑。横切口向前延伸形成肾部分切除、肿瘤切除。不同个体肾段动脉走行变化较大，应通过术前血管造影或术中动脉注射亚甲蓝进行血管定位。

七、肾脏淋巴系统

肾淋巴回流丰富，从肾实质、肾柱到肾窦淋巴干，出肾门后汇入肾被膜和肾周淋巴干。

除此之外，肾盂和上输尿管淋巴也汇入肾淋巴干。肾门通常有两三个淋巴结，紧靠肾静脉，形成肾肿瘤转移的第一站。

左肾淋巴干最先汇入腹主动脉旁淋巴结，包括腹主动脉前后侧淋巴结，位于肠系膜下动脉上方和膈肌之间。一部分左肾淋巴结回流入腰淋巴结或直接入胸导管。左肾淋巴一般不回流入腹主动脉与下腔静脉之间的淋巴结，除非重病时。右肾淋巴干最先汇入下腔静脉右侧淋巴结和腹主动脉与下腔静脉之间的淋巴结，包括下腔静脉前后淋巴结，位于右髂血管与膈肌之间。同样，右肾淋巴回流入腰淋巴结或直接入胸导管。右肾淋巴一般不汇入腹主动脉左外侧淋巴结。

乳糜池以上的淋巴管梗阻时，肾蒂周围的淋巴管可增粗、曲张，甚至破入肾盂，产生乳糜尿。

八、肾脏神经支配

肾接受交感神经和副交感神经双重支配，即 $T_8 \sim L_1$ 脊髓节段发出的交感神经节前纤维和迷走神经发出的副交感神经，二者形成肾的自主神经丛，并伴随血管分布，使血管舒缩。交感神经收缩血管，副交感神经舒张血管。手术切除神经后对肾功能没有太大影响。

（刘　赞）

第二节　输尿管的解剖

作为肾管腔系统的延续，输尿管起自肾盂输尿管移行处，终于膀胱。成年人输尿管长 $22 \sim 30$ cm。输尿管管腔结构分为 3 层，由内向外依次为黏膜、肌层和外膜。黏膜常形成许多纵行皱襞，其上皮为移行上皮，有 $4 \sim 5$ 层细胞，固有层为细密结缔组织。在输尿管下 1/3 段，肌层为内纵、中斜和外环 3 层平滑肌组成。平滑肌的蠕动，使尿液不断地流入膀胱。外膜为疏松结缔组织，其内有血管丛和淋巴系统穿行。

一、输尿管分段和命名

为了方便外科学或影像学描述，把输尿管人为地分为几段，输尿管自肾盂到髂血管处称腹段；从髂血管到膀胱称盆段；膀胱内称为壁内段。为了影像学描述，把输尿管分为上、中、下 3 段，上段从肾盂到骶骨上缘；中段从骶骨上缘到骶骨下缘，大致为髂血管水平；下段从骶骨下缘到膀胱。

二、输尿管毗邻

输尿管走行于腰肌前面，到骨盆上口时跨越髂总血管分叉的前方进入盆腔。输尿管变异比较少见，下腔静脉后输尿管容易发生输尿管梗阻，有时需要手术将其移至正常位置。另有双肾盂、双输尿管，其行程及开口有变异，如双输尿管均开口于膀胱，可不引起生理功能障碍，但有的其中一条输尿管可开口于膀胱之外，特别是女性可开口于尿道外口附近或阴道内，称此为异位输尿管口，因没有括约肌的控制，可致持续性尿漏。正中线腹膜后团块包括淋巴结病或腹主动脉瘤把输尿管往外侧推，睾丸（卵巢）血管与输尿管平行走行，入盆腔前从前面斜跨过输尿管走行于其外侧。右输尿管前面为回肠末端、盲肠、阑尾和升结肠及其系膜，左输尿管前面有降结肠、乙状结肠及其肠系膜。由于这些结构，施行结肠切除术时应注意勿损伤输尿管。回肠末端、阑尾、左右结肠和乙状结肠的恶性肿瘤和炎症有可能扩散到同侧输尿管，引起镜下血尿、瘘甚至完全梗阻。在女性骨盆内，输尿管经子宫颈外侧呈十字交叉走行于子宫动脉后面，子宫切除术时注意勿损伤输尿管。输卵管和卵巢的病变也可能侵及骨盆边缘的输尿管。

三、输尿管三处生理狭窄

输尿管全程有以下 3 处狭窄。

1. 肾盂输尿管移行处

肾盂逐渐变细与输尿管相移行，由于输尿管平滑肌紧张度增加，二者之间有一缢痕。正常时顺行或逆行插入适当的导尿管或内镜都能通过此狭窄。

2. 与髂血管交叉处

这一狭窄是由于髂血管的压迫和输尿管成一定角度跨过髂血管引起的，并不是真正的狭窄。

3. 壁内段

输尿管自膀胱底的外上角，向内下斜穿膀胱壁，于输尿管口开口于膀胱，此段称壁内段，为真正的狭窄。

以上 3 处狭窄在临床上有非常重要的意义，如尿结石时可能在狭窄处引起梗阻。此外，后两个狭窄处由于存在一定角度，内镜、导尿管的使用会受一定的限制。这些角度和输尿管走行的准确把握对外科手术来说至关重要。

四、输尿管血液分布和淋巴回流

输尿管腹部的血液供应来自肾动脉、腹主动脉、睾丸（或卵巢）动脉、髂总动脉和髂外动脉等。这些输尿管动脉到达输尿管的边缘 0.2 ~ 0.3 cm 处，分为升支和降支进入管壁，上下相邻的分支相互吻合，在输尿管的外膜层形成动脉网，并有小分支穿过肌层，在输尿管黏膜层形成毛细血管丛。输尿管腹部的不同部位有不同的血液来源，因其血液来源不恒定，有少数输尿管动脉的吻合支细小，输尿管手术时若游离范围过大，可影响输尿管的血运，有局部发生缺血、坏死的危险。供血到输尿管腹部的动脉多来自内侧，手术时在输尿管的外侧游离，可减少血供的破坏。

输尿管静脉和淋巴回流与动脉伴行。盆腔内，输尿管远端淋巴回流入输尿管内、外淋巴结和髂总淋巴结。腹部内，左输尿管淋巴回流第一站是腹主动脉旁左侧淋巴结，右输尿管淋巴回流第一站是下腔静脉旁右侧淋巴结和下腔静脉和腹主动脉之间的淋巴结。输尿管上部和肾盂淋巴回流入同侧肾淋巴系统。

五、输尿管神经分布

输尿管接受 T_{10} ~ L_2 脊髓节段发出的交感神经节前纤维和肾自主神经丛发出的节后纤维支配。副交感神经由 S_2 ~ S_4 脊髓节段发出。输尿管的平滑肌可自动收缩做节律性的蠕动，其上的自主神经可对其蠕动做适当调整。

（刘　赞）

第三节　膀胱的解剖

一、膀胱的位置和毗邻

膀胱的位置随年龄及膀胱盈虚状态而不同。空虚时呈锥体状，位于盆腔前部，可分尖、体、底、颈四部，但各部间无明显分界。充盈时可升至耻骨联合上缘以上，此时腹膜反折处亦随之上移，膀胱前外侧壁则直接邻贴腹前壁。临床根据这种解剖关系，在耻骨联合上缘之上进行膀胱穿刺或做手术切口，可不伤及腹膜。儿童的膀胱位置较高，位于腹腔内，到6岁左右逐渐降至盆腔。

空虚的膀胱，前方与耻骨联合相邻，其间为耻骨后隙；膀胱下外侧面邻肛提肌、闭孔内肌及其筋膜，其间充满疏松结缔组织等，称膀胱旁组织，内有输尿管盆部，男性还有输精管壶腹穿行。膀胱后方借直肠膀胱隔与精囊、输精管壶腹及其后方的直肠相邻；女性与子宫相邻。膀胱的后下部即膀胱颈，下接尿道；男性邻贴前列腺，女性与尿生殖膈相邻。

二、膀胱的结构

膀胱内面为移行上皮细胞，空虚时形成许多皱襞，充盈时皱襞消失。膀胱上皮有6层细胞和一层薄基底膜，固有层为一厚层纤维结缔组织，内有血管穿行，使膀胱膨胀。固有层以下为膀胱壁平滑肌，为内纵、中环和外纵。膀胱逼尿肌使充盈的膀胱排空。

膀胱颈附近，膀胱逼尿肌被分为黏膜层、肌层、外膜三层，其平滑肌在形态学和病理学上不同于膀胱平滑肌。膀胱颈的结构男女不同，在男性，放射状的内纵纤维通过内口与尿道平滑肌的内纵层相续。中层形成环行前列腺括约肌，尿道内口后面的膀胱壁和前列腺前面的纤维肌性间质在膀胱颈处形成一环形结构，这一结构在尿道括约肌受损的男性可以维护其括约肌的功能。该肌受肾上腺素能神经支配，兴奋时，膀胱颈收缩。糖尿病或睾丸癌腹膜后淋巴结清除术中，损伤膀胱交感神经易引起逆行射精。外纵纤维在膀胱底是最厚的，在正中线，插入前列腺平滑肌内形成三角形支架，向侧面形成膀胱颈环。在膀胱的前侧面，纵纤维发育欠佳，前面的一些纤维在男性形成耻骨前列腺韧带，女性形成耻骨尿道韧带，在排尿时促进平滑肌扩张。女性膀胱颈内纵纤维放射状集中于尿道内纵层，中环层不像男性那样粗壮。外部纤维斜纵地经过尿道下形成平滑肌的内纵层。50%的女性咳嗽时尿流入尿道。

输尿管膀胱连接点在接近输尿管的膀胱处，其螺旋形平滑肌纤维变成纵行，离膀胱2~3 cm，纤维肌性鞘延伸到输尿管上并随其到三角区，输尿管斜着插入膀胱壁，走行1.5~2 cm，停止于输尿管口，此段称为膀胱的壁内段。膀胱充盈时，壁内段压扁，输尿管结石易滞留此处。若壁内段过短或其周围的肌组织发育不良时，可出现尿反流现象。膀胱出口受阻引起的膀胱内压慢性增加易导致输尿管憩室和尿液反流。

膀胱空虚时，其内黏膜面呈现许多皱襞，唯其底部有一个三角形的平滑区，称膀胱三角，其两侧角即左、右输尿管口，两口之间有呈横向隆起的输尿管间襞，三角的前下角为尿道内口。膀胱三角是膀胱镜检时的重要标志，也是结核与结石等的好发部位。两个输尿管口纤维和尿道内口纤维相连形成三角形区域，两个输尿管口间的肌肉与输尿管口和尿道内口间的肌肉都增厚。这些增厚的肌肉分为3层：①浅层，起自输尿管的内纵肌，插入精阜；②深层，起自 Waldeyer 鞘，嵌入膀胱颈；③返压层，由膀胱壁的外纵和中环平滑肌组成，尽管其和输尿管相连，但表面停留在输尿管和膀胱之间，在输尿管移植术中，分开这些肌层可以看到 Waldeyer 鞘和输尿管之间的腔隙和其内的疏松纤维和肌性连接。这些解剖学结构在膀胱充盈时可以防止尿液反流。

三、膀胱的血管、淋巴和神经

膀胱上动脉起自髂内动脉前近侧部，向内下方走行，分布于膀胱上部。膀胱下动脉起自髂内动脉前干，行于闭孔动脉后方，沿盆侧壁行向内下，分布于膀胱下部、精囊、前列腺及输尿管盆部等。膀胱的静脉在膀胱下面形成膀胱静脉丛，最后汇集成与动脉同名的静脉，再汇入髂内静脉。

膀胱前部的淋巴输出管注入髂内淋巴结，膀胱后部及膀胱三角区的淋巴输出管，分别向上、向外走行，多数注入髂外淋巴结，少数注入髂内淋巴结、髂总淋巴结或骶淋巴结。

膀胱的神经为内脏神经，其中交感神经起自 $T_{11\sim12}$ 神经节和 $L_{1\sim2}$ 神经节，经盆丛的纤维随血管至膀胱壁，使膀胱平滑肌松弛，尿道内括约肌收缩而贮尿。副交感神经使膀胱平滑肌收缩，尿道括约肌松弛而排尿。男性膀胱颈接受大量交感神经支配，表达肾上腺素能受体，而女性膀胱颈接受少量肾上腺素能神经支配，排尿时神经元内一氧化氮合酶释放。交感神经和副交感神经的传出纤维在胸腰段和骶骨水平进入神经元后根，所以骶前神经切除术并不能缓解膀胱痛。

（刘　赞）

第四节　尿道的解剖

一、男性尿道的解剖

男性尿道是具有排尿功能和射精功能的管状器官，起自膀胱颈的尿道内口，止于阴茎头顶端的尿道外口，全长 16～22 cm，直径 0.5～0.6 cm。尿道内腔平时闭合呈裂隙状，排尿和射精时扩张。尿道分为前尿道和后尿道，前尿道包括尿道壁内部、前列腺部尿道和膜部尿道，后尿道即海绵体部尿道，包括尿道球部和尿道阴茎部。

（一）男性尿道的分部、形态和结构

1. 尿道壁内部

尿道壁内部起自尿道内口，为尿道穿过膀胱壁的部分，长约 0.5 cm。周围有来自膀胱壁平滑肌环绕而成的尿道内口平滑肌。

2. 前列腺部

前列腺部为尿道贯穿前列腺的部分，周围被前列腺包绕。上接尿道内口，自前列腺底部进入前列腺，由前列腺尖部穿出，移行至尿道膜部。前列腺部尿道长约 2.5 cm，与前列腺的长径一致，老年男性随着前列腺的增生，此段尿道也相应延长。前列腺部尿道的中部是全部尿道中管径最宽的部分。在前列腺部尿道的后壁上有一纵行隆起，称为尿道嵴，尿道嵴的中部突成圆丘状，称为精阜，精阜长约 1.5 cm，高、宽 0.3～0.5 cm。精阜的中央有一凹陷，称为前列腺小囊，为副中肾管远侧部退化的残留物，无生理功能，类似于女性的阴道和

子宫，故又名男性阴道或男性子宫。前列腺小囊开口的两侧各有一小孔，为射精管开口。尿道嵴两侧凹陷称为前列腺窦。精阜及前列腺窦底部的黏膜上有许多小口，为前列腺排泄管开口。

3. 膜部

膜部很短，长约1.2 cm，位于尿生殖膈上、下筋膜之间，是尿道穿过尿生殖膈的部分，被尿道括约肌环绕。尿道膜部是尿道最狭窄的部分，但其扩张性很大。尿道膜部前方有阴部静脉丛和阴茎背深静脉，两侧有尿道球腺。尿道膜部的壁很薄，并有耻骨前列腺韧带和尿道旁筋膜等与周围器官固定，因此在骨盆骨折时是最容易损伤的部分。

4. 海绵体部

海绵体部尿道是尿道中最长的部分，起始于尿道膜部末端，终于尿道外口，全长15 cm，贯穿整个尿道海绵体。尿道海绵体部与尿道膜部交界处的前壁是尿道薄弱的部位，尿道器械检查时常在此产生假道。尿道的黏膜下层有许多黏液腺，其排泄管开口于尿道黏膜。

（1）海绵体部尿道的起始部位于尿道球内，称尿道球部。尿道球部内径较宽，也称尿道壶腹部，有尿道球腺排泄管开口。尿道球部位于会阴部坐位时的受力部位，因此骑跨伤时易被伤及。

（2）尿道海绵体部的中部内径较窄，直径约0.6 cm，横断面呈裂隙状。

（3）尿道海绵体部的末端位于阴茎头内，管腔扩大形成舟状窝，舟状窝的前壁有一瓣膜状黏膜皱襞，称舟状窝瓣，常造成尿管或器械置入困难。从舟状窝向外至尿道外口，尿道逐渐缩小，形成尿道的狭窄部之一。

5. 男性尿道的生理狭窄和弯曲

男性尿道内腔直径粗细不一，有3个生理性狭窄、3个扩大部和两个生理性弯曲。

（1）生理性狭窄：3个生理性狭窄为尿道内口、尿道膜部和尿道外口。其中尿道膜部最狭窄，其次是尿道外口和尿道内口。尿道外口为矢状位裂口，长约0.6 cm，其两侧隆起呈唇状。

（2）扩大部：3个扩大部为尿道前列腺部、尿道球部（尿道壶腹部）和舟状窝。

（3）生理性弯曲：阴茎非勃起状态下尿道有两个的生理性弯曲。第一个弯曲是耻骨下弯，位于耻骨联合的下方，由尿道内口至耻骨前列腺韧带附着处，该段弯曲包括尿道前列腺部、尿道膜部和尿道海绵体部的起始段，形成凹向前方的弯曲。此弯曲的最低点距离耻骨联合下缘2 cm，首先走向前下方，后转向前上方，绕过耻骨联合下缘，至耻骨联合的前面。由于尿生殖膈筋膜和耻骨前列腺韧带的固定，无论勃起还是非勃起状态，该段尿道位置都是较为固定的，弯曲不改变。第二个弯曲是耻骨前弯，由尿道海绵体部构成，位于阴茎固定部和可移动部分的移行处，为凹向后下方的弯曲。将阴茎上提时，该弯曲可变直，故又称阴茎可移动部。临床上利用耻骨前弯的这一特点，将阴茎上提，使整个尿道称为一个大弯曲，便于置入器械。

6. 尿道括约肌

（1）膀胱括约肌：又称尿道内括约肌，由膀胱壁的平滑肌纤维延续环绕膀胱颈和尿道前列腺部的上端而成。膀胱颈的平滑肌、括约肌受交感神经和副交感神经双重支配，交感神经兴奋时括约肌收缩，副交感神经兴奋时括约肌舒张。

（2）尿道外括约肌：又称尿道膜部括约肌，在会阴深横肌的前方，由深浅两层肌束环绕尿道膜部而成。浅层肌起自耻骨下支、骨盆横韧带及其临近的筋膜；深层肌起自坐骨支，向内包绕尿道膜部及前列腺下部周围。括约肌为随意肌，肌细胞直径较大，混有慢反应纤维和快反应纤维，通常处于收缩状态，具有括约尿道膜部和压迫尿道球腺的作用。尿道膜部括约肌的神经来自 $S_{2\sim4}$ 神经节并经阴部神经的分支支配。

（二）男性尿道的血管、神经和淋巴

1. 动脉

男性尿道的动脉供应来自膀胱下动脉、直肠下动脉及阴部内动脉的分支（尿道球动脉和尿道动脉），这些动脉之间存在广泛的交通支。

2. 静脉

尿道的静脉主要汇入膀胱静脉丛和阴部静脉丛，最后注入髂内静脉。

3. 神经

尿道的神经支配主要来自阴部神经，包括会阴神经、交感神经和副交感神经的分支。

4. 淋巴

尿道的淋巴回流注入髂内淋巴结或腹股沟淋巴结。

（三）男性尿道的异常

尿道的异常有以下几种情况。①尿道瓣膜，有后尿道瓣膜和前尿道瓣膜。后尿道瓣膜是男童先天性下尿路梗阻中最常见的，形成于胚胎早期，可引起泌尿系统其他的异常及功能障碍；前尿道瓣膜可伴发尿道憩室。尿道瓣膜的主要病理生理改变是尿路梗阻。②尿道重复，可分为上下位和矢状位尿道重复及左右并列尿道重复，完全性尿道重复或不完全性尿道重复。③巨尿道，即先天性无梗阻的尿道扩张。④尿道下裂，较常见，是前尿道发育不全致尿道口位于正常尿道口的近端至会阴部的途径上。由于胚胎时期内分泌异常或其他原因导致尿道沟闭合不全而形成。尿道沟是从近端向远端闭合，所以尿道口位于远端的前型尿道下裂更常见。⑤一穴肛，即尿道、阴道、直肠共有一个开口。

二、女性尿道的解剖

（一）女性尿道的形态、结构、位置和毗邻

成年女性尿道长 3.5～5 cm，直径较男性尿道宽，约为 0.6 cm，尿道外口最细，在排尿时尿道内口扩张，尿道呈圆锥形。尿道起自耻骨联合下缘水平的尿道内口，几乎呈直线走行，朝向前下方，穿过尿生殖膈终于位于阴道前庭的尿道外口。女性尿道可分为上、中、下三段，彼此相互延续。在尿生殖膈以上的部分，尿道的前方与耻骨联合相邻，期间有阴部静脉丛；尿道的后方借疏松结缔组织与阴道壁紧密接触。尿道与阴道之间的结缔组织称为尿道阴道隔。尿生殖膈以下部分的前方与两侧阴蒂脚的汇合处相邻。尿道的横断面呈横裂状，扩张时呈圆形。尿道内层为黏膜，尿道外口为复层扁平上皮，其余部分为复层柱状上皮。尿道黏膜及黏膜下层形成多数皱襞及陷窝，后壁上部正中线上有一明显的纵襞，称为尿道嵴，其上方与膀胱垂相连。尿道黏膜下有许多小的尿道腺，相当于男性的前列腺，开口于黏膜表面。尿道远端的黏膜下有一些小的腺体，称为尿道旁腺，开口于尿道外口后方的两侧。尿道肌层主要由平滑肌构成。膀胱颈及尿道内口周围为膀胱平滑肌下延并环绕形成的膀胱括约肌，也称尿道内括约肌，对控制排尿起主要作用；尿道中段有尿道阴道括约肌环绕，对尿道

和阴道有括约作用；尿道外口为矢状裂口，周围隆起呈乳头状，位于阴道前庭阴道口的前方和阴蒂的后方。

（二）女性尿道的血管、神经和淋巴

女性尿道的动脉供应主要来自膀胱下动脉、子宫动脉和阴部内动脉（阴道前庭球动脉和尿道动脉）的分支，这些分支彼此有广泛的交通。尿道的静脉汇入膀胱静脉丛和阴部静脉丛，最后注入髂内静脉。女性尿道的神经来自会阴神经、交感神经和副交感神经。女性尿道的淋巴管十分丰富，下段尿道淋巴管注入腹股沟浅淋巴结，进而至腹股沟深淋巴结及髂外淋巴结，中上段淋巴经尿道旁淋巴管进入盆腔，注入髂外淋巴结、闭孔淋巴结和盆腔淋巴结。所以女性尿道癌在腹股沟淋巴结尚未转移时，盆腔淋巴结可能已有转移。

（刘　赞）

第三章

泌尿外科常规检查

第一节 体格检查

男性泌尿生殖系统的体格检查是泌尿系统疾病基本诊断步骤中的重要组成部分，是医师取得最直接的第一手资料的重要步骤，应认真、仔细完成。

一、肾脏区域检查

正常肾脏如人的拳头大小，位于腹膜后脊柱两侧，位置较高，不易触及。由于腹腔的右侧有肝脏，因此右肾的高度要略低于左肾。在儿童和较瘦女性，深吸气时检查者能触及肾下极，而触及成年男性的肾脏十分困难。

检查要点及异常发现如下。

1. 望诊

注意观察两侧肾区是否对称，肋脊角、腰部或上腹部有无隆起。较大的肾积水、肾肿瘤及囊肿，可在患侧腰部或腹部发现圆形隆起。

2. 触诊

（1）受检者仰卧位，屈髋屈膝，使腹肌松弛。采用双合诊，检查者一手在受检者相应侧背部肋脊角将肾脏托起，嘱受检者做深吸气动作，另一手在前腹壁的肋下缘做深部触诊。正常肾脏一般不能触及，有时右肾下极在深呼吸时刚能触及。当肾脏肿大、下垂或异位时，则可被触及。

（2）儿童的腹部较薄，因此肾脏触诊相对容易。

（3）新生儿肾脏触诊时，检查者只要将拇指放在前腹壁的肋下，其他手指在后部将肋脊角托起，一只手检查就容易触及肾脏。

（4）疑有肾下垂时，应取立位或卧位检查。

3. 叩诊

肾区叩诊可了解有无叩击痛，以左手掌贴于肋脊角区，右拳叩击左手背，当肾区有叩击痛时表明该侧肾脏或肾周存有炎症。输尿管结石在肾绞痛发作时，该侧肾区也有叩击痛。叩诊要尽量轻柔，因为有炎症的肾脏对叩击震动极为敏感。

4. 听诊

在两侧上腹部和腰部听诊，如有血管杂音，应考虑肾动脉狭窄者或动脉瘤等病变。有时大的肾动静脉瘘听诊也可闻及血管杂音。

二、输尿管区检查

沿输尿管走行进行深部触诊，观察有无触痛。输尿管在腹膜后脊柱两侧，由于位置深，一般不易触及。输尿管触痛，提示输尿管可能有病变。

三、膀胱区检查

检查要点及异常发现如下。

1. 望诊

当膀胱内尿量达到 500 mL 以上时，在下腹部可看到充盈膀胱的轮廓。

2. 触诊

正常膀胱不充盈时不能触及，膀胱内尿量达到 150 mL 以上时方可触及。

3. 叩诊

叩诊比触诊更容易判断膀胱是否充盈。检查者应从耻骨联合上缘开始，逐渐向上，直到叩诊音由浊音变为鼓音时，即为膀胱上缘。

4. 双合诊

双合诊可以用来确定膀胱肿瘤或盆腔肿瘤的范围。手法要轻柔，最好在麻醉下进行。女性的双合诊是在腹部和阴道之间进行，男性双合诊在腹部和直肠之间进行。双合诊除了了解肿物的大小、浸润范围，还可了解膀胱的活动度，以及判断手术切除病灶的可能性。

5. 膀胱检查

最常发现的异常是过度充盈的膀胱。双合诊检查时，还可以触及巨大的肿瘤或结石。

四、男性外生殖器检查

男性外生殖器包括阴茎、阴囊及其内容物。检查方法用视诊及触诊。

（一）阴茎检查

1. 检查要点

（1）首先观察阴茎发育和阴毛分布情况。

（2）翻开受检者包皮，检查有无肿瘤或阴茎头包皮炎。注意尿道外口有无脓性分泌物，阴茎头及包皮有无溃疡、疱疹、湿疣等。包皮不能翻开的患者有阴茎头血性分泌物时，应行包皮背侧切开或行包皮环切术，以便于检查阴茎头和尿道。

（3）应检查尿道口位置，检查有无尿道下裂和尿道上裂。

（4）触摸阴茎体部，注意有无硬结、压痛。

2. 异常发现

（1）小阴茎：即进入青春期阴茎仍呈儿童型，见于先天性睾丸发育不良、双侧隐睾、垂体功能低下等。阴茎增大，多由于青春期性早熟、先天性肾上腺皮质增生等。

（2）包茎：指包皮不能上翻至阴茎头冠状沟的近侧。4 岁以前小儿的包皮不能上翻尚属正常。嵌顿包茎，是指包皮上翻并紧箍阴茎头，导致阴茎头血管充血和水肿。

（3）阴茎纤维性海绵体炎：又称 Peyronie 病，主要病变在阴茎白膜，形成痛性纤维斑块，阴茎勃起后出现体部弯曲。查体在阴茎体部可触及纤维斑块，阴茎在松弛状态下时，表现不明显。

（4）阴茎异常勃起：指在没有进行性活动的情况下，阴茎出现长时间的痛性勃起。患者常述其勃起时自发的、长时间的、痛性的。查体可以发现患者阴茎比较僵硬，有轻微压痛，而阴茎头较软。

（5）尿道下裂或上裂：是一种先天性畸形，尿道下裂指尿道开口于阴茎体腹侧、阴囊或会阴部，最常见的形式是尿道开口于冠状沟或冠状沟附近；尿道上裂是指尿道开口于阴茎背侧，常并发膀胱外翻畸形。

（6）肿瘤：通常表现为阴茎头或包皮内板的天鹅绒样突起病变，也可为溃疡灶。一般易发生在包茎患者。

（二）阴囊和内容物检查

1. 检查要点

（1）检查阴囊皮肤是否粗糙，有无渗出、糜烂及水肿，两侧是否对称。

（2）触诊睾丸时动作要轻柔。检查时用一手或双手双侧同时比较触诊，注意睾丸是否缺如，其形状、大小、硬度、有无触痛。若疑有睾丸增大应做透光试验。方法是：以不透光的纸卷成筒状，一端置于肿大的部位，然后由对侧以手电筒照射。如阴囊呈红色均匀透亮，称透光试验阳性。睾丸鞘膜积液时呈阳性，睾丸肿瘤、疝、鞘膜积血等，呈不透明的阴性反应。

（3）检查附睾时最好用两只手的手指触摸，压力不宜过大，否则会有痛感。两侧对比注意有无肿大、结节、压痛。

（4）检查精索时，受检者应取直立位。精索静脉曲张时，在阴囊内可触及曲张的静脉如蚯蚓样的感觉，在患者做 Valsalva 动作时，即屏气增加腹压时更明显。附睾结核时，输精管可增粗呈串珠样。

2. 异常发现

（1）睾丸肿瘤：检查睾丸上是否有无痛性、实性、形态不规则的肿物。一般是患者洗澡或自己检查时发现，超声波和透光试验有助于鉴别诊断。

（2）睾丸扭转：指睾丸上精索扭转，导致睾丸缺血，甚至坏死。早期尚能触到睾丸和附睾的轮廓，附睾可转向前方或形成横位，后期因肿胀明显难以区分睾丸和附睾。由于精索扭转缩短，睾丸上提或横位。阴囊抬高试验（Prehn 征）阳性，即上提患侧睾丸，局部疼痛加重。

（3）急性附睾炎：查体时附睾肿大、触痛，炎症可波及睾丸，有时难以区分睾丸和附睾界限。

（4）睾丸鞘膜积液：指液体聚集在睾丸和鞘膜之间。患者一般主诉其患侧阴囊逐渐增大，查体时阴囊呈不对称肿大，表面光滑，睾丸触摸不清，透光试验阳性。

（5）精索静脉曲张：指精索的静脉发生迂曲和扩张，多发生在左侧。视诊时阴囊皮肤可见蚯蚓状曲张静脉，触诊时可触及蚯蚓状肿物，做 Valsalva 动作时明显，平卧后缩小或消失。以下情况应警惕腹膜后肿瘤的可能：①精索静脉曲张是突然出现的；②平卧后曲张的静脉不能消失；③右侧精索静脉曲张。

五、男性肛门和前列腺检查

1. 检查要点

（1）检查体位：可采用弯腰前俯位、膝胸卧位或侧卧位。弯腰前俯位时，受检者面向检查床站立，两脚分开一定距离，膝关节轻度弯曲，弯腰呈90°向前趴在检查床上。膝胸卧位时，受检者双膝跪于检查床前，双前臂屈曲于胸前，臀部抬高。侧卧位时，受检者面向检查者侧卧，双下肢屈曲贴近腹部。

（2）检查者应给受检者充分的时间准备以及放松，并与患者交谈，分散受检者注意力。检查者戴手套，并涂润滑剂。

（3）首先进行肛门视诊，观察有无痔疮、肛瘘、疣或肿瘤等。

（4）肛门指诊时，应先用示指在肛门口按压一会儿，然后放入一个指节，以使受检者放松，同时评估肛门括约肌的肌张力。待肛门松弛后，再进一步深入，对前列腺进行触诊，如受检者体位合适，可触及整个前列腺后壁。正常前列腺约栗子大小，质地似拇指抵紧小指时所收缩隆起的鱼际肌。检查时应注意前列腺大小、质地，有无硬结、压痛，中央沟是否变浅或消失。精囊一般不易触及。示指进入肛门要尽量深入，并探查直肠的四周，以期发现早期直肠癌。

（5）检查结束后，轻轻撤出示指，观察指套有无血迹，指套上粪便可做潜血检查。

（6）前列腺按摩：前列腺触诊结束后，如有必要可行前列腺按摩检查，收集流出的前列腺液进行检验。具体方法：自前列腺两侧向中央沟，自上而下纵向按摩2~3次，再按摩中央沟1次，将前列腺液挤入尿道，并由尿道口滴出，用玻片收集前列腺液送检。

2. 异常发现

（1）急性前列腺炎：指诊可发现前列腺温度稍高，质软且有波动感。如发现局限性波动伴触痛区域，提示前列腺脓肿形成可能，需手术切开引流。急性前列腺炎患者禁忌行前列腺按摩。

（2）良性前列腺增生：查体发现主要为前列腺增大，大小可从正常栗子大小到柠檬大小，甚至橘子大小，增大的前列腺仍有一定弹性。前列腺大小与症状严重程度并非密切相关。

（3）前列腺癌：查体可发现前列腺内质硬结节或肿块，甚至硬如"石头"。早期前列腺癌指诊可无异常发现。

（4）其他：神经源性膀胱时，肛门括约肌张力可表现为松弛或痉挛状态。急性精囊炎时，可触及肿大精囊，有压痛。

六、女性盆腔检查

检查要点及异常发现如下。

（1）男性泌尿外科医师为女性患者检查时须有女性医务人员陪同。

（2）受检者采取截石位，两腿分开。

（3）先检查外生殖器及阴道开口，注意有无萎缩性变化、分泌物、溃疡或疣等，所有这些均可导致排尿困难或盆底不适。检查尿道口有无黏膜增生、肉阜、肿瘤、囊肿等。

（4）嘱患者腹部加压，观察有无膀胱脱垂或直肠脱垂；嘱患者做咳嗽动作观察有无引发尿失禁。

（5）触诊尿道了解有无炎症或肿瘤结节，尿道口有无脓性分泌物溢出。如有脓性分泌物溢出，提示可能存在感染的尿道憩室。

（6）双合诊可用来检查膀胱、子宫和附件。

（周　力）

第二节　实验室检查

一、尿液检查

人体代谢与内分泌活动、泌尿系统病理改变，都能引起尿液成分与性状的改变，因此，尿液检查应用十分广泛。做尿液检查前，需明确做何种检查，以决定采取标本的方式。

（一）尿液常规检查

检查内容包括物理性状、化学定性、显微镜检查。物理性状指尿色、尿量、尿比重、尿透明度等。

1. 标本采集

尿液常规检查标本以新鲜尿液为佳。

2. 结果分析

正常尿色为淡黄色至深黄色，透明，尿比重 1.010 ~ 1.030，每日尿量 1 000 ~ 2 000 mL。尿呈红色者，有血尿可能，但要注意利福平、酚红等药物也可使尿呈红色。隐血或红细胞（BLO、ERY）正常参考值：隐血为阴性，红细胞正常值 0，白细胞正常值 0。当泌尿系统细菌感染时，尿中往往出现白细胞和红细胞，尿液颜色或浊度也发生改变，亚硝酸盐有时也会为阳性。化学检测尿白细胞和隐血或红细胞只起过筛作用，临床诊断以镜检结果为准。血红蛋白尿的颜色为酱油色。化学定性指 pH、蛋白、糖等，正常 pH 为 5 ~ 7，正常昼夜尿蛋白排出量低于 150 mg，蛋白定性阴性，正常人空腹尿糖为阴性，正常情况下酮体为阴性。胆红素和尿胆原两项指标反映肝脏代谢血红素的能力和数量。正常情况下，尿胆红素为阴性，尿胆原为弱阳性；以上指标增高时，往往提示黄疸，尿液颜色呈黄绿色。

以下以表格来说明尿检化验单各指标的意义（表3-1）。

表 3-1　常用尿液检验指标的意义

名称	正常	异常
酸碱度（pH）	5 ~ 7（平均值 6）	增高常见于频繁呕吐、呼吸性碱中毒等
酸碱度（pH）	5 ~ 7（平均值 6）	降低常见于酸中毒、慢性肾小球肾炎、糖尿病等
尿比重（SG）	1.010 ~ 1.030	增高多见于高热、心功能不全、糖尿病等
尿比重（SG）	1.010 ~ 1.030	降低多见于慢性肾小球肾炎和肾盂肾炎等
尿胆原（URO）	＜16	超过此数值，说明有黄疸
隐血（BLO）	阴性（－）	阳性（＋）同时有蛋白者，要考虑肾脏病和出血
白细胞（WBC）	阴性（－）	超过 5 个，说明有尿路感染
尿蛋白（PRO）	阴性或仅有微量	阳性提示可能有急性肾小球肾炎、糖尿病肾性病变
尿糖（GLU）	阴性（－）	阳性提示可能有糖尿病、甲状腺功能亢进、肢端肥大症等

续表

名称	正常	异常
胆红素（BIL）	阴性（-）	阳性提示可能有肝细胞性或阻塞性黄疸
酮体（KET）	阴性（-）	阳性提示可能有酸中毒、糖尿病、呕吐、腹泻
尿红细胞（RBC）	阴性（-）	阳性提示可能有肾炎、尿路感染等
尿液颜色（GOL）	浅黄色至深黄色	黄绿色、尿浑浊、血红色等说明有问题

（二）尿三杯试验

根据排尿过程中红细胞或白细胞在尿中出现的时间不同，可判断泌尿系统疾病的病灶部位。

1. 标本采集

清洗尿道口后，将最初的 10 ~ 20 mL 尿留于第 1 杯，中间 30 ~ 40 mL 尿留于第 2 杯，终末 5 ~ 10 mL 留在第 3 杯。要求排尿过程是一个连续的过程，每次调换容器时排尿不能中断，依次序将 3 个容器内尿液分别离心后取其沉淀做显微镜检查。

2. 结果分析

若第 1 杯尿异常，并且程度最重，病变部位可能在前尿道；第 3 杯异常且程度最重，病变在膀胱颈或后尿道，三杯均异常，病变在上尿路或膀胱。必要时可按摩前列腺留取前列腺液检查。

（1）第 1 杯尿，排尿开始出现血尿或脓尿，后两杯清晰，提示病变在前尿道，如尿道炎等。

（2）第 1 杯尿和第 2 杯尿清澈，第 3 杯尿出现红细胞和脓细胞，排尿终末出现的血尿或脓尿，提示病变部位在膀胱底部、后尿道或前列腺部位，如前列腺炎、精囊炎等。

（3）三杯皆浑浊或出现血尿，提示病变部位在膀胱或膀胱以上部位，如肾盂肾炎、肾小球肾炎等。

（4）血尿如三杯尿呈均匀血色，镜检都有大量红细胞，多见于肾结核、肾结石、肾炎等；仅有前段血尿者，见于尿道损伤、尿道肿瘤、前列腺炎以及尿道肉阜等；仅有后段（第 3 杯）血尿者，见于急性膀胱炎、膀胱结石或肿瘤、前列腺病变等。

（5）脓尿如三杯尿均呈浑浊，镜下全程有大量脓细胞，多见于输尿管炎、肾盂肾炎、肾脓肿、肾积脓、肾肿瘤并发感染、泌尿生殖系邻近器官或组织的脓肿向尿路穿破等；脓尿仅见于第 1 杯者，见于急性、慢性前尿道炎；仅有终末脓尿者，见于前列腺炎、精囊炎、后尿道炎等。

（三）尿沉渣镜检

尿沉渣就是尿液中有形成分，是晨尿经过离心后形成的沉渣。其是尿液有形成分质和量的组合，包括细胞、管型、结晶、细菌、精子等各种病理成分。

1. 标本采集

新鲜尿液需离心分离，取尿沉渣后计数尿中有形成分。

2. 结果分析

正常人 12 小时透明管型 5 000 个以下，白细胞及上皮管型 100 万个以下，红细胞管型

50 万个以下。如红细胞管型增多且多为异常细胞形态时，表示可能为肾小球病变；如为正常形态，可能为肾实质或尿集合系统等病变。

（四）尿液细菌检查

尿液细菌检查用于明确泌尿系感染的病原菌类型及感染部位。

1. 标本采集

以用药前或停药 2 天后留取尿液送检为佳。留取尿液的容器必须无菌且无化学药物和消毒剂，留取前要消毒并清洗尿道外口或外阴，尿液采集方法主要有中段尿采集法、肾盂导尿法、三次导尿法及膀胱穿刺采集法等。中段尿采集法最常用；肾盂导尿法采用膀胱镜下双侧肾盂插管收集肾盂尿；三次导尿法用于鉴别菌尿来源于肾盂或膀胱，方法为膀胱内留置导尿管，立即引出尿液做第 1 次培养，以 1：5 000 呋喃西林或其他抗生素溶液 200～500 mL 多次冲洗膀胱，最后再用生理盐水冲洗，冲洗后立即留尿液做第 2 次培养，冲洗后半小时后留尿做第 3 次培养；膀胱耻骨上穿刺采集法用于厌氧菌培养。

2. 结果分析

检查方法包括尿液涂片镜检、普通培养法、细菌定量培养法、高渗培养法、特殊培养法等，根据不同检查方法进行结果分析。

（五）尿找抗酸杆菌

尿中找到抗酸杆菌有助于泌尿系统结核的诊断。

标本采集：留取清晨第 1 次全部尿液，离心后做涂片找抗酸杆菌，连续查 3 天；也可留取 12 小时或 24 小时全部尿液，离心做涂片找抗酸杆菌。必要时取新鲜尿液 15 mL，离心后取沉渣做结核分枝杆菌培养或动物接种，此方法可靠，但时间长，临床较少使用。

（六）尿脱落细胞学检查

用于尿路上皮系统肿瘤的早期诊断、疗效观察和防癌普查等。对于高级别尿路上皮肿瘤和原位癌的准确率较高，对于低级别尿路上皮癌的准确率较低。尿脱落细胞学检查常用于憩室内癌、原位癌和无乳头癌的诊断，尤其当 X 线和膀胱镜不易发现或与膀胱炎无法区别以及上尿路肿瘤时，更宜做此项检查。

1. 标本采集

留取清晨第 2 次新鲜尿液 30 mL 以上，离心沉淀后立即涂片用苏木精—伊红（H-E）染色后找肿瘤细胞。

2. 结果分析

尿脱落细胞的判断标准一般采用巴氏 5 级分类法。

Ⅰ级　未见非典型或异常细胞。

Ⅱ级　有非典型细胞，但无恶性征象。

Ⅲ级　有可疑恶性细胞。

Ⅳ级　有癌细胞。

Ⅴ级　有癌细胞，形态典型。

（七）尿液生化检查

测定尿液中的代谢产物和电解质是检查肾功能的一种重要方法。测定成分包括肌酐、尿素氮、肌酸、钾、钠、钙、磷等。

1. 标本采集

留取 24 小时尿液，混匀后送检一部分尿液。

2. 结果分析

尿肌酐正常值为 0.7 ~ 1.5 g/24 h，急性肾炎和肾功能不全时，尿肌酐降低。尿素氮正常值为 9.5 g/24 h，增高表示体内组织分解代谢增加，降低见于肾功能不全、肝实质病变。尿肌酸正常值为 0.1 ~ 0.2 g/24 h，增高见于痛风。尿钾正常值为 2 ~ 4 g/24 h，增高见于肾上腺皮质功能亢进、急性肾衰竭及肾移植术后利尿期；降低见于严重失水、失钠而有肾前性氮质血症及失盐综合征、尿毒症及肾上腺皮质功能减退等。尿钠正常值为 3 ~ 6 g/24 h，增高见于肾上腺皮质功能减退、急性肾衰竭及肾移植术后利尿期；降低见于长期禁食钠盐、肾上腺皮质功能亢进等。尿钙正常值为 0.1 ~ 0.3 g/24 h，尿磷为 1.1 ~ 1.7 g/24 h。尿钙、磷排出量增高主要见于甲状旁腺功能亢进，可引起多发性尿路结石。

（八）尿激素测定

1. 尿游离皮质醇测定

尿游离皮质醇测定用于肾上腺皮质功能亢进或低下的诊断和鉴别诊断。

（1）标本采集：留 24 小时尿液，用麝香草酚防腐，取部分尿液送检。

（2）结果分析：尿游离皮质醇的正常值为 12.3 ~ 103.5 μg/24 h 增高见于肾上腺皮质功能亢进（腺瘤、癌及增生）、异位 ACTH 综合征、甲状腺功能亢进、应激状态、肥胖症及心肌梗死等。降低见于 Addison 病、急性肾衰竭、先天性肾上腺皮质增生、腺垂体功能减退、甲状腺功能减退、慢性肝病等。

2. 尿儿茶酚胺测定

儿茶酚胺是肾上腺髓质分泌的肾上腺素的代谢产物，测定其在尿中的含量可作为肾上腺髓质功能的指标。

（1）标本采集：收集 24 小时尿液，用浓盐酸 5 ~ 10 mL 防腐，取部分尿液送检。也可留取症状发作 4 小时的尿液。收集尿液前 2 天，患者应控制饮食，禁食咖啡、巧克力等。测定儿茶酚胺时还应停止给患者任何药物。

（2）结果分析：肾上腺素正常值为 1.74 ~ 6.42 μg/24 h，去甲肾上腺素正常值为 16.69 ~ 40.65 μg/24 h，多巴胺正常值为 120.93 ~ 330.59 μg/24 h。尿儿茶酚胺明显增高，表示有嗜铬细胞瘤或肾上腺髓质增生。

二、尿道分泌物检查

尿道脓性分泌物是化脓性尿道炎的主要表现，分泌物直接涂片检查对确定病原菌具有重要意义。尿道分泌物可用消毒棉签采取，立即做直接涂片及细菌培养。

1. 标本采集

取尿道分泌物，涂片镜检。

2. 结果分析

尿道分泌物涂片镜检，观察有无白细胞、脓细胞、红细胞、滴虫、精子、真菌及其他有形成分。然后，进行革兰染色、观察。淋病奈瑟菌革兰染色阴性，常存在于白细胞中。标本也可立即接种于巧克力或增菌肉汤培养基中，37 ℃二氧化碳环境培养。支原体呈革兰染色阴性，呈球形、棒形等多形态表现。繁殖后聚集成堆，长 15 ~ 60 μm 不等。接种于 25% 马血清的酵母牛心浸膏培养基中，7 天至 1 个月后呈 100~500 μm 大小的"油煎蛋状"菌落。

三、精液检查

精液检查常用于检查不育的原因或观察输精管结扎后的效果。

1. 标本采集

要求检查前 1 周停止排精。通常采用手淫法取精或性交时将精液射入干燥清洁的玻璃瓶内，取得标本应立即送检，最好不超过 1 小时，冷天注意保暖，以免影响精子活力。

2. 结果分析

（1）精液常规检查：包括精液外观、液化情况，精子数量，死精子及畸形百分比，精子活动度等，主要用于了解男性生殖能力。正常精液为乳白色不透明液体，久未排精者呈淡黄色，中等黏稠，平均 1~6 mL，20~30 分钟自行液化，pH 为 7.2~7.8，精子密度为 ≥ 20×10^6/mL，总精子数 ≥ 40×10^6/次，活动精子占 60% 以上，畸形精子不超过 20%。精子活动度良好，向前运动活跃，在 28~34 ℃ 条件下，精子速度为 12~55 μm/s。

（2）精液生化检查：果糖的正常值为 850~5 730 mg/L，果糖主要由精囊产生，是精子能量代谢的主要来源，与精子运动有关。精囊炎、雄激素不足及老年人精液果糖下降。酸性磷酸酶正常值为 470~1 300 U/L，酸性磷酸酶与精子活动力有关。慢性前列腺炎及雄激素缺乏时含量降低。

（3）精液细菌学检查：当附睾、精囊、前列腺和尿道有细菌性炎症时，精液可查出病原菌，生殖系统结核有时可查出抗酸杆菌。必要时可做细菌培养和药物敏感试验。

四、前列腺液检查

对慢性前列腺炎患者，可行前列腺液检查。

1. 标本采集

采用前列腺按摩法取得前列腺液。

2. 结果分析

正常前列腺液较稀薄，为淡乳白色，镜检可见较多的卵磷脂体，每高倍视野含白细胞 1~5 个，如每高倍视野中白细胞在 10 个以上或成堆出现，卵磷脂体减少或消失，表示有炎症存在。必要时可染色做细菌检查或做细菌培养，涂片可做特殊染色找抗酸杆菌、滴虫等。

五、肿瘤标志物检查

肿瘤标志物是指在血液或其他体液中能指示肿瘤存在的生化物质。理想的肿瘤标志物是一个抽象概念，目前还未发现。而只是根据统计学确定某一个标志物最有价值的阈值，作为目前使用该肿瘤标志物的定量标准。尽管肿瘤标志物尚缺乏 100% 的敏感性与特异性，然而在肿瘤诊断、疗效观察、评估预后等方面对临床有肯定意义。

（一）前列腺特异性抗原（PSA）

前列腺特异性抗原是前列腺上皮细胞产生的糖蛋白，相对分子质量为 3.4×10^5，血清中正常值 <4 ng/mL（酶免疫法），PSA 是目前前列腺癌最敏感的肿瘤标志物，是前列腺癌诊断、疗效观察、追踪复发的最佳指标。但在临床中要注意，前列腺增生患者的 PSA 与前

列腺癌的 PSA 有部分重叠区。

前列腺腺泡内容物（富含 PSA）与淋巴系统之间存在由内皮层、基底细胞层和基底膜构成的屏障相隔，当肿瘤或其他病变破坏这道屏障时，腺泡内容物即可漏入淋巴系统，并随之进入血循环，导致外周血 PSA 水平升高。PSA 在血清中主要有两种存在形式：一种是游离型的 PSA（f-PSA），占血清 PSA 总浓度的 10% ~ 30%；另一种是与 α_1 抗糜蛋白酶（ACT）结合的 PSA（PSA-ACT），占血清 PSA 总浓度的 70% ~ 90%。对于健康男性，释放入血中的 PSA 浓度很低，为 <4 ng/mL。但是，在前列腺癌患者血清中，PSA 会出现另外的组合形式，比如 PSA 与蛋白 C 抑制剂的组合等。

1. 标本采集

清晨空腹取血 3 mL 送检。

2. 参考值

T-PSA 正常值 <4 ng/mL。当 T-PSA 在 4 ~ 10 ng/mL 时，f/T < 0.16 前列腺癌可能性大。

（二）前列腺特异酸性磷酸酶（PAP）

酸性磷酸酶广泛存在于前列腺、肝、脾等组织中。在前列腺中酸性磷酸酶的活力是其他组织的 1 000 倍，男性血清中的酸性磷酸主要来源于前列腺，PAP 是酸性磷酸酶同工酶，器官特异性高于酸性磷酸酶（总酸酶）。PAP 相对分子质量为 1×10^6，对温度、pH 极敏感，采血后，需立即测定或用醋酸、枸橼酸或其他保存剂将血 pH 调到 5 ~ 6，冰箱保存。PAP 可用于前列腺癌的检测，文献报道 PAP 的特异性达 96.1% ~ 100%，敏感性较 PSA 低，同时测定 PAP 与 PSA 可提高前列腺癌的检出率。

1. 标本采集

清晨空腹取血 3 mL 送检。

2. 参考值

正常值 <4.7 U/L（男）。

（三）甲胎蛋白（AFP）

甲胎蛋白相对分子质量为 7×10^5，胚胎期由卵黄囊、肝、胃肠上皮产生，睾丸生殖细胞肿瘤可产生 AFP，进展的非精原细胞瘤患者血中 AFP 阳性率达 80% ~ 90%。

1. 标本采集

清晨空腹取血 2 mL 送检。

2. 参考值

正常值 0 ~ 20 ng/mL。

（四）绒毛膜促性腺激素-β（β-HCG）

绒毛膜促性腺激素-β 相对分子质量 4.5×10^5，由胎盘合体滋养层细胞产生，β 亚单位具有特异性，睾丸肿瘤中绒毛膜上皮癌患者中 HCG 100% 阳性，非精原细胞瘤阳性率 66.6% ~ 90%，胚胎性肿瘤阳性率 60%，精原细胞瘤阳性率 7.6% ~ 10%，用于睾丸生殖性肿瘤的诊断、疗效判定、随诊观察。

1. 标本采集

清晨空腹取血 3 mL 送检。

2. 参考值

正常值 <5 mU/L。

（五）膀胱肿瘤抗原（BTA）

膀胱肿瘤抗原测定是一种快速诊断膀胱肿瘤的方法，其原理是应用单克隆抗体与膀胱肿瘤抗原结合胶体金技术。结果形象，直接和灵敏度高，可重复性强，操作简单，有助于膀胱肿瘤的早期诊断与治疗。

1. 标本采集

留取上午的新鲜尿液 10 mL 送检。

2. 结果分析

采用 BT™ Test 检测盒，在检测窗内加入数滴晨尿或新鲜尿，等待 5 分钟，在结果窗中出现两条红色条线指示为阳性。若仅出现一条标准红色条线则为阴性。

（六）核基质蛋白-22（NMP-22）

核基质蛋白-22 是一种新的肿瘤标志物，适用于泌尿系统移行上皮肿瘤，具有高敏感性及特异性，常采用酶联免疫定量测定法。

1. 标本采集

留取上午的新鲜尿液 10 mL 送检。

2. 参考值

正常值 <10 U/mL。

（周　力）

第三节　普通 X 线检查

肾脏在普通 X 线检查时缺乏自然对比，因此常规 X 线检查腹部平片难以显示其结构及病理改变。腹部平片主要用于泌尿系结石、钙化的诊断及肾脏大小、位置、轮廓改变的观察。肾具有排泄含碘对比剂的能力，尿道又与外界相通，因而适于排泄性和逆行性等泌尿系统碘剂造影检查。造影前必须根据临床提出的要求，熟悉患者的临床资料，特别注意有无造影禁忌证，出、凝血时间是否正常，严格进行造影剂及麻醉剂过敏试验，并注意局部血管、皮肤等情况。造影前 3~4 天禁用金属药物、钡剂等，造影前 6~8 小时禁食。并取得患者配合。

一、腹部平片

腹部平片（KUB）是泌尿系统结石常用的初查方法，目前其在诊断泌尿系统复杂疾病时作用有限，已被其他影像检查技术替代。

1. 检查方法

常规摄取仰卧前后位片，照片应包括上至双肾上腺区下至膀胱和前列腺。摄片前一天晚上服缓泻剂番泻叶 9 g 清洁肠道。

2. 正常表现

前后位片上，于脊柱两侧可见双侧肾轮廓。正常肾边缘光滑，密度均匀。肾影长 12~

13 cm，宽 5~6 cm，位于 T_{12}~L_3，一般右肾略低于左肾。

KUB 在发现泌尿系结石方面有帮助，而且是一个经济的随访方法。结石与骶骨和髂骨翼重叠或者结石透 X 线时，可出现假阴性结果。存在血管钙化和静脉石时可能出现假阳性结果。体外震波碎石前 KUB 检查尤为重要，如果看不到结石，则不应选择用 X 线定位的碎石机行体外震波碎石。KUB 对碎石前后结石粉碎情况亦可对比观察。腹部平片在判断肾引流管、输尿管支架、导管方面也有一定价值。

3. 异常表现

包括肾区内高密度结石、钙化影及肾轮廓的改变。前者主要为肾盂结石，后者见于肾结核、肾癌或肾囊肿。肾轮廓改变包括肾影增大或部分增大并局部外突，主要见于肾盂积水、肾肿瘤或肾囊肿；肾轮廓局部凹陷，常为瘢痕所致；肾影消失，见于肾周病变，例如肾周脓肿或血肿。

二、静脉尿路造影

静脉性肾盂造影又称排泄性尿路造影（IVU），其应用依据是有机碘化物的水溶液（如非离子型造影剂）注入于静脉后，几乎全部由肾小球滤过而排入肾盏和肾盂内，如此不但能显示肾盏、肾盂、输尿管及膀胱内腔，且可大致了解两肾的排泄功能。

IVU 检查前首先应行碘过敏试验，过敏试验阴性者方可考虑该项检查，并对检查过程中及检查完毕后注意过敏反应的表现并做出处理。对造影剂存在风险的患者应该很好地水化，可以使用低渗非离子型造影剂（LOCM），并避免大剂量应用造影剂。与高渗造影剂（HOCM）相比，LOCM 发生心血管毒性、肾毒性反应的风险低。

1. 造影剂反应及处理

（1）造影剂反应发生的高危因素：①甲状腺功能亢进患者；②心肺功能不全的患者；③有过敏倾向者，如哮喘、荨麻疹、花粉症患者和有药物及食物过敏史者；④肝肾功能损害，尤其是中度损害以上者；⑤急性尿路感染；⑥有造影剂过敏史者；⑦妊娠、骨髓瘤、糖尿病患者；⑧各种因素导致的体质严重虚弱、脱水者。

（2）造影剂反应的临床表现：较轻者有全身或局部发热、局部疼痛、喷嚏、恶心、呕吐、头痛、腹痛、荨麻疹、流泪、结膜充血等。严重者有喉头水肿、支气管痉挛、肺水肿、抽搐、血压下降、休克、昏迷甚至呼吸心跳停止。

（3）造影剂反应的预防：①检查室必须装备必要的各种抢救用药品，同时配备氧气瓶（或管道）、吸痰器随时备用。如遇严重反应，在自己抢救的同时要尽快通知有关科室医师前来协助抢救。②造影前准备工作要做好，首先详细了解有关病史、药物过敏史，及早发现造影剂反应的高危因素，采取对应措施。③应用造影剂前一定要做碘过敏试验，以静脉法为宜。需要注意的是部分患者在做过敏试验时即可发生严重不良反应，要有充分准备。

（4）造影剂反应的处理：发生造影剂反应后的处理原则，①轻度反应不必采取措施，但要留患者观察 10 余分钟，以免反应加重便于及时处理。②中度反应及重度反应要立即停止对比剂的注射，保持静脉通道，并首先静脉注射地塞米松 10~30 mg，同时根据不同形式的反应立即采取必要的抢救措施，抢救措施的原则基本是对症治疗。

2. 检查方法

（1）首先了解有无应用造影剂的禁忌证，检查前还需行碘过敏试验并备好急救药物。

（2）清除肠管内气体和粪便，并限制饮水。

（3）取仰卧位，先摄取腹部平片。

（4）下腹部应用压迫带，暂时阻断输尿管后，于静脉内注入 60% 泛影葡胺。对比剂 60% 泛影葡胺用量：成人 20 mL，体重过重者可用 40 mL，儿童剂量以 0.5～1 mL/kg 体重计算。必要时可采用非离子型造影剂，如碘普胺等。

（5）注入对比剂后 5～7 分钟、15 分钟、25～30 分钟分别摄取双肾至膀胱区影像（一般共 3 张）。

特殊情况下需要加拍更多的片子。侧位片能够帮助鉴别在常规前后位片上重叠的肾盏系统充盈缺损。俯卧位可以使输尿管位置相对固定，有助于使输尿管扩张后充分显示。立位片能够发现肾下垂，严重肾积水还能显示造影剂的分层。

如果常规法即静脉注入法显影不满意可采取静脉滴注法，其主要优点是尿路显影清楚，肾盂、肾盏显影时间长，方法是用 60% 泛影葡胺 2 mL/kg 的剂量加等体积 5% 葡萄糖注射液或生理盐水，5～10 分钟滴完。

3. 正常表现

注入对比剂后 1～2 分钟，肾实质显影，密度均匀；3～5 分钟后肾盏和肾盂开始显影；15～30 分钟肾盏和肾盂显影最浓。静脉肾盂造影时肾实质首先显影，肾小盏、肾大盏、肾盂相继显影。一般每侧肾有 7～8 个肾小盏，2～3 个肾小盏合并形成 1 个肾大盏，2～3 个肾大盏合并形成肾盂。肾盂一般呈三角形或漏斗形，有时呈分支型，肾盂上缘外凸，下缘内凹，肾盂向内下方变细移行于输尿管上端，亦可见壶腹型肾盂，表现为肾盂呈壶腹形扩大，但肾盏形态正常，此点与肾积水鉴别。

4. 异常表现

（1）肾盂和肾盏受压、变形、移位，凡肾实质内肿物如肾囊肿、肿瘤、血肿或脓肿等均可引起这种改变。

（2）肾盂、肾盏破坏，表现为肾盂、肾盏边缘不规整乃至正常结构完全消失，主要见于肾结核、肾盂癌和侵犯肾盂肾盏的肾癌。

（3）肾盂、肾盏或输尿管内充盈缺损，显示病变区内无对比剂充盈，为突入腔内病变或腔内病变所致，包括肾盂、肾盏或输尿管肿瘤、肾实质肿瘤、结石、血块和气泡等。

（4）肾盂、肾盏和输尿管扩张积水，常为梗阻所致，原因多而复杂，包括肿瘤、结石、血块、先天性狭窄、外在性压迫等。

三、逆行性尿路造影

逆行性尿路造影，也称逆行肾盂造影（RP），是在行膀胱镜检查时，将导管插入输尿管并经导管注入造影剂使上尿路显影的侵袭性检查方法。插入导管一般用 4～5F 导管。此法不受肾功能影响，用于不适合行 IVP 的患者，如心、肝、肾功能差或 IVP 显示肾盂、肾盏不满意者。在行膀胱镜检查时，有时会根据病情需要而行 RP，而不是再单独采用 IVU 检查，这样经济、省时。逆行肾盂造影作为集合系统的解剖指引，也可与肾、输尿管腔镜操作联合进行。

但对下尿路感染者不宜此检查。

1. 禁忌证

尿道狭窄及其他不宜膀胱镜检查者；肾绞痛及严重血尿者；泌尿系感染者；一般情况

差者。

2. 造影剂

每侧肾盂常用 10% ~ 30% 泛影葡胺 5 ~ 10 mL。

3. 造影前准备

摄尿路平片，不必做碘过敏试验。

正常肾盏、肾盂表现同排泄性尿路造影，肾实质不显影。逆行或排泄造影时由于肾盂、肾盏内压力过高可发生造影剂反流入管腔及肾组织，常见有肾盂肾窦反流、淋巴管反流、静脉周围反流、肾小管反流及肾反流。

四、顺行性上尿路造影

顺行性尿路造影包括经皮穿刺肾盂造影、经肾造瘘管造影等。经皮穿刺肾盂造影系指经皮直接穿刺至肾盂内注入造影剂显示肾集合系统的方法。主要适用于急性尿路梗阻和肾盂积水、IVP 显影不良或因输尿管狭窄、膀胱镜检查失败等原因而不能进行逆行性尿路造影检查的患者。可选择在超声引导下或 CT 引导下进行经皮穿刺肾盂造影。常用造影剂为泛影葡胺，浓度常用 10% ~ 30%，剂量以满意显示肾盏肾盂而定。经皮肾镜取石术后可经肾造瘘管造影检查有无残留结石。经肾造瘘管造影还可帮助确认输尿管梗阻、输尿管瘘的情况，以决定是否可以拔除肾造瘘管。

五、血管造影

1. 腹主动脉造影与选择性肾动能脉造影

腹主动脉造影多数在选择性肾动脉造影前进行，有助于大动脉及肾血管病变的诊断。但由于 CTA 及 MRA 的应用，这两种检查在单纯肾脏实质及血管疾病诊断方面已很少采用，在行肾动脉栓塞或成形等介入性治疗时需行选择性肾动脉造影。

腹主动脉造影一般采用 Seldinger 技术经皮股动脉穿刺插管的技术，将"猪尾"导管头置于腹腔动脉开口下方，用高压注射器快速注射 40 ~ 50 mL 的 76% 泛影葡胺或其他非离子造影剂并连续摄片。选择性肾动脉造影时，将导管插入肾动脉后，快速注入 10 ~ 15 mL 的 76% 泛影葡胺或其他非离子造影剂并连续摄片。

肾动脉造影正常表现：两侧肾动脉起自腹主动脉，一般左侧稍高，约平 L_1，下缘至 L_2 上缘，右肾动脉起点低约半个椎体。正常肾动脉平均直径为 6 mm，范围为 4.6 ~ 9.7 mm。肾动脉在肾门处或进入肾实质分为前后两支，后支较细供应肾的后段与部分下段，前段较粗，分为上段、上前段、下前段与下段动脉，供应相应区域，肾段动脉的分支穿行于肾柱内称叶间动脉，叶间动脉在皮髓交界再分为弓形动脉，向皮质发出放射状小叶间动脉，小叶间动脉发出输入动脉进入肾小球。

腹主动脉造影与选择性肾动脉造影主要用于检查肾血管病变，特别是各种原因造成的肾动脉狭窄与闭塞，确定其部位和范围并行介入性治疗。造影检查也可发现肾动脉瘤和肾动静脉畸形。此外，还用于观察肾肿瘤的血供情况及行化疗和（或）栓塞等介入性治疗。

2. 下腔静脉造影与肾静脉造影

由于 CT 及 MRI 的广泛应用，下腔静脉造影与肾静脉造影已很少应用。

（1）下腔静脉造影：用于肾癌向下腔静脉浸润，下腔静脉受到肿瘤外压、浸润及下腔静脉后输尿管的诊断。下腔静脉内肿瘤血栓时，显示下腔静脉充盈缺损像。如果完全闭塞，可看到奇静脉等侧支循环。诊断下腔静脉后输尿管时，需同时在右输尿管留置导管，可见导管前行横过下腔静脉左侧，再通向右肾。

（2）肾静脉造影：用于对肾细胞癌肾静脉浸润的判断，以及对肾静脉瘤、肾静脉血栓症、肾静脉畸形和胡桃夹综合征（nutcracker syndrome，NCS）的诊断。肾细胞癌时，可见静脉阻断、挤压、充盈缺损像、侧支循环的增生。肾静脉血栓症时，可看到肾静脉的闭塞像和肾肿大。

肾静脉造影是为弥补肾动脉造影的不足所选择的造影方法。一般方法是经皮穿刺股静脉或大隐静脉将导管进入肾静脉后固定并连接高压注射器，快速注入76%泛影葡胺30 mL并连续摄片。此外，经过大隐静脉将导管插入下腔静脉做腔静脉造影，对腹膜后肿瘤、腔静脉内癌栓等也有诊断价值。

（周　力）

第四节　超声检查

一、肾、输尿管超声

（一）正常声像图

正常肾二维声像图从外向内包括有周边的肾轮廓线、肾实质和中央的肾窦回声。周边的肾包膜光滑、清晰，呈高回声。肾窦回声位于肾中央，它包括肾盂、肾盏、血管、脂肪等组织，呈高回声甚至强回声，当大量饮水或膀胱过度充盈时，可略增宽，中间可出现无回声暗区，但前后径小于1.0 cm，排尿后此种现象可消失。肾包膜和肾窦之间为肾实质回声，呈低回声，包含肾皮质和肾锥体回声，肾锥体回声较肾皮质回声更低。

正常情况下彩色多普勒诊断仪能清晰显示主肾动脉、段动脉、叶间动脉、弓状动脉直至小叶间动脉及各段伴行静脉。正常肾在呼吸时能随呼吸活动，肾脏活动度大于3 cm是诊断肾下垂的依据。

正常输尿管腹部超声较难显示，但当大量饮水或膀胱充盈时，盆段输尿管及输尿管出口可显示且有蠕动，正常输尿管回声分离一般为1~3 mm。彩色超声可显示输尿管开口处喷尿的彩色信号。

（二）病理声像图

1. 肾先天性异常

肾先天性异常包括肾的数目、结构、形态、位置、血管和肾盂的异常。对于肾缺如和肾发育不全，超声诊断较容易。前者常伴有对侧肾代偿性增大，而形态和内部结构皆属正常；后者表现为肾体积明显缩小，肾实质变薄，而肾内结构基本正常，有别于肾萎缩。

（1）重复肾：外形多无明显异常，但有两套肾盂、输尿管和肾血管系统。重复肾与上位肾盂连接的输尿管往往会发生异位开口，异位开口的输尿管出口常有狭窄，故会造成肾盂及输尿管积水。重复肾积水时声像图表现为肾上极无回声区伴同侧输尿管积水。重复肾不伴肾积水时超声表现为两团不连接的肾窦高回声。

（2）融合肾：同侧融合肾者位于身体一侧，须与重复肾鉴别，鉴别要点是重复肾的对侧能探及正常肾，而同侧融合肾的对侧无法探及正常肾。此外，彩色多普勒血流图能发现同侧融合肾有两套肾蒂血管系统，而重复肾一般只有一套肾蒂血管。临床上融合肾中以马蹄肾发病率较高，超声表现为腹主动脉及下腔静脉前方扁平状低回声带，并向其两侧方延伸为肾结构，此低回声结构为马蹄肾的峡部。马蹄肾如并发肾积水或肾结石则会出现相应的声像图改变。

2. 肾囊肿

（1）单纯性肾囊肿：单纯性肾囊肿是临床上最常见的肾囊性病变，又称孤立性肾囊肿。单纯性肾囊肿多见于成年人，发展缓慢多无症状，当囊肿巨大或并发感染、出血时可出现腰痛或腹痛。单纯性肾囊肿超声表现为肾实质内无回声结构；形态规则，呈圆形、椭圆形或类圆形；无回声区边界清晰，后方有回声增强。单纯性肾囊肿也可有不典型的表现，比如内容物的改变（出血、感染、胶冻样）、囊壁改变（囊壁增厚或钙化）等。

（2）非典型性囊肿。

1）肾多房性囊肿：肾多房性囊肿是一种较少见的肾良性病变，多数为单侧病变，成人发病以女性多见，临床表现可无症状。超声表现为囊肿壁薄，囊壁光滑，后方回声增强；囊肿内部有纤细带状分隔回声将囊肿分隔为多个无回声区，形态无一定规则。

2）肾盂旁囊肿：肾盂旁囊肿又称肾盂周围囊肿，病理上指肾窦内的淋巴囊肿，超声表现为位于肾窦或紧贴肾窦的囊性无回声区，一般不伴有肾小盏扩张，其余同肾囊肿典型的声像图改变。

3）肾盂源性囊肿及肾钙乳症：肾盂源性囊肿又称为肾盂或肾盏憩室，是一种与肾盂或肾盏相通的囊肿，超声表现为囊壁光滑的无回声区，后方回声增强，肾盂源性囊肿内有结石形成称为肾钙乳症或肾钙乳症囊肿。超声表现为囊性无回声区内伴强回声和声影，随着被检者体位改变，强回声朝重力方向移动；微小的肾钙乳症也可表现为肾实质内振铃样回声，仔细观察可发现其周边有小的无回声区，X线平片多不能显示，由于该囊肿的囊腔实际上是梗阻积水的肾小盏而非真正的囊肿，故一般不适合做穿刺硬化治疗。

4）多囊肾：多囊肾是一种先天遗传性疾病，分为成人型多囊肾和婴儿型多囊肾。成人型多囊肾双肾受累，超声表现为肾体积明显增大，肾内有无数个大小不等的囊状无回声区，肾实质回声增强，肾实质受囊肿压迫萎缩。婴儿型多囊肾因囊肿体积甚小，不能显示出囊肿的无回声特征，超声仅表现为肾体积增大，肾内回声增强的声像图特征。成人型多囊肾较大的囊肿进行超声引导下穿刺硬化治疗可改善肾功能和临床症状。

3. 肾肿瘤

（1）肾癌：超声对肾癌普查有较大的价值，尤其是对小肾癌可做出较准确的诊断。肾癌的典型声像图表现为：肾内出现占位性病变；与肾窦回声比较，肿瘤多呈低回声，内部可呈结节状。2～3 cm大小的肿块也可呈高回声，如果肿块内部出血坏死，则会形成无回声的液性区，而肿块钙化则会出现强回声。肿块呈膨胀性生长，常见向表面凸起，向内生长可压迫肾窦回声；肿块较小时边界较清楚，较大时可呈分叶状。肾癌的彩色血流信号可呈多种类型，但一般可分为四种不同类型：抱球型、星点型、少血流型和血流丰富型。

肿瘤累及肾静脉、下腔静脉时超声表现为管腔增粗，内有低回声癌栓。转移至肾门、腹主动脉旁淋巴结时，肿大淋巴结内部回声往往不均匀。肾癌向外生长突破肾包膜时，可表现为肾包膜连续性中断，肾轮廓不完整甚至肾形态失常，肾活动度受限。肾癌向内侵犯肾盂肾盏时可造成肾盂积水。

（2）肾盂肿瘤：肾盂肿瘤最常见的病理类型是移行上皮乳头状癌，病变位于肾窦回声之间，如果肾盂内有积水，肿瘤在无回声的液性区衬托下易于发现，但如果没有肾盂积水时、肿瘤较小或肿瘤沿着肾盂呈地毯状浸润性生长时，较难被经腹体表超声发现。随着肿瘤的生长发展，肿块体积越大，越容易被超声发现。肿瘤的超声表现为正常肾窦回声被破坏，肾窦内出现异常肿块回声，可呈乳头形、平坦形、椭圆形等，有时可伴肾盂积水。肿块内彩色血流信号常呈少血流型。随着肿瘤侵犯输尿管和膀胱，会出现肾盂、输尿管扩张、膀胱肿块等表现。微探头腔内导管超声对发现早期肾盂肿瘤有较大价值，见下述。

（3）肾血管平滑肌脂肪瘤：肾血管平滑肌脂肪瘤是肾良性肿瘤中最多见的一种，超声表现为肾实质内强回声肿块，后方无回声衰减，肿块形态规则、边界清晰，内部回声分布均匀，当肿块较大且发生出血时，内部回声会不均匀，高回声与低回声层层交错，呈洋葱样。肿块内多没有明显的血流信号。对小的肾血管平滑肌脂肪瘤，因其 CT 值接近液性，X 线、CT 较难与肾囊肿进行鉴别，而超声则不会混淆。

4. 肾脓肿和肾周围脓肿

肾脓肿典型声像图表现为肾局部呈低回声，边界欠明确，肾局部包膜回声中断，肾活动度受限，常与肾周围脓肿并存。后者在肾周围出现低回声区。本病结合病史，多能与肾肿瘤鉴别。

5. 肾结核

肾结核声像图表现复杂多样。有的呈厚壁圆形液性区；有的呈轻度肾积水表现、肾盂壁毛糙；有的表面呈弧形高回声或强回声伴声影。对于轻型肾结核，超声不易检出，而对于肾结构破坏明显者及肾功能丧失者超声检查有较高的诊断价值，而往往这种患者 X 线尿路造影较难显示。

6. 肾损伤

肾损伤可分为肾挫伤、部分裂伤、全层裂伤和肾蒂损伤。超声表现为肾轮廓形态、肾结构回声、包膜连续性中断，肾周围液性区形成，肾盂分离程度和肾活动度根据肾损伤程度的不同而有相应的声像图改变。轻度损伤者仅表现为肾轻度肿大，肾包膜局限性膨隆，肾实质局部结构模糊，包膜下可有小血肿形成；而肾裂伤，仔细观察可发现裂口和错位处。超声不仅对损伤的程度可做出判断，而且可以了解其他脏器损伤情况，以及有无腹腔积液。超声随访有助于对损伤组织做动态观察。

7. 肾盂扩张和肾积水

肾盂扩张是一种肾集合系统扩张的现象，成人大量饮水、膀胱过量充盈、妊娠期、应用利尿剂或解痉剂及正常胎儿都会出现肾盂扩张的现象，但分离的厚径一般不超过 10 mm，而因尿路梗阻引起肾盂肾盏尿液潴留，肾盂内压力增高，肾盂肾盏扩张甚至肾萎缩的病理改变则称为肾积水。急性肾积水肾盂扩张不明显，随着肾积水时间的延长肾盂扩张就越大，肾受损就越严重，肾实质越加变薄甚至萎缩成薄纸状。完全性输尿管梗阻的肾盂扩张不大，但肾实质萎缩很快。一侧性肾积水多见于上尿路梗阻，双侧性肾积水多见于下尿路梗阻。肾积水的超声表现为肾窦回声分离，肾体积增大及肾实质萎缩变薄。

根据肾积水的严重程度将其分为轻、中、重 3 种类型。①轻度肾积水，肾盂及肾大盏扩张，肾小盏不扩张，肾实质回声正常。肾窦大小及形态均无明显改变。②中度肾积水，不仅肾盂、肾大盏扩张，肾小盏也因积水而扩张，肾窦内出现类似花朵样或烟斗样无回声区，肾实质轻度受压，肾大小及形态依据肾积水的发展程度出现相应的变化。③重度肾积水，肾盂及各肾盏积水相互融合，肾窦回声由无回声区取代，肾实质萎缩变薄，肾体积增大，形态失常。超声可测量积水肾脏实质的最大厚度和最薄厚度，估测肾功能的可恢复情况。超声引导下肾盂穿刺造影和穿刺置管引流对于诊断肾积水梗阻部位和明确梗阻原因以及保护肾功能有较高的价值。

8. 肾结石

肾结石的典型声像图表现是肾内强回声，其后方伴声影。根据结石的大小、成分及形态的不同，强回声可呈点状、团状或带状。小结石常呈点状强回声；中等大小的结石或结构疏松的结石常呈团状强回声；大结石或质地坚硬的结石常呈带状强回声；小结石及一些结构疏松的结石后方可无声影或有较淡的声影。

9. 肾移植及其并发症

同种肾移植主要并发症为肾排异反应，还可出现血肿、脓肿、淋巴囊肿、尿液囊肿、肾积水积脓、肾乳头坏死和免疫抑制剂引起的肾毒性反应。超声可从肾体积、肾锥体回声、肾窦回声、肾血流、肾周回声方面观察移植肾及其并发症的发生情况。

急性排异反应时超声最明显的特征是肾脏迅速增大，肾透声良好；同时能够发现肾锥体显著肿大，压迫肾窦回声；肾窦回声减低甚至消失；肾内血流阻力明显增高，当阻力指数≥0.85时，诊断急性肾排异的特异性达90.9%。肾周围血肿、肾旁脓肿、淋巴囊肿、尿液囊肿、肾乳头坏死及肾吻合口血管瘤均表现为肾旁低回声或无回声区，其中以淋巴囊肿和尿液囊肿回声最低。

10. 肾血管病变

（1）肾动静脉瘘和肾动脉瘤：彩色超声对肾动静脉瘘和肾动脉瘤具有较高的诊断价值。肾动静脉瘘超声表现为肾实质内或肿瘤内无回声区，彩色血流图可见其内充满血流信号，频谱多普勒探测可发现动脉和静脉血流信号。肾动脉瘤超声表现为肾动脉瘤样扩张，或肾内出现囊性区，彩色血流图呈现杂色血流，频谱多普勒发现湍流信号。

以上病变由于二维超声都表现为肾内无回声区，故易与肾囊肿或肿瘤内液化相混淆，所以超声发现肾囊性肿块时应进一步做彩色血流图检查，以排除该病。

（2）肾动脉狭窄：超声表现为肾动脉内腔改变，内径尤其是起始部变窄；狭窄部位彩色血流充盈度变窄，色彩变亮；动脉流速发生特征性改变，即狭窄处峰速加快，大于邻近腹主动脉流速3.5倍以上，狭窄后动脉血流频谱收缩期形态圆钝，加速度明显减低，与狭窄处收缩峰形态形成明显的对照；患肾长径较健侧肾明显缩小，肾结构未见明显改变。

11. 输尿管结石

输尿管结石的声像图表现为扩张的输尿管远端弧形增强回声，后方伴声影。同侧输尿管、肾盂、肾盏可伴有积水的表现。

12. 输尿管囊肿

输尿管囊肿超声表现为膀胱三角区圆形或类圆形无回声区，壁纤薄光滑，大小随喷尿有周期性的改变。囊肿可以单侧发病，也可以双侧发病，大小也有差异，较大的囊肿可在4 cm以上，较小的囊肿可＜1 cm。当囊肿内并发结石时，无回声区内可见强回声伴声影。

二、膀胱超声

（一）正常声像图

超声探测膀胱多采用经腹部探测，膀胱内尿液呈无回声，膀胱壁呈光滑带状回声，厚度 1~3 mm，膀胱形态随尿液充盈情况变化，充盈少时呈钝三角形或四方形，充盈多时呈圆形或椭圆形。

（二）病理声像图

1. 膀胱结石

膀胱结石超声表现为膀胱内的团状或斑状强回声，多发或单发，后方伴声影，结石能随着体位改变沿着重力的方向移动，较为疏松的结石，声波能穿透，后方声影可不明显。

2. 膀胱憩室

膀胱憩室超声表现为膀胱壁周围囊状无回声区，无回声区与膀胱有交通口，排尿前后无回声区大小会发生变化。当憩室内伴有结石时，表现为强回声伴声影；当憩室并发肿瘤时，在憩室腔内可发现实质性肿块，与膀胱壁相连。

3. 膀胱肿瘤

膀胱原发性肿瘤最常见的是移行上皮乳头状癌。超声表现为膀胱腔内菜花状或乳头状肿块，血流图可显示滋养血管从其基底进入肿瘤。观察肿瘤部位、基底大小、附着处膀胱壁层次、形态、是否累及输尿管出口及髂血管旁有无肿大淋巴结等有助于肿瘤的分期和治疗方案的制订。T_1 期肿瘤有蒂、基底小、附着处膀胱壁层次清楚。T_3 期肿瘤基底宽、附着处充盈期膀胱壁向外膨出，但外界膜显示尚清楚，或累及同侧输尿管出口。T_2 期介于两者之间。

（1）腺癌：常见于膀胱三角区或顶部附近，基底较宽、分期较高。

（2）膀胱平滑肌瘤：超声表现为来源于膀胱肌层的肿瘤，多呈球形或椭圆形，向膀胱腔凸起部分由于表面有黏膜覆盖，故较光滑，有别于膀胱上皮肿瘤。

4. 膀胱颈部梗阻

超声检查膀胱颈部梗阻不仅有利于了解梗阻的病因，而且可以了解其对上尿路功能的影响，对临床疗效做出评价。膀胱流出道梗阻声像图表现为：膀胱逼尿肌增厚，小梁小房形成，残余尿量较多。而正常充盈膀胱壁厚度为 1~2 mm，腔面光滑，排空膀胱后一般不存在残尿。

引起膀胱颈部梗阻病因包括膀胱颈部肿瘤、膀胱较大的结石、前列腺增生、膀胱颈后唇异常抬高、膀胱颈部狭窄和逼尿肌—膀胱颈协同失调。膀胱颈后唇异常抬高声像图表现为：颈部后唇抬高大于 5 mm，致排尿困难或导尿管插入困难。膀胱颈部狭窄和逼尿肌—膀胱颈协同失调可使用 α 受体阻滞剂进行鉴别诊断。逼尿肌—膀胱颈协同失调表现为逼尿肌收缩时，颈部不能开放，静脉注射酚妥拉明 5~10 mg，5 分钟后超声显示颈部开放良好，而膀胱颈部狭窄者使用酚妥拉明不能开放颈部。

三、肾上腺超声

（一）正常声像图

肾上腺超声多采用经腹部探测，正常肾上腺儿童显示率高于成人，这是因为儿童的肾上腺占肾脏大小的 1/3，而成人的肾上腺只占肾脏大小的 1/13，而且儿童肾周脂肪远少于成人，故易显示。成人肾上腺右侧可以肝为声窗，而左侧由于胃肠积气等原因相对较难显示。成人肾上腺声像图多呈三角形或带状低回声，外围则是较低的皮质回声，中央为较强的髓质回声。

（二）病理声像图

1. 肾上腺皮质增生

肾上腺皮质增生声像图往往较难显示增厚的肾上腺，多数病例超声图像无明显改变，仅在皮质明显增厚或有局灶性增生时才被发现，肾上腺局灶性增生表现为肾上腺区结节，无包膜。肾上腺皮质增生在肾上腺外的超声改变为皮下脂肪层增厚，肾周脂肪层或肾上腺周围脂肪回声也明显增厚。

2. 醛固酮瘤、Cushing 库欣瘤、嗜铬细胞瘤

三者声像图的共同特点是形态呈圆形或椭圆性，包膜完整明亮。肾上腺 Cushing 瘤一般大小在 2 ~ 3 cm，而醛固酮瘤要小一些，为 1 ~ 2 cm，嗜铬细胞瘤一般在 3 ~ 5 cm，嗜铬细胞瘤内部回声不均匀，出现囊性变是其特征性改变，此外嗜铬细胞瘤内多可见星点状血流信号。由于嗜铬细胞瘤可发生在肾上腺外，故应将其探测范围扩大到腹主动脉及其分支旁、盆腔、膀胱等区域。

3. 无内分泌功能的皮质腺瘤

本病发现时瘤体一般较大，声像图呈圆形或类圆形肿块，边界清楚，内部回声均匀。

4. 皮质腺癌

皮质腺癌肿块大小往往有 6 ~ 8 cm，呈圆形或椭圆形，也可为分叶状，内部回声不均匀，CDFI 可发现肿瘤内部血流信号较丰富。当肿瘤出现肝转移时，肝内可见圆形或类圆形低回声肿块。

5. 肾上腺母细胞瘤

本病常发生于婴幼儿，超声表现为体积较大的实质性肿块，形态不规则，可呈分叶状，肿块内部回声不均匀，内部如有出血或坏死则可形成斑片状强回声伴声影。

6. 神经节细胞瘤

本病声像图呈圆形或类圆形肿块，内部回声较低，边界清楚，肿瘤可同时出现在脊柱旁。

7. 肾上腺囊肿

本病声像图表现为肾上腺区圆形或类圆形无回声区。

8. 肾上腺髓样脂肪瘤

本病声像图表现为肾上腺区高回声或强回声肿块，与肾周脂肪相似，内部回声细密均匀，质地较软。超声有较大的诊断价值。

9. 肾上腺转移瘤

本病声像图表现为肾上腺区低回声肿块，呈圆形或椭圆形，也可呈分叶状，边界不清楚，内部回声均匀，常为双侧性，如果肿瘤内出血或坏死，可有无回声液性区。

10. 肾上腺结核

本病声像图多表现为双侧肾上腺低回声不规则肿块，病程较长的肾上腺结核会伴有强回声钙化灶。

四、泌尿系统腔内超声

（一）前列腺、精囊经直肠腔内超声

前列腺、精囊位于盆腔深部，且有周围肠道气体的干扰，使经腹超声探测存在明显的不足，高分辨力的直肠探头近距离地探测前列腺可获得较清晰的图像。经直肠超声不但能够用于前列腺疾病的检测、分期，还能够用于引导前列腺的穿刺活检、冷热源消融治疗、放射性种子植入和药物的导入，对于精囊疾病的诊断和介入治疗也有很好的效果。

1. 正常声像图

正常前列腺横切图呈钝三角形，两侧对称，后缘中央微凹，包膜完整。纵切图可显示膀胱颈部、前列腺底部、体部、尖部、前列腺部尿道和射精管。尿道内口距精阜的距离可在超声图像上测量。以射精管、尿道、膀胱颈部为标志，可较明确定位中叶、后叶和侧叶。两侧精囊在横切图上呈"八"字形，对称分布于前列腺底部上方，形态自然，底部较大，颈部较小，精囊内可见纤细扭曲的条状回声，囊壁厚度 <1 mm。

（1）前列腺测量：包括对整个腺体的测量和腺体局部分区的测量。临床上习惯使用长径、宽径和厚径的测值判断前列腺的大小。不同的探测径路获得的测值大致与前列腺解剖测值相近，即宽径 4 cm，长径 3 cm，厚径 2 cm。

（2）前列腺体积的计算：通常使用椭球体公式计算，即 $V = 0.523 \times d_1 \times d_2 \times d_3$。$d_1$、$d_2$、$d_3$ 为前列腺的 3 个径线。前列腺形态越接近椭球体则计算值越精确。由于前列腺的比重接近 1.05，所以体积数大致等于重量的数值。正常前列腺重量随年龄变化，儿童期前列腺在 10 g 以下，青春期前列腺开始迅速增大，20 岁后达到 20 g，当前列腺增生时体积增大。

2. 前列腺增生

（1）超声表现：①前列腺增大，尤以前列腺前后径增大最为重要；②前列腺形态变圆，饱满；③前列腺内出现增生结节；④内外腺比例失调；⑤前列腺向膀胱突出；⑥前列腺内外腺之间出现结石；⑦血流图表现为内腺血流信号增多，在增生结节周围可见血流信号环绕；⑧可出现膀胱小梁小房、膀胱结石、肾积水等并发症。

（2）前列腺增生症后尿道形态改变声像图主要表现：①尿道内口移位，前移或后移或上移；②后尿道延长超过 3 cm；③后尿道曲度改变，多数病例明显前曲，凹面朝前；④排尿期尿道腔变细、不规则状或局部有隆起。这些改变在不同病例依前列腺增生的部位、相对程度可有不同的表现。

3. 前列腺癌

近年来我国前列腺癌的发病率有成倍上升之势，值得重视。以往发现的前列腺癌多数已属晚期，前列腺癌的肿瘤标志物"前列腺特异抗原（PSA）"的发现，使前列腺癌的早期诊断和治疗成为可能，但多种前列腺疾病都可使血清 PSA 增高，因此当 PSA 增高时，需对前列腺疾病做出鉴别诊断，经直肠超声探测能清晰地显示前列腺及周围邻近组织的受侵情况，对不能明确的病变还可在超声引导下进行穿刺活检。

（1）前列腺癌超声表现。

1）局部结节型：多数在前列腺后叶（或周缘区）出现低回声结节，邻近的前列腺包膜隆起，结节边界可清楚，也可不清楚，可突破前列腺包膜。

2）弥漫分布型：前列腺体积明显增大，形态不规则，包膜不完整。整个前列腺回声杂

乱，呈点状或斑片状强回声，也可能为多处片状低回声，分布不均。前列腺旁可出现异常肿块，膀胱颈部、精囊可能受侵犯。

3）无明显异常回声型：前列腺内未发现明显异常回声或仅表现为前列腺增生图像，二维图像较难判断有否肿瘤，有些病例穿刺活检后才能发现癌肿。彩色血流图此时可能提高病灶的检出率，表现为局部血流分布异常。

（2）前列腺癌鉴别诊断：对弥漫分布型前列腺癌诊断一般不难，但应与表现为点状、斑片状强回声的慢性前列腺炎鉴别，后者多继发于后尿道狭窄，前列腺体积不大，甚至缩小，包膜完整，多发于青壮年。对前列腺体积增大者须与前列腺肉瘤鉴别，后者发病年龄较轻，前列腺体积甚大，触诊时质软如囊肿。

（3）前列腺特异性抗原（PSA）测定的意义：PSA 是对前列腺癌诊断和分期的一项重要指标。将 PSA 测定和经直肠超声检查结合分析是前列腺癌诊断的重要进展，可有助于提高前列腺癌的早期诊断率。前列腺癌组织、增生的前列腺组织和正常前列腺组织均可产生 PSA，但他们的每克组织对血清 PSA 水平上升的贡献明显不同，依次为 3 ng/mL、0.3 ng/mL 和 0.12 ng/mL。计算前列腺体积可获得预计血清 PSA（PPSA）值。PPSA = 0.12 V（前列腺体积）。比较实际 PSA 测值与 PPSA 可估计发生前列腺癌的可能性大小，并且可粗略估计肿瘤组织的体积，TV-（PSA-PPSA）/2。肿瘤的体积大小与前列腺癌的浸润和转移密切有关，也可将血清 PSA 除以前列腺体积，得到 PSA 密度（PSAD）。PSA 密度反映每克组织可产生多少血清 PSA。对一些病例可做 1 年内的动态观察，了解有关指标的变化情况，如 1 年内血清 PSA 上升率 >20% 则为不正常，经直肠超声引导下做前列腺穿刺活检可提高前列腺癌组织的检出率。

4. 前列腺穿刺活检技术

超声引导下前列腺穿刺活检术包括经会阴前列腺穿刺和经直肠前列腺穿刺术两种。经会阴穿刺术前一般不需要灌肠。穿刺前对会阴部进行消毒和局部麻醉，在直肠超声引导下对前列腺穿刺目标进行穿刺。经直肠前列腺穿刺术前患者需灌肠，用端射式直肠超声探头扫描前列腺，找到可疑目标后将电子穿刺引导线对准穿刺目标，穿刺后需服用抗生素以防止感染。

比较通行的穿刺点数有经典常规 6 针点位穿刺、8 针点位穿刺等。前列腺穿刺点数增加能够增加穿刺的覆盖面积，减少漏诊率，但穿刺点数增加也增加了创伤和并发症的概率，故选择哪种穿刺点数，需根据患者不同的情况决定，一般在经典 6 点穿刺法的基础上首先保证前列腺癌好发区即周缘区病变不被遗漏，同时最好也覆盖到内腺区，如果前列腺体积较大，可相应扩大穿刺点数；如果指检触及硬结、两维超声发现结节或彩色血流图上发现局部异常血流信号增多，则可在怀疑目标处增加 1~3 针，并标明穿刺病灶的方位是靠近内侧还是外侧。

（二）微探头导管超声

1. 仪器设备

微探头导管超声由微探头和导管两大部分组成。微探头可分为机械旋转式和多晶片电子相控阵扫描式两种。机械旋转式探头多为单晶片探头，通过机械马达驱动旋转产生实时二维声像图，而多晶片电子相控阵探头不但可以显示灰阶实时图像还能显示彩色血流图像。导管部分的外径为 3.5~8 F，长度 95~200 cm。

微探头导管超声的探测方法包括导丝引导和直接插入两种。对于尿道膀胱可以采用直接插入法，将导管直接从尿道外口插入，进行探测，而肾盂、输尿管的探测可借助膀胱镜用导丝导引插入或直接插入。探头插入后对尿路进行逐层横断面扫描。

2. 正常肾盂、肾盏声像图

正常肾盂、肾盏内腔面光滑，肾盂腔呈无回声液性区，黏膜层呈带状高回声，黏膜下层呈带状低回声，黏膜及黏膜下层连续完整。肾锥体呈三角形低回声，肾实质呈中等偏低回声，肾包膜呈带状高回声，肾盂与输尿管连接部是一个重要的解剖标志，声像图表现为输尿管腔突然增大变为肾盂腔的部位（图 3-1）。

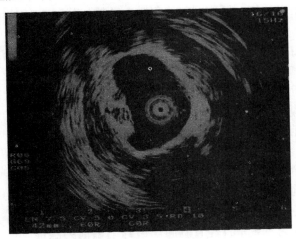

图 3-1　正常肾盂微探头超声声像图

3. 泌尿系病理性声像图

（1）肿瘤。

1）上尿路肿瘤：尤其是肾盂肿瘤早期不易被发现，微探头导管超声具有近距离高频率精细探测的优势，能够发现上尿路早期的微小肿瘤。肾盂移行上皮肿瘤声像图表现为肾盂内形态不规则的低回声病灶，肿块固定，肾盂肿瘤侵犯肾盂与肾癌累及肾盂的鉴别要点是肾盂肿瘤大部分位于肾盂而肾癌主要位于肾实质。肿瘤声像图表现为输尿管管壁乳头状低回声或管壁不规则增厚，肿块向外侵犯时外壁可显示不光整，肿块可累及输尿管旁血管，声像图上还可以显示输尿管旁淋巴结肿大的低回声结构。

2）膀胱肿瘤：多表现为膀胱壁偏低回声肿块，周边回声偏高，微探头导管超声能够清晰显示膀胱壁的三层结构，确定肿瘤与膀胱壁层的关系以及肿瘤与输尿管出口的精确距离，微探头超声与膀胱镜联合使用对膀胱肿瘤的术前分期有很大的帮助。

（2）肾盂输尿管连接部梗阻：微探头导管超声能够鉴别输尿管肾盂隔膜，肾盂输尿管连接部迷走血管压迫以及肾盂输尿管连接部自身狭窄，对于肾盂输尿管连接部梗阻的诊断很有帮助。

（3）输尿管黏膜下结石：声像图表现为输尿管壁内强回声，后方可伴声影，输尿管黏膜下结石通常发生在体外震波碎石术后，靠近输尿管腔面的黏膜下结石容易引起输尿管狭窄，必须及时去除。导管超声为临床提供了黏膜下结石的大小、数目、位置以及结石与输尿管腔面的距离的信息。

（4）尿道憩室：超声表现为尿道相通的液性区，液性区可分为单房或多房。尿道憩室内常有尿液潴留，易继发结石及炎症，长期的炎症刺激可致囊壁增厚呈肉芽肿改变甚至癌变。憩室包绕尿道的情况，开口的位置以及囊腔与尿道腔面的关系，对临床治疗提供了较大的帮助。

五、尿道超声

（一）正常声像图

男性前尿道静止期超声不易显示，但可清楚显示尿道海绵体和其两侧阴茎海绵体。前列腺部尿道常呈线状回声，与直肠前壁基本呈平行走向。膜部尿道位于前列腺尖部与球海绵体之间的低回声结构内。该低回声结构上下径 0.8～1.9 cm，平均 1.2 cm；前后径 0.6～1.1 cm，平均 0.8 cm；左右径 0.8～1.0 cm，平均 0.9 cm。男性尿道充盈期显示较清楚，尿道腔面光滑。前后尿道起始部均呈特定的形态：开放的膀胱颈部和前列腺部近段尿道呈漏斗状；充盈的球部尿道近段呈平滑鸟嘴状。各段尿道内径测值：前列腺部 6～10 mm，平均 8 mm；膜部 2～5 mm，平均 3 mm；球部 8～13 mm，平均 10 mm；阴茎中部 5～9 mm，平均 7 mm。

女性尿道静止期呈低回声，基本与位于其后的阴道呈平行走向，闭合的尿道腔穿行其中，多呈线状回声。水平切面时可见尿道呈圆形，边界清楚，其后的阴道呈横置香蕉形贴于尿道后壁。排尿期首先见膀胱基底部肌肉向上提升，尿道内口与近段尿道开放呈漏斗状，尿道壁渐变薄，尿道腔呈无回声区，但尿道壁并未消失，仍可见很薄的低回声带存在。

（二）病理声像图

1. 尿道狭窄

尿道狭窄是泌尿外科的常见病，多见于男性。病因有先天性、炎症性、外伤性和医源性。

（1）尿道狭窄基本声像图：瘢痕组织或纤维膜状组织突入尿道腔使其变窄或尿道呈环状变窄为尿道狭窄的直接征象。狭窄近端尿道呈不同程度的扩张为尿道狭窄的间接征象。

1）外伤性尿道狭窄。①狭窄部位多位于膜部或球部，偶累及阴茎部和膀胱颈部。②与炎症性狭窄比较瘢痕组织通常较局限。所谓瘢痕病变轻重是指狭窄尿道段周围瘢痕累及的范围大小。轻度者瘢痕主要位于尿道腔内，瘢痕深度一般 <5 mm；重度者除了致尿道腔狭窄外，瘢痕常明显累及尿道周围组织，使尿道失去其正常的结构层次、回声强度、弹性度及移动度，瘢痕深度一般 >10 mm。球海绵体僵硬、前列腺移动度明显减弱甚至固定、球膜部尿道明显移位以及碎骨片压迫尿道为非常严重瘢痕形成的声像图表现。③外伤所致瘢痕回声表现多样，可呈等回声、强回声和杂乱回声，后者常提示病变较严重。

2）炎症性尿道狭窄。①狭窄部位多位于前尿道，以球部尿道最常见，病变部位常较广泛。②尿道黏膜回声增高、毛糙、增厚、内腔变窄。③尿道腔容量减少常较明显，这是由于尿道壁弹性明显降低，犹如皮革限制了内腔扩大之故。④急性炎症者尿道壁常有絮状物附着（图 3-2）。

3）医源性狭窄。①瘢痕常较局限。②瘢痕部位以前列腺窝及膜部尿道多见。③瘢痕常较轻，多呈中等回声。

4）先天性尿道狭窄。对尿道外口狭窄超声检查的意义在于排除其近侧尿道是否存在病变。尿道瓣膜一般多位于精阜远端尿道，表现为尿道腔内瓣膜样组织回声，同时伴后尿道扩张。

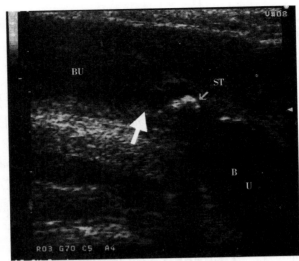

图3-2 男性阴茎部尿道狭窄伴结石声像图
（粗箭头，尿道狭窄；细箭头，结石；BU，尿道球部；ST，结石）

（2）尿道狭窄并发或并发病变声像图。

1）尿道假道：典型者为静止期或充盈期尿道旁异常管道状液性区并与尿道沟通。异常液性区常与相应部位尿道呈平行走向。显示假道口对指导治疗有较大的价值。

2）尿道瘘管：静止期表现为尿道与体表或尿道与直肠之间的迂曲的低回声带。尿道充盈期可见其内有液体充盈或从瘘管外口液体溢出。球部尿道会阴瘘静止期也可表现为瘘管处点状强回声呈串珠状排列，即使充盈期未显示其内液体，结合既往病史也可做出较明确的诊断。会阴部炎性肿块可表现为会阴部的异常低回声区，由于临床诊断较易，超声检查的主要目的是明确其范围以及其与尿道的关系。

3）尿道腔内细小结构：表现为纤细或短条状回声伸入尿道腔内，也可表现为不规则小回声团有蒂连于尿道壁。多见于有尿道手术史病例。这些结构对排尿多不产生影响。

4）病理性前列腺窝：主要因排尿不畅或尿道刺激征就诊。前列腺切除或摘除术后，正常前列腺窝表现为漏斗状，开放的前列腺窝腔面光滑、宽大。异常者可出现下列其中一种或数种图像：①前列腺窝狭窄，其狭窄部位可发生于颈部、近颈部、中部、尖部。表现为局部高回声带向腔内凸起，致排尿期局部不能开放；②内腔毛糙、不平整，可有组织碎片附着；③内腔壁呈不规则状隆起，为增生的前列腺结节所致；④严重时前列腺窝可消失或接近消失。

外伤性尿道狭窄术后吻合口形态的超声探测：吻合口超声表现具有显著的形态特征，表现为吻合口形态的多型性和多样性及变异性，反映了术后尿道病理形态的复杂性和治疗过程中的演化。超声可将吻合口形态分为6种基本类型：瘢痕型、假道型、活瓣型、闭合不全型、吻合口腔道形态异常型和基本正常型。

临床意义：尿道狭窄术前需要了解狭窄的长度、程度、瘢痕的深度和残剩的正常尿道的长度，尿道超声能够提供上述信息，尤其能对瘢痕组织范围做出较准确的测量，对指导提高尿道狭窄的疗效具有重要价值，也为尿道狭窄术后疗效评价及对策的建立奠定了形态学基础。

2. 膀胱颈后唇异常抬高

该类病例就诊的原因多是排尿困难或导尿管插入受阻，其病因尚不清楚，组织学上发现病变组织内存在肌纤维增生和黏膜呈慢性炎症表现。膀胱颈后唇抬高超声通常在排尿期才加以明确显示，抬高的组织回声强度较高，尿道内口位置前移，致近段尿道轴和膀胱后基底角度明显变锐，抬高组织的高度大于 5 mm。正常人颈部后唇也可抬高，但多数在 3 ~ 5 mm。

3. 尿道结石

尿道结石多来自上尿路和膀胱，也可继发于尿道憩室。尿道狭窄并发尿道结石较多见。结石易嵌顿于尿道膜部和阴茎部尿道或尿道狭窄处。主要症状为排尿困难、尿线变细、尿流中断、排尿疼痛感，超声易于诊断。其声像图表现为尿道腔内的强回声团后伴声影，可随液体流动而滚动。球部尿道狭窄伴结石者，结石所在的球部尿道腔扩大可呈憩室状，排尿期结石或在其内滚动或嵌顿于其远侧的狭窄口致尿流突然中断，而当推挤会阴部时，结石可退至狭窄近侧尿道腔，尿流恢复连续性。超声可实时观察上述现象。

4. 尿道憩室

超声表现为尿道周围囊性区与尿道沟通。排尿期或挤压后，囊性区体积可随之改变。女性多于男性，尿道憩室易继发炎症和结石。如果憩室反复感染可致憩室壁明显增厚，腔面毛糙，因而易疑为混合性肿块。对于包绕尿道的憩室，明确尿道黏膜与憩室的关系，对指导手术治疗有帮助。

5. 尿道赘生物

该类病例在临床上多以尿道滴血、血尿、排尿困难和尿道肿块症状就诊。尿道赘生物原发于尿道者有炎性息肉样病变和肿瘤病变，也可表现为由尿道外邻近器官、组织病变在排尿期脱入尿道或直接向尿道浸润。

尿道炎性息肉样病变声像图表现为：①形态，呈乳头状或菜花状；②部位，前、后尿道均可发生，以前尿道球部多见，位于后尿道者，多处精阜附近尿道腔；③大小及基底，多数在 10 mm 以下，基底可细可宽，可单个或多个同时发生；④其他，部分病例可同时发现尿道黏膜慢性炎症的声像图表现。该类病例多见于男性。

6. 尿道肿瘤

声像图上可分 3 种类型。

（1）腔内乳头状型：主要特点如下。①形态，在后尿道者颇似膀胱乳头状肿瘤表现。②附着部位，后尿道近段肿瘤在静止期肿瘤可被挤入膀胱易疑为膀胱肿瘤，寻找瘤蒂部位可明确诊断。前尿道肿瘤多位于球部。③大小及基底，位于球部尿道者可长至较大，为移行上皮乳头状瘤。通常有蒂，活动度较大。乳头状癌基底可细可宽，近期随访观察其演变有助于诊断。该类部分病例可行经尿道内切治疗。

（2）尿道肿块包绕型：多见于女性，以尿道壁实质性肿块表现为特征。鳞癌内部回声呈强弱不等；而移行上皮癌和腺癌内部回声较低，内部分布可较均匀。由于病变累及尿道范围较广，需手术切除治疗。

（3）尿道局部受浸型：为尿道邻近部位肿瘤浸润所致。声像图上具原发病变的声像图表现。超声探测有助于评价原发肿瘤的分期。

（4）超声检测尿道赘生物的主要优点为：①显示病灶的基底部、周围情况以及内部结构，对肿瘤的分期有价值；②可明确内视镜拟诊的尿道赘生物是属于尿道腔内来源抑或腔外病变压迫、浸润所致，从而为临床的进一步治疗提供依据；③检查不受尿道狭窄或尿道出血的影响；无痛苦，更适于尿道赘生物的随访观察，因而是内视镜检查法的重要补充。

7. 尿失禁

压力性尿失禁在女性较常见。声像图主要表现为：①张力期尿道膀胱连接部过度活动，常 >10 mm，连接部和近段尿道明显向后下旋转；②较大部分病例静止期连接部已处于低位，尿道倾斜角增大；③张力期尿道开放长度通常在 10 mm 左右，相当部分病例同时伴有尿液溢出；④重症病例尿道近段静止期已处于开放状态。

急迫性尿失禁，声像图主要表现为：①尿道膀胱连接部位置未见下降，张力期移动度小；②尿量较少时即有强烈尿意；③咳嗽或闻水声可诱发排尿，诱因去除后，尿液仍不能自控，直至膀胱排空。

将超声检测与尿动力学检查结合起来，即在行常规尿动力学检查时，采用超声成像将膀胱及尿道的形态变化同步或者非同步记录下来就形成了超声尿动力学。这种方法不仅有助于尿失禁的精确分类，还有助于鉴别神经源性膀胱、复杂的膀胱出口梗阻、前列腺手术后膀胱颈部梗阻等疾病。

（周 力）

第四章

泌尿系统先天畸形

第一节　肾先天性异常

一、肾不发育

双侧肾不发育罕见，约每 4 000 例出生儿中有 1 例，多见于低体重（<2.5 kg）男婴，胎儿多并发孕母羊水量过少，有 Potter 面容（钩状鼻、小下颌，双侧低位耳郭等），并可有肺发育不全，30% 是死产，即使出生后尚存活的新生儿也于出生后不久死于呼吸功能障碍或肾衰竭，文献报道存活时间最长者为 39 天。

单侧肾不发育，每 1 000～1 500 例出生儿中有 1 例，略多见于男性，肾缺如多见于左侧。女性单肾患者中 25%～50% 并发生殖系统畸形，如单角或双角子宫、双子宫、双阴道、阴道分隔或近端闭锁等。男性单肾患者中仅 10%～15% 并发生殖系统畸形。单肾常呈代偿性肥大，患者生活不受影响，可终身不被发现。1990 年 Sheih 等做 280 000 例小儿肾超声检查发现 235 例单肾。1988 年 Nakada 等在肾不发育患儿中 65% 同侧没有肾上腺，肾不发育除并发生殖系统畸形外，25% 并发其他畸形，包括心血管系统、胃肠系统及骨骼系统。单肾的诊断常因尿路症状，有外生殖器畸形或其他系统的器官异常而被检出。

单侧肾不发育的发现较为困难，常由静脉肾盂造影见一侧肾不显影而引起注意，在儿童病例中，常由于一侧肾盂积水或在盆腔内扪及异位肾造成的肿块而做静脉尿路造影检查时，才发现对侧肾不发育；在成人则常由于并发肾凝结物、肾结核、肾挫伤、腰痛或其他泌尿系统疾病做深入的泌尿系检查时才被发现。膀胱一般是正常的，但常见膀胱三角区不对称，患侧三角区有萎缩现象和输尿管开口缺如。有 80% 的对侧肾有代偿性肥大，因此肾功能常是正常的。患此症的病例有 3% 的所有孤立肾处于异常位置。

单肾的检查包括排泄性尿路造影、超声、核素、CT 及 MRI。

二、附加肾

很多人将附加肾与常见的重复肾相混淆，附加肾罕见，是单独存在的第三个肾，较正常肾小。典型附加肾位于正常肾的尾侧，它的输尿管常是正常肾盂的分支。与之相反，位于正常肾头侧的附加肾，常有完全性双输尿管伴输尿管口异位，50% 病例并发凝结物及积水。可有尿路梗阻或感染，故常以发热、疼痛、腹部肿物就诊。如并发输尿管口异位，则有尿失禁。如因并发病变而有症状者可进行诊断及治疗。

三、肾发育不全

是指肾未充分发育，达不到正常肾大小，故也称为小肾畸形。估计在 800 个出生婴儿中有 1 例肾发育不全。此症一般为单侧性，发生原因和胚胎期血液供应障碍与肾胚基发育不全有关。肾外形呈幼稚型，有胚胎性分叶，较正常肾小 1/2 以上，一般重 30 ~ 100 g。肾细胞较少、肾盏短粗、肾盏数目减少、肾盂狭小、输尿管可通也可不通，肾分泌功能差。由于肾动脉的变异，患者常并有高血压症。对侧肾大多正常或有代偿性肥大。

肾发育不全无遗传，无性别差异。单侧肾发育不全者，如无其他并发症如感染、凝结物等，是难以被发现的。1/2 患此症的儿童有患侧腰部疼痛和高血压而怀疑为肾源性而做静脉肾盂造影，才发现一侧肾显影缩小、轮廓不规则、肾盏数目减少、肾盂萎缩。发育不全的肾位置较正常者更近中线。一个位置正常的小肾一般多有狭窄或梗阻，输尿管亦常发育不良，泌尿功能不正常，血管特别是动脉，亦常细小硬化。

肾发育不全也可能是两侧的，但两侧肾的大小可有差异。这种患儿常有慢性肾炎的临床症状，有时可伴有侏儒症和佝偻病。

1. 诊断

B 超、CT、静脉尿路造影和逆行肾盂造影可以确诊。过小的肾因分泌造影剂量过少而静脉尿路造影常不显影。B 超对肾定位可能优于前者，但 <（1 ~ 2）cm 的小肾 B 超、CT 也不易显示或不易与周围淋巴结区别，因而定位诊断较困难。

2. 治疗

对侧肾功能正常可做小肾切除术，但有时寻找小肾甚为困难。并发输尿管开口异位的，静脉尿路造影显示功能良好的可做输尿管膀胱再植术。无症状或无并发症（如高血压等）不需要治疗。

四、孤立肾

孤立肾也称为独肾，即人体内仅有一个肾，因无明显临床症状，故患病率不确切，也常不被发现，每 1 000 ~ 1 500 名出生儿中有 1 例，略多见于男孩，男女之比为 1.8 : 1。肾缺如多见于左侧，10% 病例同侧肾上腺缺如，有些男孩同侧精索及睾丸缺如，有些女孩则同侧输尿管及卵巢缺如，尚可并发肛门闭锁及脊柱畸形，对侧易有异位肾。

1. 诊断

肾旋转不良及肾盂输尿管连接部梗阻，对侧肾常呈代偿性肥大，可以负担正常生理需要，故患者生活不受影响，可终身不被发现，偶尔于体检或因感染外伤或对侧肾有问题进行 B 超检查时而被诊断，并经静脉尿路造影、肾素扫描、CT 检查证实，膀胱镜检查患侧三角区不发育。

2. 治疗

无并发症者，无须处理；如并发凝结物、结核及外伤等则应在保留肾、保护肾功能及维持生命的前提下决定处理方案，切勿误切除孤立肾；如孤立肾的肾功能已严重受损，宜行透析治疗或肾移植。

五、重复肾、重复输尿管

双输尿管常引流重复肾，偶见引流一附加肾者。本症可分为不完全型（叉形或 Y 形）和完全型双输尿管。完全重复时，第二个输尿管开口可进入膀胱、尿道或其他组织。输尿管畸形中以双输尿管最常见。因无临床症状，故很多病例被偶然发现。当有尿路感染进行检查时，双输尿管被检出的机会比想象的要多，可能因上尿路淤滞、梗阻或反流而并发感染。双输尿管常因上输尿管口异位或异位输尿管囊肿而有症状。

根据临床及尸检材料，报道的患病率差别很大。Nation 报道的 230 例中，121 例是临床病例，另 109 例是尸检约 16 000 例所发现，147 例中有 1 例或为 0.68%。Campbell 等报道 51 880 例成年人、婴儿及儿童尸检中有 342 例，为每 152 例中有 1 例或 0.65%。综合上述材料，每 125 例中有 1 例或 0.8%。男女之比为 1 : 1.6，单侧为双侧的 6 倍，左右侧无明显差异。

双输尿管可能是常染色体显性遗传，有不完全外显率。家系调查父母或同胞有双输尿管者，其发生率从每 125 例中有 1 例上升到每 8 ~ 9 例中有 1 例。另有报道环境因素可能影响双输尿管的发生。

下肾部输尿管口更靠头侧及外侧，而上肾部者更靠尾侧及内侧，所谓 Weigert-Meyer 定律，最初由 Weigert 描述，其后由 Meyer 做了改进。罕见上输尿管口位于内上侧，Stephens 曾收集文献上有 4 例，加上他的 7 例，该上输尿管位于下输尿管之前，两者不交叉。如上输尿管口位于尾端内侧，则上输尿管环绕下输尿管从前侧至内侧并终止于下输尿管口的后侧。Stephens 认为对上输尿管口位于头端内侧，不符合 Weigert-Meyer 定律的学说是上输尿管起源于相邻接的输尿管芽一即刻分为二，而不是第二个输尿管芽。

1. 诊断

肾实质的 1/3 由上部集合系统引流。1976 年，Priivett 等报道肾单一系统引流者平均有 9.4 个肾小盏，重复肾有 11.3 个肾小盏，平均上肾部有 3.7 个肾小盏，下肾部有 7.6 个肾小盏。并注意到单一系统引流的肾经影像学检查 97% 正常，而有重复畸形者中 29% 有瘢痕和（或）扩张。若做排尿性膀胱尿道造影，有重复畸形者更常见反流占 42%，而无重复畸形者仅占 12%。下肾部常因并发反流而有积水，但也有下肾部并发肾盂输尿管连接部梗阻者，并发其他畸形的机会也多，在 Nation 组中，27 例（12%）有其他泌尿系畸形，包括肾发育不全、肾发育异常及各型输尿管异常，其中有 4 例上输尿管口异位（占完全型双输尿管的 3%）。Campbell 组 342 例双输尿管中有 129 例并发泌尿系畸形，62 例无泌尿系畸形。泌尿系畸形的病种也与 Nation 组相似，22 例有对侧肾畸形。本组学者所见双输尿管或因不同原因血尿做尿路造影而被偶然发现，或因输尿管口异位、输尿管囊肿及各种原因所致尿路感染做超声或静脉尿路造影时被检出。

2. 治疗

不完全型双输尿管（Y 形输尿管）在临床可无明显症状，但尿液淤滞可引起肾盂肾炎。Y 形输尿管会合支的横断面积一般小于两分支面积的总和，故从两分支输尿管下流的尿液至此发生淤滞及出现尿液往来流动于两根输尿管之间，并多流向较宽的一根，当 Y 形连接处越靠远端，或连接处较宽则尿淤滞的后果就更明显。如同时有膀胱输尿管反流则加重上述两输尿管间的尿回流，可发生腰痛。此时如两输尿管间的接口近膀胱壁，则可切除该 Y 形连接部，分别做两侧输尿管与膀胱再吻合术。反之，如反流严重而 Y 接口较高，则做接口以下输尿管与膀胱再吻合。如无膀胱输尿管反流，两侧输尿管间尿液往返回流重，如有症状时可做输尿管肾盂吻合，或肾盂与肾盂吻合同时切除上输尿管，以消除输尿管间的尿液回流。

六、马蹄肾

两侧肾的上极或下极相互融合在一起，形成马蹄铁形异常（图4-1），多发生在胎儿早期（第4~7周）。肾融合后阻碍其正常上升和旋转，因而它常位于盆腔内或稍高的位置，其输尿管较正常短，肾融合，而只有10%为上极融合。上极融合大多发生较迟，约在第9周时。两肾融合的部位称为峡部，其中85%的病例有肾实质而15%为纤维组织所替代。

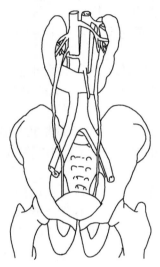

图4-1 两肾下极融合呈马蹄形

1. 诊断

此症的主要临床症状是腰部疼痛、尿频、脓尿和耻区肿块。静脉尿路造影和逆行肾盂造影，可显示异常阴影和两侧肾盂阴影下垂、靠拢和自外上方向内下方倾斜。如一侧肾功能不佳而不显影，则对侧肾可被误诊为单纯性肾旋转不良。马蹄肾患者，肾炎的发生率可高达80%。其他并发症也较高，最常见的并发症是肾盂积水、肾感染和凝结物形成。此外，腹部B超、肾盂逆行造影、CT及核素扫描对诊断也有帮助。

2. 治疗

如马蹄肾无症状及并发症，则无须治疗。如有肾盂积水、尿路梗阻或较严重腰胁疼痛，影响工作和生活者，则可考虑做输尿管松解、峡部切断分离以及两肾及输尿管整形与固定术。如并发有凝结物或严重肾盂积水者，则应将患肾做相应的处理，甚至在必要时将严重被损坏的肾予以切除或部分切除。

七、单侧融合肾

一侧肾移位至对侧，并与对侧肾融合在一起，故又称为异位融合肾（图4-2）。发生率为 7 500 人中有 1 例，男性较多见，男女发生比为 3 : 2，右侧融合肾较左侧为多见，融合形式可以是端—端、端—侧或 L 形，融合肾所处位置较正常肾低。1/3 ~ 1/2 的单侧融合肾病例有并发症，如肾盂积水、感染和凝结物。临床症状大多是由并发症所引起的，有时是因腰腹部扣及肿块而做进一步检查。静脉尿路造影可显示两肾位于同一侧，而对侧则不见有肾，有一根输尿管跨越过脊柱而正常地进入膀胱。如无并发症一般对患者无任何影响，但如有并发症则常需做手术矫治，但融合肾手术死亡率较正常肾为高。

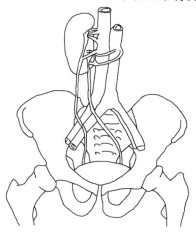

图 4-2　单侧融合肾示意

八、盆腔融合肾

这是少见的畸形，不同于孤立性盆腔肾，盆腔融合肾有两个完全分开的肾盂和输尿管（图 4-3），而孤立性盆腔肾只有一个肾盂和一根输尿管，盆腔融合肾的后侧表面光滑，其前面呈分叶状，输尿管从前面引出。做腹部检查时可扣及肿块，静脉尿路造影或逆行肾盂造影可显示异常情况。无并发症也无症状者，一般无须治疗。

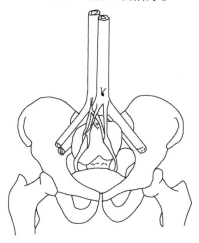

图 4-3　盆腔融合肾示意

九、单侧异位肾

单侧异位肾发生率为 500 人中有 1 例。异位肾可位于腰骶部、骶髂部或盆腔部，异位肾常并有一定程度的向前旋转。异位肾的功能常是正常的，但易于并发肾积水、感染和凝结物形成。其临床表现一般是由其并发症所引起，主要为疼痛、血尿、排尿障碍（多尿或排尿困难），腹部肿块和胃肠道症状。耻区疼痛可被误诊为阑尾炎。腹部肿块可与结肠肿瘤、肠系膜囊肿和卵巢肿瘤混淆。静脉和逆行尿路造影、B 超、CT 常可明确诊断。本病的手术治疗常较为困难，如对侧肾正常，则可采用患肾切除。

十、两侧异位肾

两侧异位肾而不融合者是罕见的。两肾都位于正常肾位置水平骶髂区域之间的位置，这种异常必须和肾下垂相鉴别。尿路造影、B 超、CT 可明确诊断，如无并发症，两侧异位肾无须治疗。

十一、交叉异位肾

交叉异位肾也称为横过异位肾，即一侧肾横行跨过中线移位至对侧。异位肾分型如下。

1. 融合型

融合型即两肾的大部分或小部分融合在一起，此型较为多见，异位肾大多处于正常肾的下方而与之融合在一起，但也有少数异位肾处于正常肾的上方。

2. 非融合型

非融合型即两肾完全分开，此型很少见。此型异位肾可在正常肾之下，也可在正常肾之上或两个异位肾相互交叉。异位肾临床表现主要是由于其畸形本身和其并发症引起的各种症状和体征，主要为腹部或背部疼痛、扪及肿块、胃肠道紊乱和泌尿系症状，如血尿与脓尿，常见的并发症是尿路感染、肾盂积水和凝结物形成，约 1/3 的病例有并发症表现。

异位肾常无明显症状，故诊断常有困难，有 35% 的病例是在尸体解剖时发现的，25% 的病例是在手术时发现的。静脉和逆行尿路造影以及膀胱镜检查对诊断有价值。异位肾需和先天性孤立肾、肾盂积水、肾下垂、肾肿瘤、腹膜后肿瘤、子宫肌瘤，卵巢囊肿、输卵管炎与腹主动脉瘤相鉴别。有必要时也可采用腹膜后空气造影与主动脉造影帮助诊断。异位肾如无症状又无并发症者，无须治疗。如有并发症者，则可按并发症的具体情况做相应的处理。

十二、胸腔内肾

本病除有肾血管异常外，小者只能通过肾蒂而无其他腹内脏器进入胸腔内。如无膈疝存在，则只能是膈下高位肾而非胸腔内肾。此症罕见，一般无症状，少数病例有胸痛。大多的病例是在做胸部 X 线检查或胸部 CT 时发现。X 线片显示胸后下部有一椭圆形密度增深阴影，位于膈肌之上，此阴影需与纵隔肿瘤和肺肿瘤相鉴别。静脉尿路造影可做出诊断。胸腔内肾一般大小正常但略有旋转，输尿管加长，肾功能良好。一般无须治疗。

十三、肾旋转异常

肾旋转异常是肾蒂不在正常位置而造成的先天性异常（图 4-4）。肾旋转异常有腹侧旋转（旋转缺如），腹中向旋转（不完全旋转），侧向旋转（向反旋转）和背侧旋转（过度旋转）异常 4 种。尿路造影可明确诊断。在临床上肾旋转异常无重要意义，如无并发症存在则无须治疗。

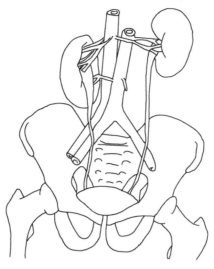

图 4-4　右肾旋转异常

十四、肾血管异常

原始的肾血管来自骶中动脉、髂动脉或低位腹主动脉。在正常发育下，肾逐渐上升，原有的血管逐渐萎缩而代之以肾动脉。如原始供应血管持续保留，则可成为肾血管异常原因之一，或成为肾或输尿管的副血管，从而可能导致肾盂输尿管连接处梗阻和肾盂积水。肾副血管常来自肾血管的主干、腹主动脉、下腔静脉或大血管的邻近支（如肾上腺动脉与髂动脉）。Grave 称供应肾下极的动脉各种变异有：①起源于靠近肾门的肾动脉主干；②起源于肾动脉与腹动脉连接处附近；③直接起源于腹主动脉，与肾动脉主干完全分开；④直接起源于腹主动脉，而睾丸或卵巢动脉则起源于此副血管；⑤直接起源于腹主动脉并与肾动脉主干间隔相当距离；⑥肾前、肾后的供应血管各自直接起源于腹主动脉。

迷走血管流经肾盂的前后方，因它们供应肾的上极或下极血管，故也称为肾极血管。肾血管多见于输尿管的前方或输尿管肾盂连接处附近，常可影响或阻碍正常尿液排泄，而供应肾上极的异常肾血管则不致造成尿路梗阻。在临床上肾血管异常除可产生输尿管梗阻外，无其他重要意义。对有慢性肾盂肾炎，久治不愈或并有腰部不适或疼痛的患者，也应考虑有异位血管造成尿路梗阻的可能。在尿路造影 X 线片上，可能显示在异位血管横过输尿管有一充盈缺损印迹和有不同程度的肾盂积水，严重者有肾实质破坏和肾衰竭导致肾显影不佳。在静脉尿路造影时应做延迟摄片或采用大剂量静脉滴注造影则更佳，在做逆行尿路造影时，应将输尿管导管插入至输尿管可能尿路梗阻处的下方而后做尿路造影，以便显示梗阻部位。有需要时肾动脉造影也有助于诊断。对有尿路梗阻症状的肾血管异常的患者，应尽早及时采用外科微创手术或开放性手术治疗，以尽可能保持患肾功能。如患侧肾已被严重破坏而致保留该肾无意义者，则只能将患肾切除。

十五、婴儿型多囊肾

婴儿型多囊肾属常染色体隐性遗传的肾多囊性疾病，大约 10 000 个新生儿中有 1 例，男女发病比为 2：1。本病主要见于婴儿，儿童和成人也可发病，其发病机制不明。

婴儿型多囊肾双肾明显增大，外形光滑，切面呈蜂窝状，手感似海绵，远端肾小管和集合管呈梭形囊状扩张，放射状排列，肾盂肾盏被膨胀的肾实质压迫而变形，变狭小。肝门脉区胆管数目增加伴结缔组织增生，致门脉周围纤维化而并发门静脉高压症。

1. 类型

本病根据发病年龄肾小管病变的数量和肝损害的程度分为以下 4 型。

（1）围生期型：肾显著增大；90% 以上的肾小管囊状扩张，伴轻度门脉周围纤维化，出生后 6~8 周死于肾衰竭。

（2）新生儿型：60% 的肾小管受累，肝受累的变化明显，1 岁以内即死于肾衰竭。

（3）婴儿型：25% 肾小管扩张，严重门脉周围纤维化，可存活到青春期。

（4）少年型：以肝病变为主，门静脉纤维化，少于 10% 的肾小管扩张，约 5 岁时出现症状，有的可存活到 30 岁。

2. 临床表现

病情严重的围生儿和新生儿常有死产，或出生后数日内因肺发育不良死于呼吸衰竭，这类患儿多有 Potter 面容和出生时羊水过少的历史。肾异常肿大，严重的腹部膨隆可导致难产。新生儿通常少尿，但很少死于肾衰竭，可在生后数日内出现贫血、脱水、失盐等肾功能减退的症状，随年龄增长，逐渐发生肾衰竭。

幼儿和少年可有高血压和充血性心力衰竭。儿童期因门静脉高压症可致食管静脉曲张出血、脾功能亢进。非特异性的症状包括恶心、呕吐、生长发育迟滞。实验室检查显示，血清尿素氮、肌酐升高，酸中毒，中度贫血，尿比重低和轻微蛋白尿等。

3. 诊断及鉴别诊断

一般根据发病年龄、临床表现和阳性家族史而做出诊断。超声检查和静脉尿路造影是主要检测方法。影像学表现是造影剂在皮质和髓质的囊肿中滞留，显示不规则斑纹或条状影像，滞留在集合管内产生放射状影像。婴儿因造影剂分泌减少，肾盂肾盏几乎不显示，年长儿造影剂迅速分泌，可显示轻微变形的肾盂肾盏影像。超声显示肾增大，整个肾实质回声增强。逆行肾盂造影示肾盂肾盏轻微受损和肾小管反流，核素扫描对诊断无帮助。

新生儿期要与其他引起肾肿大的疾病相鉴别，如双侧多囊肾发育异常、双侧肾积水、双侧肾肿瘤及双侧肾静脉栓塞等。儿童期鉴别诊断应包括进行性肾损害的其他病因，如儿童期发病的成人型多囊肾、家族性青少年肾结核（FJN）等，肝病患者应与肝先天性纤维化相鉴别。

4. 治疗

婴儿型多囊肾无治愈方法，主要是对症治疗。长期肾透析可延长寿命，有条件时可行肾移植。无论肾或肝损害预后均不良。

十六、成人型多囊肾

成人型多囊肾属常染色体显性遗传的肾多囊性疾病，是以肾囊肿的发生、发展和数目增加为特征。500~800 例尸检中有 1 例，人群发生率为 0.1%~0.5%。无性别差异，目前已知致病基因位于第 16 对染色体。

成人型多囊肾的病变为双侧性，早期囊肿较小，肾大小正常，两肾病变发展不对称。后期肾显著增大，腹部膨隆如足月妊娠，肾表面和切面布满大小不等的囊肿，只残留少量肾实质。囊内液体澄清或浑浊或呈血性。

1. 临床表现

发病缓慢，大多数在 40 岁后出现症状，患者可有持续性或间歇性腰腹痛，有时剧痛；镜下或肉眼血尿，轻微蛋白尿，肾浓缩功能低下，可出现多尿、夜尿。体检时可扪及腹部肿块。60% 患者有高血压，可并发尿路感染、凝结物形成，并有慢性肾功能不全，最终出现尿毒症。40%~60% 患者并发肝囊肿，随年龄增长，囊肿的数目和大小也逐渐增加。此外，胰、肺、脾、卵巢、睾丸、附睾、子宫、膀胱也可有囊肿形成。10% 患者有颅内小动脉瘤。

2. 诊断

超声、静脉尿路造影和 CT 为主要诊断方法。X 线表现肾外形增大，轮廓不规则，肾盂肾盏受压变形，有似肾癌的影像，但为双侧病变。核素扫描示肾内放射性减少，单侧肿大要与肾肿瘤、肾积水、多房性单纯性肾囊肿鉴别，晚期诊断无困难。B 超对诊断很有帮助，简单又可反复进行，目前应用广泛。

3. 治疗与预后

成人型多囊肾无治愈方法，目的仅在于防止并发症和保存肾功能。巨大囊肿可行去顶减压术，以缓解症状，尿毒症者需做肾透析和肾移植。成人型多囊肾发病年龄越轻，预后越差，平均死亡年龄为 50 岁，一般在症状出现后 10 年。主要死于肾衰竭、心力衰竭、急性感染或颅内出血。本病为遗传疾病，患者虽可结婚，但应劝其绝育。

（任兆峰）

第二节　输尿管先天性异常

一、输尿管不发育

输尿管不发育是由于胚胎发育时输尿管芽缺如所造成。同侧肾也不发育，同侧膀胱三角区有缺如或发育不全，也无同侧尿管开口。两侧输尿管不发育或两侧肾不发育的患儿都不能存活，这些病例均在尸体解剖中发现。

二、输尿管发育不全

单侧或两侧输尿管发育不全是由于输尿管芽发育缺陷所致，并常伴有同侧或两侧相应的肾发育不全，如输尿管呈纤维条索状或呈残剩输尿管。输尿管开口细小或缺如和膀胱三角区发育不良。有时发育不良的输尿管形成囊样病变和有腹部肿块症状，可引起误诊。静脉尿路造影在诊断上是必要的。按患侧肾病变情况可能不显影。一般无症状的病例不予处理。

两侧输尿管严重发育不全的患儿常无法生存，故无实际临床意义。

三、输尿管开口异位

在正常情况下，输尿管开口于膀胱内。由于胚胎发育异常，可发生输尿管开口异位。女性较男性多见，男女发病比为 1 : 4。70% ~ 80% 的输尿管开口异位并发于重复肾和双输尿管病例，且多数输尿管开口异位来自重复肾的上肾段，此症很少发生于单根输尿管病例。开口异位在男性可发生于后尿道、射精管、精囊、输精管和直肠等处，女性则可开口于前尿道、前庭、阴道和子宫等处。由于解剖位置关系，在男性异位输尿管开口仍受外括约肌控制，故无滴沥性尿失禁症状；而女性患者因开口常在外括约肌控制之外，故常有滴沥性尿失禁症状。这也是临床上女性患者较男性多见的原因之一。

1. 输尿管开口异位的类型

（1）单侧重复肾，其上肾段的输尿管口异位。

（2）两侧外表正常肾，一侧输尿管开口异位。

（3）两侧重复肾，一侧上肾段的输尿管开口异位。

（4）两侧单根输尿管开口异位。

（5）单侧重复肾，两根输尿管开口均异位。

（6）两侧重复肾，两侧上肾段的输尿管开口均异位。

（7）额外肾的输尿管开口异位。

（8）一侧输尿管下端分叉，其中一支输尿管开口异位。

（9）两侧重复肾，左侧为不完全性双输尿管，右侧上肾段的输尿管开口异位。

（10）输尿管移向对侧并开口异位。

（11）马蹄肾、双侧重复肾，其中一根输尿管开口异位。

（12）单侧完全性三根输尿管，其中一根开口异位。

（13）单侧完全性三根输尿管，其中两根开口异位。

上述各种类型中以单侧重复肾，其上肾段的输尿管开口异位最为多见。异位开口的输尿管常有全部或部分扩张（在开口的上方），一般以输尿管开口狭窄来解释，但也有输尿管开口并无狭窄而其输尿管呈扩大或扭曲，这是否是由于异位开口输尿管的神经肌肉发育不良引起尚未能肯定。在男性患者，单根输尿管开口异位较双输尿管中的一根输尿管开口异位为多。另外，异位输尿管末端在膀胱外常见有袋形扩张，致使膀胱颈部受压移位而引起部分性梗阻。双侧单输尿管开口异位的病例是罕见的，并有膀胱颈部发育不全和膀胱三角区缺如。从胚胎发育来看，膀胱颈部是泌尿生殖窦的一部分，位于输尿管口和中肾管口之间，以后发育为膀胱颈部的肌肉组织。如两侧单根输尿管的开口均保持在中肾管部位，则泌尿生殖窦的这部分就不存在，相应的肌肉组织就不产生而造成膀胱颈部缺如或不发育。这类患者常合并有肾严重异常或肾盂积水或肾不发育，输尿管扩大和小膀胱。尿路造影常见膀胱不显影，而膀胱尿道逆行造影常见尿道输尿管有反流。由于两侧异位开口常位于尿道的远端，在括约肌之外，故患者有持续的滴沥性尿失禁，使膀胱处于排空状态。此外，一侧肾有三根输尿管异常并有一或两根输尿管开口异位者是非常罕见的病例，常合并有其他严重异常。

2. 临床表现

输尿管开口异位患者的主要症状是滴沥性尿失禁和尿路感染。女性患者除有正常排尿外，平时还有尿漏。尿失禁在坐立位较平卧位更甚。仔细检查患者的外阴部，尤其是尿道口周围很重要，如见有一侧输尿管开口于前庭，则可见有液体由此异位开口处滴出。可试将一输尿管导管插入异位开口做逆行造影。对疑有输尿管异位开口于阴道的患者可采用鼻窥镜做详细阴道探查，必要时可用小号气囊导尿管的气囊堵住阴道外口，而后将 20% ~ 30% 泛影葡胺 30 ~ 40 mL 缓慢地经气囊导尿管注入阴道，使造影剂经阴道内异位开口逆行进入输尿管。对疑有异位开口于尿道的患者，可经导尿管将亚甲蓝溶液注入膀胱内，然后拔掉导尿管，观察尿道滴出的尿液。如滴出液不含蓝色，则提示输尿管异位开口于尿道内。

男性如输尿管异位开口于精囊，则患者常有骶部疼痛和反复发作附睾炎。由于附睾炎在小儿是较少见的，因而这种症状提示有输尿管异位开口于精囊的可能。肛门指检探查精囊有无肿胀和压痛对诊断有帮助。必要时可做输精管造影，有时可显示开口于精囊的输尿管。膀胱镜检查诊断输尿管开口异位是必需的，特别是观察两侧输尿管开口和膀胱三角区的情况，如两侧输尿管口都位于三角区的同侧角，而对侧未见有任何输尿管口，又如三角区的一侧角未发育等。如在膀胱镜检查后做两侧输尿管插入导管和做逆行尿路造影，则更能显示两侧输尿管的变异情况。X 线静脉尿路造影在诊断上也很重要，常是初步诊断必需的。但需注意，开口异位输尿管的肾由于长期梗阻和感染而使其功能受到损坏，因而患者的滴沥性尿失禁症状可能随时间的消逝而逐渐减轻，感染严重的病例可使原清晰的滴沥漏尿转变为脓性尿液。另外，排尿时膀胱尿道造影也有一定帮助，特别是显示尿液经异位开口反流至输尿管内的情况。总之，要尽可能将两侧输尿管的形态、功能和异常情况都诊断清楚，然后才可制订出切合实际的有效治疗方案。

3. 治疗

输尿管开口异位手术方法的选择取决于患者肾功能情况，具体方法如下。

（1）重肾双输尿管异位输尿管口：其相应的上肾部发育不良或重度积水致功能很差者，应做上肾部切除术。如仅有轻度或中度肾积水，功能尚好者，可做抗反流性输尿管膀胱再吻合，或上、下肾部的输尿管端—侧吻合。

（2）单侧肾发育不良并输尿管开口异位：应做肾切除，但术前一定要了解不显影的肾大小及部位，免得术中措手不及。因发育不良的肾一般较小，位置偏低，可小到蚕豆甚至玉米粒大小，往往位于盆腔，如无术前 B 超及 CT 检查帮助，难以找到。有学者曾收治 66 例单一输尿管开口异位并肾发育不良病例，较典型的 1 例肾大小为 0.5 cm × 1.2 cm × 1.8 cm，位于髂总血管前面，切断输尿管向远端注入亚甲蓝由会阴部排出；另 1 例发育不良的肾位于膀胱后骶髂关节处，大小为 0.7 cm × 1.3 cm × 1.6 cm，呈圆柱状，但积水的输尿管粗 4.6 cm，术后经病理证实为肾组织。

一侧单一输尿管开口异位，相应的肾积水（轻中度积水），尚有保留价值者则做抗反流的输尿管膀胱再吻合术，如肾功能严重（重变肾积水）受损应做肾切除术。

（3）双侧单一异位输尿管口：该病比较少见，治疗复杂。男性输尿管异位开口多位于前列腺尿道部，女性多位于尿道远段。胚胎时尿生殖窦在中肾管口与输尿管间的部分发育成膀胱颈肌肉。如双侧输尿管仍停留在中肾管口的位置，膀胱颈肌肉就不发育。因为未形成膀胱三角区及底盘，故膀胱颈宽大而无括约能力。双侧单一异位输尿管口并发膀胱及尿道不发育甚为罕见，婴儿常不能存活。所引流的肾常有发育异常或不同程度积水，输尿管常扩张并有反流。膀胱容量小，膀胱颈无括约功能，故婴儿持续滴尿。男孩外括约肌有一定程度的控制能力故尿失禁不重，膀胱容量也较大。

膀胱镜检查，男孩输尿管口恰好位于膀胱颈远侧，清楚显示小膀胱容量及宽松膀胱颈。女孩则难以找见输尿管口，位于远端尿道，偶尔位于生殖管道。异位输尿管口畸形与尿道上裂相类似，尿道短，膀胱颈无括约力。与尿道上裂不同的是该类畸形肾及输尿管异常的患病率高，膀胱容量小。

治疗主要是行输尿管再植及重建膀胱颈，如 Young-Dees-Leadbetter 术式并加做悬吊膀胱尿道连接部。为了充分暴露手术野可采用经耻骨入路。手术成功率男多于女。假如能控制排尿则膀胱容量能扩大，有些病例须用肠管行膀胱扩大术（回肠或结肠均可）。

四、输尿管囊肿

输尿管囊肿是指膀胱内黏膜下输尿管末端的囊性扩张。囊肿外层为膀胱黏膜，中层为薄层肌肉胶原组织，内层为输尿管黏膜。多见于小儿，1 岁以下占 30%，5 岁以下占 60%，发病率女性较高，女与男发病比为（2~3）∶1。在异位输尿管囊肿病例，女孩的发生率较男孩更高，如 Dorst 报道的 15 例中仅 2 例为男孩，Ericsson 报道的 26 例中男孩只有 2 例，William 报道的 59 例中只有 9 例为男孩。左右侧发生率无显著差异，两侧者占 10%~20%。输尿管囊肿大多和肾与输尿管重复异常并发，且常发生于上肾段所属的输尿管末端。临床上的患病率差别也大，有一组泌尿外科住院患儿 100 人中有 1 例，而另一组，5 000~12 000 名住院患儿中仅有 1 例。

输尿管囊肿有家族性，如发生于母女两代。在小儿组中异位输尿管囊肿较在膀胱内者更常见。本症成人病例较少见。

输尿管囊肿临床上可作如下分类。

（一）原位输尿管囊肿或单纯性囊肿

成人男性较小儿多见，输尿管开口部位正常或近于正常，囊肿完全位于膀胱中。小的囊肿可发生轻度输尿管梗阻，但不阻塞膀胱颈部，因而患侧肾常只受到轻度损害或根本无影响。大的囊肿可造成一侧或两侧输尿管梗阻，有时也可梗阻膀胱颈部而导致尿潴留，如并发凝结物常有血尿出现。文献统计 75% 的这种囊肿并发有双输尿管异常。

（二）异位输尿管囊肿

小儿较成人多见，小儿输尿管囊肿的 75% 属此类型（图 4-5，图 4-6）。Ericsson 认为输尿管囊肿都延伸至尿道内，并认为它们发生于同侧重复肾的上肾段的输尿管。Brock 与 Kaplan 指出异位输尿管囊肿可发生于双输尿管异常，也可发生于非双输尿管异常，但其开口可在一个异位位置。这样的囊肿一般较大，它的开口可像正常者一样是圆形的，但也有呈裂隙状长达 1 cm，并可累及膀胱颈部和后尿道。由于开口在外括约肌以上部位，故不引起尿漏。William 对异位输尿管囊肿从解剖学观点将其分为：①凸出在膀颈部的小囊肿，其基底部相对狭小，膀胱造影显示有半圆形缺损阴影，尿道镜检查可见到一肿块伸向后尿道凸出，引起轻度膀胱颈部阻塞，但不直接影响其余输尿管口；②基底很宽的囊肿，可占膀胱三角区的大部分并向后尿道延伸，崤样的在后尿道中线隆起而管开口较大，可引起膀胱颈部和其余输尿管口的梗阻；膀胱镜检查见囊肿占据大部分膀胱，使内镜诊查困难；膀胱造影显示膀胱颈部上方有一巨大缺损阴影；③是由上述第二种类型发展而形成在后尿道后壁的囊肿。

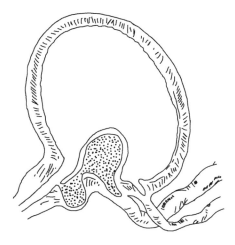

图 4-5　异位输尿管囊肿

后尿道后壁有一小囊袋。

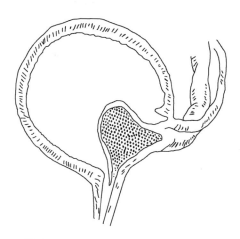

图 4-6　异位输尿管囊肿基底部较宽

输尿管后方的膀胱壁薄弱。

（三）输尿管囊肿脱出

是异位输尿管囊肿经膀胱颈部和尿道而脱出于尿道口外，也可以说是异位输尿管囊肿的并发症。此症多发于女孩，一般会自行复位，但有的也可发生嵌顿而成为一大而紫红色肿块凸出于尿道口外。该囊肿需与尿道黏膜脱垂相鉴别。尿道黏膜脱垂，在尿道口呈圆形翻出，其中央处有一孔可插入导尿管，而输尿管囊肿脱出尿道口在其侧旁而不在中央，且囊肿处有时可见到输尿管开口，并可经开口插入输尿管导管与造影。

（四）输尿管盲端囊肿

输尿管盲端囊肿是由于输尿管末端开口缺如，造成在膀胱三角区内隆起的输尿管囊肿。众所周知，胎儿 3 个月时肾已开始泌尿，因而此症患者的患侧肾在出生时已有严重损坏。

输尿管囊肿的病因和发病机制至今尚未明确。一般认为在胚胎 15 cm 时，输尿管和尿生殖窦之间被一层膜分隔。在胚胎 28 cm 时，肾开始泌尿，此膜破裂或吸收而成输尿管口。由于某些原因，此膜继续存在或吸收不全而形成输尿管口闭锁或狭窄，使排尿不畅或受阻，以及输尿管压力增高，导致输尿管末端扩张而成囊肿。也有人认为输尿管 Waldeyer 鞘先天性发育不良，导致膀胱内段输尿管松弛而易于扩张而形成囊肿。Tokunaka 等用光镜及电镜检查输尿管囊肿，发现与近端输尿管相比，输尿管囊肿顶部缺乏肌束且肌细胞小，在囊肿的肌肉中没有厚肌原纤维。这些发现说明多数输尿管远端有节段胚胎停滞，这在输尿管囊肿形成中有一定作用。

1. 临床表现

输尿管囊肿的主要临床表现为尿路梗阻和反复发作的尿路感染症状，其他有排尿障碍、尿流中断、血尿和并发凝结物等。此症常在诊断肾重复异常时被发现。长时期的尿路感染或梗阻会导致慢性尿毒症。此症的诊断主要依据于尿道镜检查、膀胱镜检查、静脉和逆行尿路造影以及逆行膀胱尿道造影等。

膀胱镜检查时，可见到在膀胱底部有一圆形肿块，该处黏膜有不同程度的炎性病变。输尿管囊肿的开口位于囊肿的下后方，有时不易找到。静脉尿路造影应注意两肾形态和功能情况，以及有无肾与输尿管重复异常。在膀胱部位常可见到一密度减退阴影，即在膀胱三角区有一空泡样偏向一侧造影剂较淡阴影，呈圆形或椭圆形，或是在膀胱区内见有一蛇头样或圆形密度增深阴影，其周围有一圈透亮区。如患者排尿后再摄一张膀胱区 X 线片，则见膀胱内的造影剂已排空而潴留于膀胱内的造影剂显示有一囊肿阴影。在做膀胱造影时，造影剂用量不宜过大，如膀胱内压力过高，致使输尿管囊肿压缩而影响显影。异位输尿管囊肿伴有膀胱后壁软弱的病例，在排尿时造影 X 线摄片上囊肿周围常见有一膀胱黏膜的环状沟突出于正常膀胱边缘之外。

2. 诊断

（1）输尿管囊肿并发畸形或其他并发症者：①患侧重肾双输尿管对侧肾脏正常；②患侧重肾双输尿管对侧不全性双输尿管；③双侧均为重肾双输尿管；④患侧重肾双输尿管对侧异位输尿管口；⑤患侧上肾部功能良好；⑥患侧上肾部轻度积水；⑦患侧上肾部功能严重受损；⑧患侧上肾部发育异常伴巨大输尿管积水；⑨患侧上肾部功能严重受损伴同侧下肾部及对侧肾积水；⑩患侧上、下肾部功能均严重受损。

（2）静脉尿路造影：是主要的诊断方法，由于输尿管囊肿 X 线影像学的多样化，应仔细进行分析。①单一输尿管囊肿，因多为原位，如肾功能良好，膀胱内可见如蛇头样充盈缺损，有时也可见囊肿周围有透气阴影为输尿管囊肿壁，有时也可见有凝结物影。②异位输尿管囊肿，通常来自重肾的上肾部，由于梗阻造成上肾部功能差或无功能，因此上肾部常显影不良或不显影，仅见显影的下肾部向外下呈低垂状的花朵样，膀胱内有一光滑的充盈缺损，阻塞尿道内口，部分病例囊肿进入尿道，囊肿小的直径仅 1~2 cm，大的可占据膀胱大部。与膀胱肿瘤边缘不整齐的充盈缺损阴影较易鉴别。若静脉尿路造影膀胱内囊肿影像显示不清，可做膀胱造影，但造影剂不宜过浓，一般用 15% 泛影葡胺即可，否则会掩盖囊肿阴影，尤其是已瘪缩的囊肿。

（3）超声检查：可见输尿管末端呈囊性无回声，凸向膀胱腔内，随患者射尿而有大小改变，可检出膀胱内直径 1 cm 以上的囊肿。

3. 治疗

输尿管囊肿除少数患肾已有严重或不可逆转的损坏不宜保留而需做截除者外，均宜采取非手术治疗。

对原位输尿管囊肿者，可采用经膀胱镜切开囊肿或经尿道行输尿管囊肿电切去顶术。此法适用于成人，但需注意止血。小儿宜采用耻骨上切开膀胱和暴露输尿管囊肿，而后从囊肿上的输尿管开口向下剪开 4~5 mm 或行切开成形术。输尿管囊肿较大的病例，则应采用囊肿切除手术，囊肿切除后其周围壁层和膀胱黏膜用 4-0 肠线做间断缝合 1 圈。

对异位输尿管囊肿患者，仅做囊肿切开是不够的，主要是视患侧肾破坏程度、输尿管扩张程度、对侧肾功能，以及是否有双输尿管异常、感染和凝结物等并发症。一般是采用经耻骨上切开膀胱，将囊肿全部切除，包括延伸至尿道部分，以防手术后发生尿道梗阻。异位输尿管囊肿应根据囊肿大小，相应肾受损情况制订手术方案如下。

（1）患侧为重肾双输尿管：相应上肾部功能正常或有轻度积水，可先试行经内镜在囊肿基底部做扩窗术，若囊肿瘪缩，症状消失，又无反流则为治疗成功，否则需进一步做囊肿切除及抗反流的双输尿管膀胱再吻合术。

（2）患侧重肾双输尿管：相应的上肾部功能严重受损或发育异常，应做上肾部及输尿管切除术。若症状不能缓解再做囊肿及输尿管残端切除。

（3）双侧重肾双输尿管并双侧上肾部输尿管囊肿：若双侧肾功能均严重受损，应行双侧上肾部切除术，但两侧应分期进行，两期相隔最少2周。

（4）患侧上、下肾部功能均严重受损或呈囊性发育异常，应做患肾切除术，一般手术后患者的症状和肾盂与输尿管扩张都可有改善。

五、输尿管瓣膜症

先天性输尿管瓣膜症是输尿管腔内有一横行黏膜皱褶，大多位于膀胱输尿管交接处的3 cm内，可引起近端输尿管的梗阻和扩张。虽然早在1937年Wolffer在100例新生儿尸体解剖发现有20%的输尿管有不同程度的皱褶存在，但这种黏膜皱褶在出生后会自行逐渐消失，不引起梗阻症状，故无临床意义。近50年内对此症进行研究的报道不超过30例，故属罕见病症。

1. 临床表现

此症无特异的临床表现，故而很难在手术前作出诊断，大多是手术时方被认识。我国顾方六在1961年报道1例，手术前诊断为左输尿管下端乳头状瘤，而在手术时见为先天性输尿管瓣膜症，瓣膜呈圆锥尖状。

2. 诊断

输尿管瓣膜症诊断的依据如下。

（1）输尿管黏膜内含有平滑肌纤维束的横行皱褶。

（2）瓣膜以上的输尿管有扩张而其以下者属正常。

（3）无其他机械性或功能性梗阻。静脉尿路造影和逆行尿路造影对诊断有帮助。

3. 治疗

此症可按具体情况选用下列治疗方法：①单纯瓣膜切除术；②将有瓣膜的输尿管段切除而后行输尿管—输尿管端—端吻合术；③如患侧肾已损坏至肾功能丧失不宜保留者，则做患侧肾及输尿管切除术。

六、先天性输尿管盲端

临床上先天性输尿管盲端极为罕见。此症可分为高位型和低位型两种。高位型者，都合并有同侧肾不发育或发育不全和盲端以下的输尿管呈纤维条索状；低位型输尿管盲端侧的输尿管开口可能正常但较小，盲端以下的输尿管腔也较小或有间断性狭窄，同侧肾常发育不全或不发育。输尿管盲端可能发生于双输尿管中的一根。有时输尿管盲端可形成一巨大囊肿，而常被误诊为腹部囊性肿瘤。这种先天性异常往往在手术探查、静脉尿路造影或逆行尿路造影时被发现。如有疼痛、感染或肿块巨大等，则可手术切除。

七、先天性巨输尿管症

此症也被称为反流性巨输尿管症和先天梗阻性巨输尿管症和非反流非梗阻性巨输尿管症。应和继发性梗阻性巨输尿管症和反流性巨输尿管症相鉴别。多数典型巨输尿管症的输尿管没有或仅有轻度纤曲，虽源于远端梗阻，却也不并发明显的解剖上的梗阻，故曾被称为失弛张型输尿管、原发性梗阻性巨输尿管、无蠕动远段输尿管及功能性梗阻性巨输尿管。对名称及形态观察的解释在文献上引起混淆，研究输尿管的结构及超微结构，才使人们对巨输尿管症的病理生理及临床表现有了正确理解。

多数的先天性巨输尿管是单侧性，左侧者较多见，9%的病例伴对侧发育不良或有较严重的膀胱输尿管反流。20%的先天性巨输尿管为双侧，女性较多见，男女发病比为 2：5。

1. 病因

病因目前尚未完全阐明。目前存在多种解释：①近膀胱 0.5～4 cm 节段的输尿管缺乏蠕动而不能使尿液以正常速度排入膀胱；②末端输尿管壁内纵肌缺乏（环肌正常），因而造成功能性梗阻；③末段输尿管肌层和神经均是正常的，当肌层内存在异常的胶原纤维干扰了融合细胞层排列，阻碍了蠕动波传送而产生功能性梗阻。

2. 分类

（1）反流性巨输尿管：①原发性先天性反流性巨输尿管症；②继发性尿道瓣膜、神经源性膀胱等。

（2）梗阻性巨输尿管：①原发性，先天性输尿管远端狭窄，无功能段输尿管等；②继发性，肿瘤、尿道瓣膜、神经源性膀胱等。

（3）非反流非梗阻性巨输尿管：①原发性，原发性巨输尿管；②继发性，糖尿病、尿崩症、巨输尿管手术后残留的输尿管扩张。

以上分类虽尚有缺点，但目前多数专家认为还是比较合理和全面的。有时需根据治疗的情况进行明确分类。如诊断为后尿道瓣膜引起的继发性梗阻性巨输尿管，在经尿道电灼瓣膜后，输尿管扩张好转，可诊断为非梗阻非反流性巨输尿管。

3. 临床表现

尿路感染是最常见的症状。另外，也可见血尿、腹痛、凝结物、腰痛、腹部肿块、尿失禁、生长发育迟缓而做静脉肾盂造影时被发现，晚期出现肾功能异常。部分患者可出现消化道症状，如恶心、呕吐、食欲缺乏等，患儿常发育迟缓。有时做腹部手术或进行腹部疾病检查时发现巨输尿管。继发性巨输尿管症往往是在原发病检查时被发现。

4. 诊断

根据症状、体征，怀疑有巨输尿管症者，应做如下检查。

（1）静脉尿路造影：该方法是最常用也是必做的一项检查。了解肾功能及上尿路形态，大部分巨输尿管可被发现，输尿管膨出、异位输尿管口也可被初步诊断。

（2）排尿性膀胱尿道造影：可发现反流性巨输尿管症及继发性输尿管反流的原发病，如尿道瓣膜、神经源性膀胱，了解输尿管反流的程度及有无肾瘢痕。

（3）超声检查：在 B 超检查中不易发现正常的输尿管，而扩张的输尿管在充盈的膀胱后方可被检出。利用 B 超代替经皮肾穿刺造影及排尿性膀胱尿道造影筛选有无巨输尿管可取得理想的效果。

（4）经皮肾穿刺造影：常用于诊断梗阻性巨输尿管。经皮穿刺肾盂注入造影剂，15～30 分钟后拍片，了解造影剂的排泄情况。正常情况下，注入造影剂 15～30 分钟内可排至膀胱，如排出延迟或未排出应考虑梗阻性巨输尿管，同时应注意梗阻部位。

（5）膀胱镜检查及逆行插管造影：膀胱尿道镜直接观察有无尿道瓣膜、尿道狭窄，了解膀胱内有无肿块及膀胱黏膜的情况，观察输尿管口位置。逆行输尿管插管行逆行肾盂造影可帮助了解有无梗阻性巨输尿管及梗阻的具体部位。

通过上述方法基本可明确巨输尿管症的病因。当区分梗阻性与非梗阻非反流性巨输尿管困难或需确切诊断梗阻性输尿管时，可行利尿性肾图检查。

5. 治疗

原发性巨输尿管症的治疗，目前存在较多分歧，特别是在小儿，近十多年来非手术治疗的趋势增加。

（1）非手术治疗：对于症状不重、输尿管扩张较轻者，可采取非手术治疗，定期复查，严密观察病情变化。

（2）输尿管膀胱移植术：将有梗阻作用的末段输尿管切除，做抗反流的输尿管膀胱移植术，对于过大的输尿管应做裁剪和折叠。若患者肾功能差，并发感染，全身状况差，可先行肾穿刺造瘘，待肾功能恢复、全身情况好转后可行输尿管再植。指征为：临床症状反复发作，有肾积水、肾功能不全或输尿管扩张逐渐加重者。术前常规行尿培养检查，根据药敏选择用药。先天性巨输尿管症的患者只要肾功能没有丧失，无反复尿路感染，一般手术治疗效果良好。

八、反流性巨输尿管症

正常情况下，尿液只能自输尿管进入膀胱，不能由膀胱反流进入输尿管，如某些原因影响了膀胱输尿管连接部的生理功能，导致这种瓣膜作用受损，将发生膀胱输尿管反流。膀胱输尿管反流在正常儿童中发病率为 1% ~ 18.5%，而在有尿路感染的婴儿中发生率高达 70%，膀胱输尿管反流常在出生前被诊断为肾积水。

反流性巨输尿管症包含原发性反流性巨输尿管症、继发性反流性巨输尿管症及输尿管反流并发狭窄，现分述如下。

1. 原发性反流性巨输尿管症

本症无明确的梗阻部位，其由于膀胱壁内输尿管太短、先天性输尿管旁憩室或其他输尿管膀胱连接部紊乱所致。

2. 继发性反流性巨输尿管症

本症是指继发于下尿路梗阻的输尿管反流。常见的原发病有尿道瓣膜、神经源性膀胱、外伤性尿道狭窄，其他如输尿管膨出、肿瘤，放射性膀胱炎等。这类巨输尿管的治疗应先处理原发病，如后尿道瓣膜患者 40% ~ 60% 有输尿管反流，电灼瓣膜后反流症状有 1/3 可得到缓解，1/3 可被药物控制，1/3 须手术，通常因为输尿管口解剖异常（如输尿管口周围憩室）而行手术治疗。后尿道瓣膜电灼术后反流持续存在的同侧肾通常无功能，在做肾核素扫描后，可根据肾功能情况决定做肾切除或输尿管再植。但应注意的是，一侧输尿管反流由于缓解了膀胱内压反而对另一侧肾功能有保护作用，所以如有反流的无功能肾的对侧肾、输尿管也须手术时，可先做对侧手术，当其成功后再做无功能肾切除，有助于对侧手术后的恢复。

神经源性膀胱并发输尿管反流在控制原发病，如间歇导尿后大部分可停止进展，需手术的占少数。

3. 输尿管反流并发狭窄

少部分输尿管反流患者同时并发狭窄。该类病多可归类于原发狭窄继发反流。梗阻是由于输尿管壁肌肉被破坏、输尿管口憩室等造成，输尿管反流往往是轻度的，且随年龄增长可自愈，但输尿管狭窄仍存在，对肾功能有危害。

4. 反流的分级

在过去的 30 年曾提出了几套膀胱输尿管反流分级方案，但目前得到公认的为国际反流研究委员会提出的分类法，根据排尿期泌尿系统造影下输尿管及肾盏的影像学形态改变将原发性膀胱输尿管反流分为 5 度。

（1）Ⅰ度：存在反流，反流达输尿管。

（2）Ⅱ度：反流至肾盂、肾盏，但无扩张。

（3）Ⅲ度：输尿管有轻度扩张或弯曲，肾盂轻度扩张和穹隆轻度变钝。

（4）Ⅳ度：输尿管有中度扩张或弯曲，肾盂肾盏中度扩张，但多数肾盏仍维持乳头状形态。

（5）Ⅴ度：输尿管有严重扩张或纤曲，肾盂肾盏严重扩张，多数肾盏失去乳头状形态。

5. 临床表现

（1）反复尿路感染：膀胱输尿管反流的患者常有尿路感染症状，表现为尿频、尿急、尿痛，可伴发热、脓臭尿等。

（2）腰腹部疼痛：肾盂肾炎常可导致腹部不确定性疼痛，部分患者在膀胱充盈或用力排尿时感觉腰肋部胀痛。

（3）其他症状：患者可有恶心、呕吐、厌食等消化系统症状，部分患者可有生长缓慢、嗜睡、高血压等表现，少数患者出现肾功能不全相关症状。

6. 诊断

患儿反复出现尿路感染，特别是并发高血压、肾功能受损时应考虑该病可能，诊断主要靠排尿期泌尿系统造影。临床常用的辅助检查如下。

（1）实验室检查：感染时，尿常规检查常显示白细胞明显增多，对于尿路感染特别是伴发高热的患者应做中段尿细菌培养及药敏试验，肾功能受损时，血肌酐和尿素氮增高，酚磺酞试验示酚磺酞分泌总量显著下降。

（2）超声检查：可以显示肾的总体大小，有无瘢痕的存在，以及对侧肾、输尿管的异常。彩超下可以发现尿液通过膀胱输尿管连接处呈喷水样改变。可作为怀疑有膀胱输尿管反流时的首选检查。

（3）静脉尿路造影：可显示肾形态，可估计肾功能和肾的生长情况，肾盏变钝和输尿管扩张可能是膀胱输尿管反流的表现。

（4）排尿期泌尿系统造影：在荧光屏监视下的排尿期尿道、膀胱及输尿管造影，可确定诊断及反流分级。

（5）膀胱镜检查：在诊断反流中的作用有限，主要用于了解输尿管口的形态、位置、膀胱黏膜下输尿管的长度，输尿管口旁憩室，输尿管口是否开口于膀胱憩室内或异位输尿管口等。

7. 治疗

（1）非手术治疗：原发性反流的儿童有较大可能自愈而不需手术，对于尿路造影示上尿路正常和膀胱镜检查显示膀胱输尿管交界基本正常，膀胱造影剂显示有暂时或仅在高压时反流的患者，可行非手术治疗。

非手术治疗宜根据尿培养结果选用抗菌谱广、尿内浓度高、肾毒性小、对体内正常菌群影响小的抗生素，感染控制后，使用最小剂量以预防感染。可多次及定时排尿，减少膀胱内尿量，可使反流至输尿管和肾盂的尿液减少，排尿时肾盂内压力减轻。对于女婴如有明显上尿路扩张可留置导尿管，目的是使扩张的输尿管、肾盂缩小，保护肾功能。

每个月一次尿常规检查，3个月一次尿细菌培养检查，如保持阴性则是预后良好的指征，可每4~6个月行膀胱造影检查一次。

（2）手术治疗：常用的为输尿管膀胱成形术。手术指征为：①反流程度达到Ⅳ度以上者；②Ⅲ度以上的反流经一段时间非手术治疗无效，程度加重者；③反流与输尿管膀胱连接处畸形有关，如输尿管呈洞穴状、输尿管旁囊性病变、输尿管开口于膀胱憩室药物治疗而感染不能控制者，或无法坚持非手术治疗者。抗膀胱反流手术可经膀胱内或膀胱外，术前应常规做尿培养及药物敏感试验，并使用有效抗生素1~2周。

其他手术：①单侧反流且同侧肾已严重损害，对侧肾正常时可行肾切除；②重复肾半肾已无功能者，可行半肾及输尿管切除；③单侧反流时可将反流的输尿管下端与正常侧输尿管吻合。

九、梗阻性巨输尿管症

1. 原发性梗阻性巨输尿管症

包括输尿管膀胱连接部以上部位的梗阻，如输尿管狭窄、瓣膜、闭锁、异位输尿管开口及远端无蠕动功能输尿管等。

（1）先天性输尿管狭窄：狭窄可发生在输尿管的任何部位，狭窄段长短不一，最常见的部位是膀胱输尿管连接部。大体观察见输尿管解剖狭窄，镜下可见管壁肌肉大体正常，可有近端肌细胞肥大及数目相对增多，狭窄段有胶原组织增生。病因可能是胚胎11~12周输尿管发生过程中假性肌肉增生或血管压迫所致。

（2）输尿管瓣膜：输尿管瓣膜很少见，为含有平滑肌纤维的横向黏膜皱褶呈瓣膜样造成梗阻，多发生在上、下段输尿管。病因不明，可能是胚胎期输尿管腔内正常多发横向皱褶的残留。另有如心脏瓣膜、帆布样瓣膜发生在远端输尿管。

（3）远端无蠕动功能输尿管：所致梗阻位于输尿管远端，梗阻段长3~4 cm。管腔无解剖狭窄，只是无蠕动功能，近端输尿管扩张。此病较多见于男性，左侧较右侧多，25%是双侧病变，1岁以内双侧病变更常见。10%有对侧肾发育不良。有人认为病因同先天性巨结肠，但无确切证据。病理组织学可见病变输尿管内胶原纤维增加、肌肉相对缺乏、环形肌肉增生等。电镜观察肌肉细胞之间的胶原纤维增生，干扰了细胞之间的紧密连接，阻止正常电传导及蠕动，未发现肌细胞超微结构异常。远端输尿管鞘增厚也是梗阻的原因。胚胎学认为远端输尿管发育异常，输尿管远端发育最晚，而环形肌肉发育早。因血管压迫，在男性可能是输精管压迫导致输尿管纵行肌肉发育差，而引起无动力性输尿管。近端输尿管扩张程度不等，也有并发肾盂肾盏扩张者。

治疗应根据梗阻的临床表现。对于仅远端输尿管扩张患者可随诊观察，如症状不缓解、肾积水加重、并发凝结物者等应行手术治疗，手术时应切除无功能段输尿管，然后做输尿管再植。

2. 继发性梗阻性巨输尿管症

多见于尿道瓣膜、神经源性膀胱、肿瘤、输尿管膨出等下尿路梗阻引起的膀胱内压增高，膀胱壁或输尿管远端纤维化。后尿道瓣膜是最常见的原因。在电灼瓣膜后如输尿管扩张无好转应怀疑该病。发病机制可能是高张力逼尿肌、输尿管口或周围憩室纤维化，引起膀胱输尿管连接部梗阻。

输尿管膨出继发输尿管扩张的原因多为输尿管口狭窄，也有的膨出造成对侧输尿管扩张。有的巨输尿管症继发于腹膜后肿块或血管压迫。

医源性梗阻性巨输尿管症，最常见的是继发于输尿管再植术后输尿管狭窄，也有外伤致输尿管狭窄。有的输尿管再植术后狭窄为一过性，可以恢复；有的与输尿管蠕动功能有关，在输尿管皮肤造口或肾造口术后，经休息一段时期，输尿管功能可恢复。

治疗：如临床症状反复发作，肾积水、输尿管扩张症状持续加重、肾功能恶化、明确有输尿管梗阻者应行手术治疗。手术治疗的目的是抗输尿管反流，切除梗阻段输尿管。

手术方式：应用最多的是 Cohen 手术，横向膀胱黏膜下隧道输尿管膀胱再吻合术。如输尿管过度扩张，需先做裁剪。通常只裁剪远端输尿管。因上段输尿管迂曲扩张可随梗阻解除而缓解，只有当梗阻加重，肾功能恶化时，才裁剪上段输尿管。裁剪输尿管方法有两种：①切除过多的输尿管后缝合，保留适当的管腔；②做扩张的输尿管折叠，该方法优点是保留了输尿管血供，但有可能造成输尿管壁外膨出。如巨输尿管侧肾已无功能或无法控制的重度感染，则应行巨输尿管侧的肾、输尿管全切除术。

十、下腔静脉后输尿管畸形

下腔静脉后输尿管，又称环绕腔静脉输尿管，是一种少见的先天性异常。Harill 在 1940 年第一个报道在手术前作出诊断，在此之前所报道的 27 例都是在手术中或在尸体解剖中发现。该症可见于任何年龄，但多数发生在 30～40 岁，男性多于女性，男女之比约为 3∶1。

本症是右侧输尿管绕过下腔静脉之后，走向中线，再从内向外沿正常路径至膀胱。肾盂及上段输尿管伸长扩张，但不都发生梗阻。临床上可分两型。

Ⅰ型临床少见。Ⅰ型没有肾积水或仅有轻度肾积水，输尿管在更高位置走向下腔静脉之后，肾盂及输尿管几乎呈水平位，无扭曲，如有梗阻是因位于下腔静脉侧壁的输尿管受椎旁组织的压迫所致。Ⅰ型梗阻部位在髂腰肌缘，该点是输尿管先向上行再转向下腔静脉后下行。

Ⅱ型较常见。有肾积水及典型梗阻征象，梗阻近端输尿管呈鱼钩样（图4-7）。

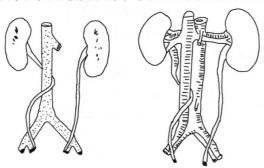

图4-7　腔静脉后输尿管畸形

1. 临床表现

下腔静脉后输尿管畸形的临床表现，主要是下腔静脉对输尿管的压迫症状所导致的上尿路梗阻症状，如腰部不适、胀痛、肾盂及输尿管扩张及伴发的尿路感染、凝结物和血尿等，严重者能导致患侧肾功能损害。

2. 诊断

主要是依据于静脉尿路造影和输尿管逆行造影，显示输尿管移位，向正中线越过第3、第4节腰椎而形成镰刀状或"S"形异常，致使受压近侧段输尿管扩张和肾盂积水。在X线斜位片上，正常输尿管和腰椎之间有一定距离，而在下腔静脉后输尿管的斜位片上则是紧贴下面几节腰椎。如上项检查仍未能明确诊断，则可先做右输尿管插入导管，再从股部大隐静脉插入一X线不透光的导管至下腔静脉，然后摄片，可更好地显示右输尿管和下腔静脉之间的关系。超声、CT及磁共振成像对诊断血管畸形有帮助，如有必要可选用CT以避免逆行插管肾盂造影。

3. 治疗

此症的治疗主要依据患侧肾功能受损害情况而异。25%的病例无明显或有轻微症状而肾和输尿管也只有轻度积水者，一般无须治疗。如患侧肾有严重肾盂积水，或有反复尿路感染或并发有凝结物或肾功能严重受损，而对侧肾功能良好者，则可做患侧肾和输尿管截除。如患侧肾情况和功能尚佳，则宜采取保肾手术。可在肾盂输尿管连接处上方切断，而后游离输尿管和套过下腔静脉，使之复位，最后做两端吻合。也可采用切断输尿管下段而做游离复位输尿管和最后做输尿管输尿管端—端吻合。后一种方法易于产生吻合口狭窄或损伤其供应血管。如患侧输尿管由于感染和纤维性变而和下腔静脉长段（＞6 cm）紧密粘连，无法剥离，可先做腔静脉段输尿管保留，即在腔静脉两侧切断输尿管，充分游离肾使之下垂，然后行腔静脉前输尿管和输尿管的端—端吻合。如上述方法吻合困难，患侧肾功能较差时，也可在对侧肾功能良好情况下将患肾切除。

十一、髂动脉后输尿管畸形

1960年Corbus报道第1例髂总动脉后输尿管，继之1969年Mehl报道第2例和1972年Hanna等报道1例8岁男孩患两侧髂总动脉后输尿管并有两侧肾盂和输尿管积水。此症罕见，其临床表现主要为尿路梗阻，如腰部不适和疼痛症状，有时并发尿路感染。静脉尿路造影见肾盂和输尿管有积水和输尿管有弯曲下降。文献报道的病例均未能在手术前作出诊断，并合并有其他脏器畸形，如肛门闭锁、直肠阴道瘘，食管闭锁和气管瘘、孤立肾和马蹄肾等。治疗原则基本与下腔静脉后输尿管相同。有学者认为在特殊情况下，如孤立肾或对侧肾功能不足以负担全身的需要，则考虑做髂动脉切断而后游离复位输尿管和做髂动脉再吻合，如此可避免输尿管切断、吻合术后发生狭窄的危险，如同时并发其他先天性异常则应做相应处理。

十二、输尿管疝

输尿管疝较罕见，可向腹股沟（多见于男性）或股部（多见于女性）疝出。大多见于成人，小儿少见，也可发生于坐骨孔或向髂血管和腰大肌间隙处疝出，输尿管疝一般无疝囊。Jewett报道1例输尿管经腹股沟管疝入阴囊的患者。在所有腹股沟斜疝和阴囊中如有膀胱疝出者，常同时有输尿管疝出的可能，应加以注意。此症的临床表现为输尿管梗阻，如腰部疼痛或并发尿路感染症状。静脉尿路造影可能显示部分输尿管在腹股沟或阴囊异位部位，对诊断有所帮助，否则难以做出诊断。如患侧肾功能良好，则采用切除疝出部分的输尿管和做输尿管—输尿管端—端吻合。如患侧肾已有严重损坏不宜保留者，则做肾、输尿管切除术。

十三、先天性输尿管憩室

真性先天性输尿管憩室罕见，但它需与有盲端的双叉输尿管和后天性输尿管憩室相鉴别。真性先天性输尿管憩室是由于输尿管芽过早分裂，因而有完整的输尿管壁层，包括肌层和黏膜层，大多为圆形或椭圆形，大小不一，憩室含有尿量多则达 1 600 mL，而有盲端的双叉输尿管大多呈管状或梭形，其长度至少为宽度的 2 倍，并和另一根输尿管连接成一锐角。先天性输尿管憩室多数发生于输尿管膀胱连接处附近，但也可发生于输尿管的任何部位。Culp 自 1947—1973 年共报道 3 例，都发生于肾盂输尿管连接处。

后天获得性输尿管憩室，常是继发于输尿管某段的梗阻、凝结物或损伤，使其上方输尿管的某部分受压膨出而形成。先天性输尿管憩室一般无何特殊症状，但憩室内有尿液潴留，易于引起感染和凝结物形成，也可能压迫输尿管，大多数输尿管憩室患者并有肾盂积水。其主要症状是腰痛和尿路感染。尿路造影可明确诊断，一般逆行尿路造影较静脉造影为好。

多发性输尿管憩室更为少见，至 1991 年共报道过 27 例，大多是成人病例。这种多发性憩室呈小圆形囊袋状，散在分布于输尿管，可以是单侧或双侧。大多数病例的临床表现为顽固性尿路感染，也可伴有疼痛和血尿。膀胱正常，对肾影响不大，除非并发感染，输尿管直径无明显改变。膀胱镜检查和逆行尿路造影可明确诊断。由于一般患者症状较轻，常可用有效抗生素控制感染，而无须手术治疗。

十四、先天性输尿管扭转

先天性输尿管扭转罕见，文献报道在 12 080 具尸体解剖中仅见到 2 例。在胚胎发育期，当肾上升旋转时输尿管不随之旋转而产生输尿管扭转。如扭转足以引起输尿管阻塞，则造成肾盂积水。尿路造影是诊断本病的重要方法。

治疗：输尿管扭转未引起任何临床症状者不必处理。如输尿管扭转引致输尿管阻塞积水较重者可考虑手术治疗。

十五、输尿管折叠（输尿管纠缠）

输尿管折叠又称为输尿管纠缠，大多继发于输尿管梗阻处近侧的扩张输尿管，或由于肾活动度较大所造成。真性先天性输尿管折叠极少见，大多患者因诉有腰部疼痛或尿路感染而进行泌尿系统检查才被发现。很多患者无明显症状。如折叠是继发的并有症状则应设法消除原发病灶，如凝结物或输尿管狭窄等。如手术探查时见折叠处的输尿管发育不良，则应做病变段切除和输尿管—输尿管端—端吻合术。

十六、倒 Y 形输尿管畸形

倒 Y 形输尿管畸形罕见，病因不明，自 1987 年 Shigeai，Smuki 等报道迄今只有 27 例。

临床上见有 3 种情况：①倒 Y 形输尿管两支都开口于膀胱；②两支中的一支输尿管开口异位多（图4-8）；③两支中的两支输尿管远端闭锁。两支输尿管可在任何部位汇合在一起，而引流一个正常肾的尿液。右侧倒 Y 形输尿管较左侧多见，至今只见有 1 例报道为双侧。除非倒 Y 形输尿管中的一支输尿管开口异位或并发凝结物，一般很少有症状出现，因而此症常是在手术或尸体解剖时才被发现。此外，在做膀胱镜检查，静脉尿路造影或逆行尿路造影时，偶然也可发现此症。除非因凝结物而引起血尿和疼痛者外，一般无须治疗。

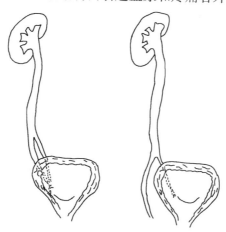

图 4-8 倒 Y 形输尿管
左图示：两根输尿管均开口于膀胱；右图示：其中一根输尿管开口于膀胱内。

（任兆峰）

第三节 膀胱先天性异常

一、膀胱不发育

在下尿路发育异常中，膀胱不发育是罕见的，并因它常伴有肾不发育，故少有能生存者。自 1654 年第一次报道该症以来，文献仅有 37 例记载，在 29 例活胎中仅 8 例存活，其中 7 例为女性。虽然认为泄殖腔腹侧部发育缺损可能是膀胱不发育的原因，但其确切病因至今仍不清楚。由于在膀胱不发育病例中，脐血管常是存在的，因而尿囊缺如也非致病的原因。在幸存的病例中，肾可有扩张积水或肾盂肾炎，输尿管或相互分开或汇合成一根，有直接开口于正常的尿道，也有开口于阴道前壁者。在女性病例，其外生殖器基本正常，但细致检查外阴部，则可发现有两个尿道口或尿道缺乏。大多数患此症者并有其他器官的严重发育异常而无法生存。幸存者有尿失禁或反复尿路感染等症状。静脉尿路造影结合尿道或阴道镜检查对诊断有帮助。唯一治疗方法是尿流改道手术。

二、膀胱外翻

膀胱外翻是一种较少见而复杂难以治疗的先天性异常。Von Grafenberg（1597）首先描述本病临床所见，1780 年 Chaussier 始用膀胱外翻一词。Syme（1852）做了首例输尿管乙状结肠移植术，但 9 个月后患者死于肾盂肾炎。Nyman（1885）成功闭合 5 日龄新生儿膀胱外翻。Treridelenberg（1892）试用截骨术使耻骨靠近。Young（1942）和 Miehon（1948）分别报道首例女性及男性膀胱外翻关闭术后能控制排尿。Lepor 和 Jeffs（1983）报道 22 例经手术修复后有 19 例（86%）能控制排尿。

1. 胚胎发生

膀胱外翻是胚胎发育的反常，而不是单纯发育过程停顿于某一阶段，因正常胚胎发育过程上并不经过膀胱外翻阶段。至今对膀胱外翻形成原因的假设不一。Patten 和 Barry 认为，成对的生殖结节原始基处于尾端，在此泌尿直肠隔和泄殖腔膜相遇，如它们不向腹侧移位而反移向尾端，则泄殖腔膜的尿生殖部的后退受阻和沿下腹壁前置。泄殖腔膜的位置异常妨碍中胚层进入这个区域。当泄殖腔膜破裂，则整个泌尿生殖道即向外开放而造成膀胱外翻和尿道上裂。Marshall 与 Iuecke 认为，泄殖腔膜过度发展而缺乏移向尾端，因而它像栅门一样阻止了中胚层长入该区。这样下腹壁和耻骨联合的中部发育受阻而形成膀胱外翻。Johnston 和 Kogan 认为，由于脐部下区域的中胚层病变，是发育延迟而不是缺如，从而导致腹壁关闭不全，形成膀胱外翻。

2. 发病率

膀胱外翻发病率为 1/50 000 ~ 1/10 000，男性为女性的 2 ~ 5.1 倍。Shapiro（1984）等报道膀胱外翻和尿道上裂患者子女 225 例中有 3 例膀胱外翻，其患病率为 1/70，是正常人群患病率的 500 倍。此症虽无明显遗传因素，但文献上有兄弟姊妹同患此症的报道，说明具有家族性。

3. 临床表现

膀胱外翻包括骨骼肌肉、泌尿系统、男女生殖系统及直肠肛门异常。膀胱外翻见膀胱前壁缺如，后壁黏膜向前外突，色泽鲜艳，触之易出血、疼痛和敏感。完全性膀胱外翻都合并有尿道上裂。在外翻的黏膜下方两侧，相当于膀胱三角区处可见有两侧输尿管开口，有时呈小乳头状隆起，有尿液间断地喷出，因其外露于体表而易于导致上行性感染，耻区合并腹肌和骨骼方面的发育障碍，如腹股沟疝或股疝、两侧隐睾、阴茎短小扁平和阴囊膜发育不良。在女性则有阴蒂分裂和阴道外露。骨盆发育异常，耻骨联合分离，有时颇为严重而致两侧股骨外旋，患者步态蹒跚。少数患者并发有脊柱裂、脊髓脊膜膨出、唇裂和腭裂等。上尿路一般正常，也可并发马蹄肾、肾发育异常、巨输尿管等。输尿管下端一般从膀胱下外侧垂直进入膀胱，背侧没有肌肉支持，功能性膀胱修复后几乎 100% 有膀胱输尿管反流。

4. 治疗

膀胱外翻的治疗是采用外科手术，目的是修复腹壁和外翻膀胱，使能控制排尿，保护肾功能及在男性重建外观接近正常并有性功能的阴茎。手术方法有功能性膀胱修复和膀胱全切尿流改道。其中功能性膀胱修复应为首选。

（1）功能性膀胱修复：一般来说，在生后 72 小时以内做膀胱内翻缝合，不需做截骨术。3 ~ 4 岁时做抗反流输尿管移植、尿道延长、膀胱颈紧缩成形术。两期手术之间修复尿道上裂。尿道上裂修复术前可试用睾酮肌内注射（25 毫克/次）每月 1 次，共 3 次，促进阴茎发育，便于手术。也有学者主张在 8 ~ 18 月龄时做双侧髂骨截骨及膀胱内翻缝合。也可一期完成髂骨截骨、膀胱内翻缝合、抗反流输尿管移植、膀胱颈紧缩成形和尿道上裂修复术。

1）髂骨截骨术：患者俯卧位，骶髂关节外侧纵切口，达髂骨翼。上起髂后上棘下至坐骨切迹，全层凿开髂骨翼骨质，保存前侧骨膜使耻骨联合能在中线对合或仅余 1 cm 以内间隙。术后双下肢悬吊牵引加用宽带将骨盆向上悬吊，也有学者用外固定架固定骨盆。髂骨截骨术可与膀胱内翻缝合同期或于数日前进行。Jeffs 报道双侧髂骨截骨术的优点有三：①耻骨联合对合可减小闭合腹壁缺损的张力；②把尿道放入骨盆环内可减小输尿管膀胱角及重建膀胱颈后便于悬吊尿道；③使尿生殖膈及肛提肌靠拢，协助排尿控制。

2）膀胱内翻缝合术：患者仰卧位，沿外翻膀胱边缘切口，头侧向上延长包绕脐部，在精阜远侧横断尿道板，后尿道和膀胱下缘两侧皮肤做矩形皮瓣。沿两侧脐动脉在腹膜外游离膀胱到骨盆底部膀胱颈水平。游离两侧皮瓣，在精阜远端完全切断尿道板，显露耻骨间束。局部注射 1 : 200 000 肾上腺素可减少出血。将尿道板近端、前列腺与海绵体分离使膀胱能复位到骨盆内。显露海绵体组织，从耻骨支上游离两侧海绵体并于中线缝合以延长阴茎及矫正上弯。两侧皮瓣用 6-0 Dexon 线或其他可吸收线做 Y 形缝合，用以修复尿道板缺损和加宽后尿道。可吸收线缝合膀胱，留置双侧输尿管支架管。缝合膀胱颈和后尿道，尿道内留置导尿管，必要时膀胱内置蕈状管造口。从两侧耻骨上分离耻骨间束。缝合耻骨间束包绕前列腺部尿道。缝合腹横筋膜，强力线（用 Maxon 线或粗丝线）褥式缝合耻骨联合防止缝线嵌伤尿道。逐层缝合腹壁各层，脐带置于切口上端或结扎切除。多数学者主张在生后 72 小时内做膀胱内翻缝合。手术时需注意新生儿特点，保温，减少及补充失血量。生后 72 小时内关闭膀胱优点为：①胱壁柔软易于复位；②尽早使膀胱黏膜不受外界刺激，避免一系列继发改变和失用性膀胱萎缩；③不必做髂骨截骨；④有助于排尿控制。生后 72 小时以后手术需做髂骨截骨方能关闭骨盆环，术后牵引外固定 3～4 周使之有牢固的纤维性愈合。双侧输尿管支架管留置 1～2 周，尿道支架管留置 2～3 周。

3）膀胱颈重建、抗反流输尿管膀胱吻合及悬吊膀胱颈：原下腹正中纵切口或下腹横纹切口，腹膜外显露膀胱前壁纵行切开。双侧输尿管口插入支架管作标记。Cohen 法从膀胱内游离下段输尿管，在黏膜下横行隧道内向对侧推进 2.5～5.0 cm，做输尿管膀胱再吻合。或从膀胱外侧找到输尿管，在入膀胱处切断，远端结扎，近端引入膀胱经黏膜下隧道做吻合。其目的在于抗反流和便于裁剪膀胱三角区重建膀胱颈。裁剪三角区中部矩形宽 1.8 cm 黏膜缝合成管长约 3 cm，并将两侧去黏膜形成 2 个三角形肌层瓣。新膀胱颈须能通过 F 10～12 号支架管。重叠缝合三角区肌层瓣紧缩膀胱颈，即 Young-Dees-Leadbetter 术式。为使膀胱颈与尿道间形成一定角度，增加尿道阻力，用 Marshall-Marchetti 手术或带蒂腹直肌及筋膜鞘悬吊新膀胱颈。手术后留置双侧输尿管支架管 1～2 周，膀胱造瘘管 2～3 周。Mollard 报道剪裁三角区形成横向和纵向两侧肌层瓣，分别包绕尿道和膀胱颈，同样使膀胱与尿道间形成一定角度，术后 60% 患儿能控制排尿。膀胱外翻功能性修复术后功能控制训练十分重要，首先使患儿有尿意感方可能控制排尿。有部分患儿需一段时间清洁间歇导尿，不宜短期内评价手术效果或决定再次手术。术后需定期复查静脉尿路造影、彩超、排尿性膀胱尿道造影，了解上尿路情况及有无膀胱输尿管反流。如膀胱容量过小，可考虑用肠管扩大膀胱。膀胱功能性修复患者中 10% 因尿失禁而做尿流改道。Gearhart 等认为尿道闭合压力高于 44.1 mmHg 才能有效控制排尿，排尿控制与膀胱容量、顺应性、肌肉弹性等多因素有关。男性青春期前列腺发育，排尿控制可有显著改善。经膀胱功能性修复的女性患者妊娠后宜行剖宫产，以防产后尿失禁及子宫脱垂。已做尿流改道者，宜经阴道分娩，以免产生腹腔并发症。部分女性患者成年后性活动前可能需做阴道成形术。

（2）膀胱全切尿流改道：膀胱功能性修复后仍不能控制排尿或仍有反复严重的尿路感染及肾输尿管积水可考虑尿流改道手术。目前，常用方法有回肠膀胱术、乙状结肠膀胱或回盲肠膀胱术。Cock 报道可控性回肠膀胱，受到广泛重视。其手术要点是将旷置肠管对系膜缘剖开并重建，形成容量大、压力低的贮尿囊，选择回肠或阑尾做流出道，并做隧道或内翻乳头增加阻力，使流出道内压力峰值高于贮尿囊内的压力峰值，达到可控目的。1986 年报道的 Mainz 袋手术和 1990 年 Wenderoth 等报道的回肠新膀胱术较 Cock 手术简单，效果也很好。尿流改道术后同样需要定期检查，如静脉尿路造影及 B 超、血生化检查，结肠膀胱患者还需定期做内镜检查，以期尽早发现可能发生的肿瘤。

三、膀胱多房分隔

膀胱多房分隔罕见（图 4-9），文献上只有少数报道。此症膀胱外形正常，但腔内有多数不规则隔膜将膀胱分隔成多数大小不一的小房，有些是密封的，有些彼此有交通，都并发有重复输尿管，每根输尿管进入一小房。治疗主要是解除排尿梗阻。

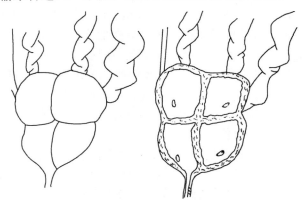

图 4-9　膀胱多房分隔

四、膀胱完全性重复

两个膀胱完全分开，侧侧相贴，其间有腹膜反褶和疏松结缔组织间隔，每个膀胱各自引流同侧的输尿管及其肾，并各自由其尿道流出尿液（图 4-10）。自 Schatz 1871 年首次报道以后，至今仅有 33 例，阴茎常有完全性或不完全性重复异常，也可有一个阴茎具有两个尿道异常。阴囊常分裂成两个独立部分。如在女孩则常见有两个阴道入口、双阴道和单角子宫，50% 以上的病例伴有低位消化道重复异常。并发先天性肛门直肠闭锁、直肠膀胱瘘、直肠尿道瘘和直肠阴道瘘者并不少见，也有并发低位腰骶重复的报道。

临床上常是在发现患者有外阴部异常或因有反复尿路感染而进行泌尿生殖系统检查而被发现。对可疑患者做静脉尿路造影、排尿时膀胱尿道造影、钡剂灌肠、瘘管造影和膀胱尿道镜检查等，对诊断很有帮助。治疗应根据膀胱病变情况和并发的其他器官先天性异常的具体情况而制订治疗方案，包括外生殖器整形，保护膀胱功能和消化道异常的矫治等。

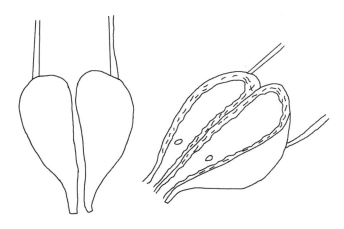

图 4-10　膀胱完全性重复

五、膀胱不完全性重复

　　膀胱被一纵隔或矢状隔分隔成两个房腔，但在其远端相互交通，并经同一尿道排泄尿液（图 4-11）。

　　自 Cattirri 1670 年报道第 1 例以来，现共计有 16 例，和完全性重复膀胱异常相对照，未见并发有生殖道、小肠或骨骼方面异常的报道。如无尿路梗阻，患者一般无症状也无须治疗。膀胱造影和膀胱镜检查可确定诊断。如有尿路梗阻者，则可采用将膀胱隔切除，最大限度地使两房腔沟通。

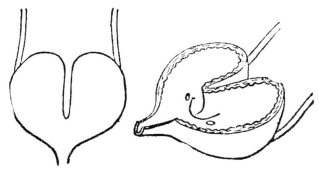

图 4-11　膀胱不完全性重复

六、膀胱葫芦状分隔

　　本症罕见，文献上只有 34 例报道。患者膀胱中部有环状收缩致形成上下两个等大或不等大的房腔，两房腔间的通道大小依据于增厚的收缩环，输尿管开口大多位于下腔，但也有开口于上腔者，两侧输尿管开在同一水平。此症大多在成人期做出诊断，但其所有症状如尿频、夜尿、遗尿和排尿不全等均在儿童时即开始，反复的尿路感染是常见的症状。膀胱造影可显示膀胱呈葫芦状。此症需和膀胱脐尿管憩室相鉴别。膀胱镜检查可确定葫芦状分隔口径的大小和确定是否需做手术治疗，口径狭小者应予扩大。

七、先天性膀胱颈梗阻

1834 年 Guthrie 在尸体解剖上首先发现此病，并指出在膀胱颈部有一纤维环。1933 年 Marion 在国际泌尿外科学会上发表膀胱颈部病的报道。他称"该病的特征是排尿障碍，与尿道周围腺瘤压迫所致者同，排尿障碍是由于膀胱颈部改变所致，但无明显病灶，也非由于脊髓病变所造成"，并认为此症是先天性的，因而被称为"Marion 病"，但也有称为"膀胱颈挛缩"或"原发性膀胱颈硬化症"。由于众学者对于此病的诊断标准的掌握不同，因而文献上对此病发生率的报道有很大差异，不仅两个地区的发生率且同一地区的两个学者对此症的发生率都有很大差别。例如德国的 Bischoff 称膀胱颈部病是小儿下尿路梗阻中最常见的疾病，他曾见到过 500 余例，而他的同事共报道 16 例，加拿大和美国也有类似情况。

原发性膀胱颈硬化的基本性质迄今尚无定论。Marion 认为它像幽门肥厚性狭窄，是膀胱颈部的平滑肌发生肥厚。1951 年 Canpbell 认为此病是一单纯膀胱颈部肌肉张力过强或颈部括约肌收缩。Kerneis 做了此病的局部组织学研究，发现局部组织的神经、肌肉有增生现象和贲门痉挛相类同。1957 年 Bodian 认为此病的病变主要是后尿道周围纤维弹性组织的炎症。Gil-Vernet 对膀胱括约肌的解剖和生理做了大量研究后认为：括约肌不是导致膀胱颈部梗阻的原因，原发病灶事实是膀胱颈周黏膜炎症，并有绒毛膜增生和黏膜下层纤维硬化。这种炎症性硬化延伸至整个尿道周围黏膜鞘，从而损害膀胱颈部的弹性。他认为在膀胱括约肌处所见到的病变，如过度张力、肥厚或硬化等都是继发于膀胱颈—尿道黏膜和黏膜下层的病变。但是大多研究膀胱颈部病的学者们都倾向于认为它是一种先天性疾病，是由于泌尿生殖系在胚胎期的发育障碍造成，而不是由于感染。有时膀胱颈部硬化可并有先天性尿道口狭窄和膀胱壁内输尿管狭窄，因而有理由认为这些不同病变是由不同因素导致，膀胱颈部梗阻远端的后尿道直径大多正常，少数病例有扩张现象。产生扩张是由于炎症使后尿道的平滑肌张力减低，或由于尿液冲出阻塞处时力量增大致尿道受到冲击。膀胱颈部梗阻处的近端尿路，在初期或代偿阶段见膀胱壁厚，出现膀胱小梁。膀胱壁增厚又加重膀胱颈部梗阻。由于壁肌的增厚压迫膀胱壁层段输尿管而使之狭窄，从而引起输尿管和肾盂扩张积水。如不予纠正矫治，则进入后期或失代偿阶段，见膀胱小梁延伸发展，有小憩室形成，主要位于输尿管开口附近。壁层段输尿管逐渐被推向膀胱外，出现膀胱输尿管反流和尿路感染及肾功能损坏。

1. 临床表现

先天性膀胱颈梗阻多见于男性，患者 75% 是儿童或少年，只有 25% 见于婴幼儿。由于迄今对此病的认识还不足，故诊断较困难，尤其在婴幼儿，不易发现其排尿异常情况，年龄越小，症状不显著，诊断越困难。由于此病属先天性，因而可存在于胎儿中。在此病初期的临床主要表现为排尿困难。儿童患者排尿时有哭吵和排尿用力，表示内括约肌开放作用有障碍，排尿后尿液有点滴流出，表示膀胱颈口收缩动作也有障碍。此时膀胱还无扩张，肥厚的逼尿肌尚能克服膀胱颈的梗阻。如疾病继续发展，排尿困难依然存在，甚至更剧，排尿次数增加，进入膀胱完全性尿潴留时期。这个时期久暂不一，随着时间的推延，疾病可发展到完全性尿潴留，后者有时可突然出现，但也可能缓慢地进展到充溢性尿失禁。尿路感染也是此症的主要症状之一，这是由于膀胱颈部梗阻产生残余尿，从而易于发生感染，严重者可有脓尿，并引起全身症状如发热、呕吐和生长发育延迟等。晚期患者常可有输尿管、肾盂和肾盏的严重积水以及肾功能不可逆转的损坏。一般患此病者的年龄越小，颈部纤维性变发展越快，排尿困难越严重，发展至完全性尿潴留也越迅速。尿潴留在此病是一重要信号，应引起医生和家长的严重关注。

2. 诊断

膀胱颈部梗阻的诊断并不容易，因而对所有怀疑有此病的患者都应做全面的泌尿系统检查。静脉尿路造影可大体上了解上尿路的情况。膀胱造影在此症可显示膀胱阴影增大，严重者呈宝塔形膀胱，边缘不规则表示有慢性感染或小憩室形成可能，在左右 X 线斜位片上，有时可显示有输尿管旁较大的憩室和造影剂反流入输尿管的阴影。采用排尿时尿道膀胱造影可鉴别后尿道瓣膜、先天性尿道狭窄和先天性尿道憩室等异常。膀胱颈部梗阻的患者，后尿道一般正常或有轻度扩张，也可观察有无膀胱输尿管反流存在。膀胱镜和尿道镜检查，对诊断膀胱颈部梗阻也很重要，当膀胱镜插入时感到膀胱颈处有阻力。在膀胱颈部可见其后唇呈典型水平面或凸出状态，膀胱后壁凹陷，后尿道也呈下陷状，后尿道和膀胱后壁之间似架起一"桥梁"，因而在膀胱镜检查时须将膀胱镜抬高或将膀胱颈部下压才能窥到膀胱后壁。膀胱黏膜见有不同程度的炎症现象，可见有小梁和小房形成，输尿管口扩大，有时见有输尿管旁憩室。经尿道镜检查可证实有无后尿道瓣膜或精阜增生等异常存在。

3. 治疗

膀胱颈部梗阻的患者采用非手术方法，如探子扩张和抗感染等，效果不佳时，主要采用手术治疗，即经尿道通过气化电切或等离子电切切除膀胱颈部下唇，对有严重梗阻者，可做膀胱颈切除术。此外，对并发疾病，如膀胱输尿管反流、憩室和凝结物等，应同时或分期做相应的处理。手术预后主要按原疾病发展的程度而异。如手术时在初期阶段，膀胱还未明显扩张，也无膀胱输尿管反流，则手术治疗有获得痊愈的可能。有些无严重肾盂与肾盏扩张的膀胱输尿管反流的病例也可以恢复，但并发有严重肾实质性病变和有感染的肾盂肾盏极度扩张的病例，则预后不理想。

八、脐尿管异常

在胚胎第 3 周，从卵黄囊顶部尾侧的内胚层生出一细胞索，它迅速演变为一中空的盲管，突入体蒂，形成尿囊，其根部参与膀胱的形成。从膀胱顶部至脐孔的一段变成为脐尿管。脐尿管最后完全闭塞成为一条索状带，即脐中韧带。在胚胎发育过程中脐尿管如发生变异，则可产生下列 4 种异常：①脐尿管不闭塞而保持开放状态，一端开口于脐孔而另一端和膀胱相通，形成脐尿管瘘；②脐尿管两端段闭塞，但其中段部分不仅未闭塞且呈囊样扩张，形成脐尿管囊肿；③靠近脐部残留一段未闭合的管道而形成脐尿管窦；④靠近膀胱顶部残留一段未闭合管道而形成膀胱脐尿管憩室。现分述如下。

（一）脐尿管瘘

脐尿管瘘临床表现为脐孔处有间歇性尿液流出，尿液流出的多少则按瘘管口径大小而异。14%～28%的脐尿瘘管患者并有下尿路梗阻，但下尿路梗阻并非是脐尿管瘘发生的原因，因从胚胎发育过程来看，脐尿管闭塞发生在尿道形成之前，故下尿路梗阻对形成脐尿管的过程应无任何影响。只能说有下尿路梗阻的病例有较多尿液从脐孔漏出。

诊断此症可用下列各方法：①由脐孔瘘口处注入亚甲蓝后，观察染料在尿道排出；②由脐孔瘘口处注入造影剂并拍摄 X 线片，显示造影剂进入膀胱内；③由尿道插入导尿管至膀胱，并注入亚甲蓝溶液或造影剂，可得到和①与②相反方向的结果；④静脉注射靛胭脂或酚磺酞，可见蓝色或红色尿液从脐部瘘口处流出；⑤用排尿时膀胱尿道造影来观察下尿路有无梗阻存在；⑥如有需要则做膀胱镜检查，以窥视膀胱脐尿管的开口位置和其大小。

脐尿管瘘需与卵黄管未闭相鉴别。卵黄管和肠道相通，排出物和尿液不同，多为黄色粪水，有粪臭，由瘘口注入碘化油后做腹部正侧位 X 线片，可见有造影剂进入小肠腔内，即可明确诊断。

外科手术切除是此症唯一有效治疗。如并发感染，则需待感染控制后再行处理。

（二）脐尿管囊肿

脐尿管囊肿较脐尿管瘘多见。由于液体（可能是浆液性、黏液性或纤维蛋白性的液体）贮留，使此症造成囊状扩张的肿块。囊壁内层的上皮细胞和膀胱黏膜的上皮细胞相同，都是变形上皮。囊肿大多位于脐尿管的下 1/3 段，很少发生于上 1/3 段。一般体积不大，且无明显症状，因而只有 1/3 的病例见于婴儿时期。在对此症患儿做体格检查时偶然在耻区中线处扪及肿块，如若囊肿较大，则可见在耻区中线处有一圆形肿块凸起，呈囊性感觉，从而引起注意和行进一步检查。随着囊肿的增大，可引起耻区疼痛。囊肿继发感染者多见于成人患者，而偶见于小儿。局部出现红、肿、痛和热等炎性症状。脓肿形成后可穿向脐部或膀胱，也可能穿破腹膜而进入腹腔内，从而产生各种相应的症状，如脐炎、尿路感染、腹膜炎等。无感染的脐尿管囊肿应与膀胱憩室、卵黄管囊肿、脐疝和卵巢囊肿相鉴别；而感染的脐尿管囊肿应与腹壁脓肿相鉴别，有时也可与急性阑尾炎、膀胱炎和梅克尔憩室等相混淆。膀胱造影侧位片对诊断此症有帮助，可显示囊肿位于腹膜外，并使膀胱顶部移位。超声检查也有助于诊断。对此症的治疗，不论有无感染均应将囊肿彻底切除。如因感染严重无法将囊肿切除者，则可将囊肿切开，排出脓液和尽可能刮除囊壁上皮使囊肿呈袋形，然后用纱布填塞引流，常可随炎症消除而自行愈合。

（三）脐尿管窦

此症继发于脐尿管囊肿，感染后向脐部穿破所造成。临床表现为脐周围炎、流脓，皮肤发红、疼痛和间歇性发热等，有病例可见脐部肉芽形成，有时窦道底部有一细小管道通向膀胱顶部而引起尿路感染。窦道造影可明确诊断。脐尿管窦鲜有自行愈合者，故均应在控制感染情况下，经腹膜外途径将脐尿管窦全部切除。

（四）膀胱脐尿管憩室

此症是靠近膀胱顶部的一段脐尿管未完全闭塞而形成。憩室体积的大小依未闭塞的脐尿管长度和口径而异。下尿路梗阻可和膀胱脐尿管憩室同时存在，但前者并非是后者的病因。一般此症无临床表现，常由于反复发作的尿路感染或凝结物形成而引起注意，从而进行泌尿系统检查才被发现。对无症状的憩室，无须处理。否则，此症治疗方法是外科手术切除憩室，切除憩室后应牢固缝合膀胱，并经尿道留置导尿管 7～10 天。如同时并发下尿路梗阻者，则应同时做处理。有时也有可能在下尿路梗阻解除后，症状消失而无须再做憩室切除。

（任兆峰）

第四节　尿道先天性畸形

一、先天性尿道外口狭窄

　　先天性尿道外口狭窄不多见，多发于男孩，常并发于尿道下裂患者。1972 年 Allen 等对 100 例出生后 2 天的男性足月新生儿做尿道外口测量，其中 89 例已做包皮环切，尿道外口可通过 F8～F9 探子者占 75%，6% 可通过大于 F8 的探子，9% 可通过 F4 探子和 1% 可通过 F6 探子。他们称尿道外口只能通过 F4～F6 探子者，应列为狭窄；只通过 F6 探子者，为可疑有狭窄。因均未做尿道造影，因而仅能通过 F4～F6 探子的新生儿是否同时有尿路梗阻病变或与尿道外口狭窄之关系如何，无法做结论。先天性尿道外口狭窄患者常并有包茎，故在做包皮环切时应注意尿道外口的情况。先天性尿道外口狭窄是在胚胎发育时期由于尿道膜贯通不全造成。尿道外口狭窄可引起排尿困难、尿频、尿线急而细、尿道外口溃疡、出血和近端尿道扩张，患儿可出现呕吐、嗜睡、水肿等症状。静脉尿路造影可显示尿路梗阻具体情况。严重狭窄病例，可有膀胱膨胀、输尿管扩张和肾盂积水等情况。此症的治疗主要是采用尿道外口切开术。手术后应严加观察和护理，每日做尿道外口扩张以保证疗效和避免复发。

二、先天性尿道狭窄

　　尿道狭窄在男性中并不少见，但除外感染、创伤和医源性尿道狭窄外，属于先天性的狭窄显然是很少见的。此症可发生于尿道的任何部位，但多见于尿道球—膜部交界处。1968 年 Cobb 等报道 26 例尿道球部近侧段的先天性尿道狭窄。其临床症状有遗尿、发育不良、反复发作尿路感染、耻区疼痛和血尿等。诊断主要依据逆行尿道造影、金属尿道探条测量尿道内径和膀胱尿道镜检查等。1/2 以上的患者并发有前列腺段尿道扩张和膀胱内小梁形成，少数病例继发有输尿管扩张和肾盂积水。有时患者并发有其他器官异常，如脑瘫、并指、多指、脊髓脊膜膨出症、法洛四联症、唇裂和尿道下裂等。此症的发生原因为泄腔膜穿破不全，治疗可采用在麻醉下做尿道扩张术，大多病例可获得治愈。如扩张无效，则可做尿道内切开术。对有严重狭窄者，则需采用整形术。先天性尿道狭窄也可发生于尿道舟状窝的近端处，患儿常有阴茎远端疼痛，裤裆上可有少量血迹和排尿困难等症状。有的病例可由于尿道内尿潴留而产生继发感染和尿道球部炎。采用尿道扩张术常可获良好效果。

三、先天性尿道憩室

　　先天性尿道憩室有两种：①袋形憩室，憩室通至尿道的入口很宽大，无真的颈部；②球形憩室，憩室通至尿道的入口狭小而有颈部，几乎所有的尿道憩室发生于尿道的腹侧，位于尿道的球部、悬垂部和阴茎阴囊连接处。球形憩室并非由于尿道远端梗阻所引起，但它本身却可阻碍尿流。袋形憩室的远端边缘状如唇样而起瓣膜样作用，使尿液流入男性尿道憩室。

　　先天性尿道憩室的发病原因的意见不一。有的学者认为是正常尿道或副尿道腺的囊性扩张所造成，也有学者认为是由于尿道海绵体的某处局部发育缺陷所致。组织学研究见尿道憩室壁层缺乏尿道海绵体的支持物质，只有一层上皮细胞和薄的纤维包膜。有学者认为后者见解比较合理。笔者也见到过 4 例，均为男孩，其中 1 例为球形憩室，1 例有 2 个憩室。

此症的临床表现主要是排尿困难，阴茎和小腹痛及滴尿。排尿时，尿液常先充盈憩室，使之膨胀，从而压迫尿道而引起梗阻。此时如用手轻按尿道悬垂部或阴茎阴囊连接处，则可扪及一小圆形或椭圆形囊性肿块，有紧张感，按之不痛。此时患儿由于排尿受阻而有疼痛，并需费很大气力才能排出尿液。尿后有滴沥现象，有尿不尽感。由于尿液在憩室内滞留，可导致感染和凝结物形成。此外，患有大的袋形尿道憩室的新生儿，在阴茎腹侧可见一隆起肿块。排尿时的尿道造影可显示憩室阴影而明确诊断。对病史较长的尿道憩室患者应做静脉尿路造影，了解上尿路的情况。手术切除憩室是该病唯一治疗方法，可做一期尿道修补并做膀胱造瘘。手术后 7~10 天可拔除膀胱造瘘管。尿道内不宜留置导尿管或支撑管。球形憩室由于颈部细小，手术后一般无须做尿道扩张术，但在袋形憩室，其开口甚宽因而尿道修补缝合段较长，易导致狭窄，故手术后宜做定时的尿道扩张术。手术后应常规应用抗生素预防感染。

附：女性先天性尿道憩室

先天性尿道憩室极少发生于女婴，这可能主要是由于此症不导致明显症状之故。据 Anderson 统计 1957 至 1987 年，只见有 1 例新生女婴有先天性尿道憩室的报道。有些女性患儿至成年后才被发现。此症的病因不清楚。有学者认为憩室是和异位输尿管开口残余、感染、尿道旁腺或 Gartner 管有关。此症的主要症状为尿频（75% 的病例），排尿困难和烧灼感（50%）及血尿（25%）。阴道指检（女孩用肛门指检）向前按压时常见到尿道口有脓性液被挤出。尿道造影可显示病变情况。

治疗主张做憩室切除术。

四、后尿道瓣膜

后尿道瓣膜是男性儿童先天性下尿路梗阻中最常见的疾病。它是后尿道内有一黏膜皱褶，形如棚门，阻碍正常排尿。此病可对泌尿系统造成很大危害，临床医生应高度重视，及时诊断处理。该病多见于男孩，女孩罕见。北京儿童医院 1984—1994 年共收治后尿道瓣膜症 97 例，占同期先天性下尿路梗阻病总数的 42.5%。Young 首先详细描述本病，并做了合理分型。国内施锡恩等曾报道后尿道瓣膜 5 例，黄澄如等报道了国内例数最多的后尿道瓣膜症。由于该病多见于婴儿、新生儿，症状表现为呼吸困难、尿路感染、生长发育迟滞、营养不良等，经常被误诊为内科系统疾病，所以必须与内科医生密切合作，做出正确的诊断及治疗。

1. 病理及胚胎学

1913 年 Young 报道 4 例，并在 1919 年提出将后尿道瓣膜分为 3 型：第一型是精阜下瓣膜，两侧黏膜皱褶开始于精阜下端而延伸至精阜下的尿道侧壁，并在尿道前壁汇合相连，中间留一小裂隙，临床上此型最为多见；第二型是精阜上瓣膜，两侧黏膜皱褶开始于精阜下端而延伸至精阜上之尿道侧壁，附着于贴近膀胱颈部处；第三型是隔膜型瓣膜，在后尿道的任何水平有一隔膜，中间有一小孔，大多位于精阜下，瓣膜完全和精阜不相连接。根据近年来对后尿道瓣膜的研究，很多学者认为并不存在第二型，因此型只是膀胱颈部和尿道前列腺段近端的正常弹力纤维肥厚，并不引起梗阻，故有人提出取消此型。此外，对位于精阜上的第三型，即隔膜型，也表示有怀疑。先天性后尿道瓣膜的病因不清楚，各学者有各种不同看法和假设，1870 年 Totmatschew 称此病是正常尿道皱襞的增大和肥厚所造成；1903 年 Bazy 认为它是泌尿生殖膜的残余；1914 年 Lowsley 认为它是午非管和苗勒管发育异常所致；1918 年 Vaston 认为它是精阜和后尿道前壁上皮不正常融合所致；1963 年 Stephens 报道，后尿道瓣膜的出现是和午非管的发育异常有关，如午非管进入后尿道壁缺乏完整性，午非管原始孔进入泄殖腔位置异常或午非管尾端演进不正常。有学者认为 Stephens 的看法可以解释 Young 的第一型，而 Bazy 的看法可以解释第二型的发生。此病在病理上见后尿道有增生和扩大，主要在尿道的前壁，有时可形成假性憩室。尿道延长使膀胱颈向上移位和膀胱被推向前方，使排尿角关闭，这可在排尿性尿道膀胱造影片上显示。由于后尿道梗阻，膀胱颈部逐渐增厚，加上炎症性硬化而使成为继发性"膀胱颈部"病。由于尿路梗阻、膀胱内压升高而膀胱壁逐渐扩张，如梗阻长时期持续存在，则膀胱壁可出现代偿性消失和松弛状态，小梁伸长和憩室形成，在初期阶段膀胱输尿管连接处被肥厚的膀胱壁所包裹而引起机械性狭窄。以后膀胱壁变薄和松弛，膀胱壁段输尿管逐渐被挤向膀胱外，并在输尿管开口附近形成膀胱憩室。有1/3 的病例有膀胱输尿管反流。肾盂积水是后尿道长期梗阻的后果，有 50% 的病例有肾皮质囊肿性病变，肾包膜下见有多发性小囊肿。有些患者并有肾发育不全。

2. 临床表现

后尿道瓣膜大多发生于 10 岁以下男孩，临床表现主要按瓣膜裂孔大小和上尿路损坏程度而异。在新生儿期可有排尿费力、尿滴沥，甚至发现急性尿潴留。可触及胀大的膀胱及积水的肾、输尿管。有时即使尿排空也能触及增厚的膀胱壁。也可有因肺发育不良引起的呼吸困难、发绀、气胸或纵隔气肿，腹部肿块或尿性腹腔积液压迫横膈也可引起呼吸困难。胎儿或新生儿腹腔积液可有不同原因，但 40% 属尿路梗阻的尿性腹腔积液，其中后尿道瓣膜更是常见的梗阻原因。北京儿童医院所见 9 例尿性腹腔积液，其中 8 例为后尿道瓣膜，尿性腹腔积液为尿液通过薄而有渗透性的腹膜渗入腹腔。尿液渗出可见于多种部位，但最常见的是肾实质和（或）肾窦，因膀胱穿破而致的腹腔积液罕见。虽然尿性腹腔积液可引起水和电解质失衡，甚至危及生命，但由于尿液分流至腹腔，减少了肾的压力，腹膜又可吸收腹腔积液，所以对患儿的预后有较好的影响。患重度后尿道瓣膜的新生儿可有严重的泌尿系感染、尿毒症、脱水及电解质紊乱。

如在新生儿期未被诊断，至婴儿期可有生长发育迟缓或尿路败血症。很多婴儿因表现其他症状而被延误诊断。如因呕吐、营养不良被怀疑消化疾病；因革兰阴性杆菌败血症盲目查找感染源；因高血压、多尿而怀疑内分泌疾病等。

学龄期儿童多因排尿异常就诊。表现为尿线细、排尿费力，也有表现尿失禁、遗尿。有的儿童可患所谓非梗阻性瓣膜，排尿症状不典型，影像学检查只见有尿道环周的充盈缺损，但无典型尿道及继发的膀胱病变，亦不一定有残余尿。尿流动力学检查可显示排尿压增高及尿流率降低，电灼瓣膜后排尿压及尿流率恢复正常，尿道形态也趋正常。

3. 诊断

（1）产前诊断及处理：产前超声检查可于胎儿期检出先天性尿路畸形。后尿道瓣膜被检出率位于肾盂输尿管连接部梗阻、巨大梗阻性输尿管之后，居第 3 位。在产前检出的后尿路畸形中，后尿道瓣膜症占 10%。其超声有以下特点：①常为双侧肾输尿管积水；②膀胱壁增厚；③前列腺尿道长而扩张；④羊水量少。由于常不典型，易与梅干腹综合征及双侧重度膀胱输尿管反流混淆。故需在出生后进一步做超声检查确诊。当产前诊断怀疑有后尿道瓣膜症后，为防止肾功能进一步恶化，减轻肺发育不良，不少人认为应在产前行宫内手术，做膀胱的尿液引流。目前，虽然有些医院开展了这方面的手术，但产前治疗的适应证尚不明确，还没有足够的资料说明产前或产后治疗的优越性，有待进一步研究。

（2）产后诊断：除临床表现外，排尿性膀胱尿道造影、尿道镜检查是最直接、可靠的检查方法。排尿性膀胱尿道造影可见前列腺尿道伸长、扩张，梗阻远端尿道极细；膀胱颈肥厚，通道比后尿道细小；膀胱边缘不光滑，有小梁及憩室形成。40%~60%病例有不同程度的膀胱输尿管反流，也可反流入生殖道。有的可见瓣膜影像。北京儿童医院用该方法门诊检查从1984—1989年发现后尿道瓣膜45例，膀胱输尿管反流率42.3%。膀胱尿道镜检查往往安排在术前与手术同期进行。于后尿道可清晰看见从精阜两侧发出的瓣膜走向远端，膜部尿道呈声门样关闭。尿道镜进入膀胱顺利，但退出经过瓣膜时有过门槛样梗阻感，同时可见到膀胱内有小梁及憩室形成。

对能合作的患儿可做尿流动力学检查。术前术后测定尿流率有重要的临床意义。静脉尿路造影可发现肾浓缩功能差及肾输尿管积水，有时可清晰观察膀胱形态及扩张的后尿道。肾核素扫描能了解肾功能，B超可观察整个尿路形态。

4. 治疗

后尿道瓣膜患儿的治疗因年龄、症状及肾功能不同而异。主要原则是纠正水电解质失衡，控制感染，引流及解除下尿路梗阻。有的患儿经尿道插入导尿管即可控制感染。若患儿营养状况差，感染不易控制，需做膀胱造口引流尿液。膀胱造口的优点是减少了膀胱刺激症状及继发感染的机会。极少数患儿用以上引流方法无效，需考虑做输尿管皮肤造口或肾造瘘引流。

一般情况好转后的婴幼儿及肾功能较好的儿童可用尿道内镜电灼瓣膜。具体方法：采用8F或10F尿道镜（大患儿可用更大口径）经尿道逆行插入膀胱，后退镜体至膜部尿道，冲水时可清晰地看到瓣膜张开。主要电灼12点部位，再补充电灼5点及7点部位。因瓣膜薄有张力，电灼后很快破溃、分离。注意保护尿道腹侧的精阜。对不能经尿道放入内镜的患儿可经膀胱造口放入，顺行电灼瓣膜。此法的优点是在扩张的尿道中能清楚观察瓣膜，对尿道创伤小。如后尿道过分伸长，内镜不能抵达瓣膜部位，可选用可曲性膀胱尿道镜。采用钩状电刀最满意，环形电刀因其破坏面大，应当慎用。文献中曾有输尿管导管内插金属丝做电灼的方法，效果理想。

对特殊患儿应对症处理：如并发有肺发育不良的新生儿、婴儿应注意呼吸道管理，甚至需要气管插管，机械通气；对有尿性腹腔积液的新生儿应做适当的膀胱减压以防止反流及腹腔积液积聚；如腹部过度膨胀引起呼吸困难，则需腹腔穿刺减压。

电灼瓣膜后应定期随访，观察膀胱是否排空，有无反复泌尿系感染及肾功能恢复情况。术后2~3个月复查膀胱尿道造影及静脉尿路造影，小儿一般状况改善较快，但膀胱恢复要慢得多，而扩张输尿管的恢复更慢。对原有膀胱输尿管反流的患儿要观察反流是否改善或消失。后尿道瓣膜其他并发症也应处理，如膀胱输尿管反流和膀胱输尿管连接部梗阻等。

膀胱输尿管反流的处理：后尿道瓣膜症继发的膀胱输尿管反流在电灼瓣膜后有1/3自行消失；1/3在给予预防量抗生素的治疗下可控制感染；另有1/3反流无改善，反复尿路感染，需要做抗反流手术，应用方法最多的是Cohen膀胱输尿管再吻合术。手术时机应在电灼瓣膜后6个月以上，待膀胱及输尿管条件改善后再行手术。对不能控制的感染病例可做输尿管皮肤造口引流尿液。对于单侧严重膀胱输尿管反流，可能因肾发育异常，肾已无功能，考虑做肾切除。

　　膀胱输尿管连接部梗阻处理：本病是后尿道瓣膜症另一较常见的并发症，当瓣膜已切除，下尿路引流通畅后仍有严重的泌尿系感染，静脉尿路造影显示肾输尿管积水，无膀胱输尿管反流，应疑有膀胱输尿管连接部梗阻的可能。可行肾穿刺造影证实，如造影剂滞留在肾输尿管内，排泄延迟，输尿管远端显影似鸟嘴状，即可确诊。另外也可用利尿性肾核素扫描。在北京儿童医院 97 例后尿道瓣膜中因泌尿系感染不易控制发现膀胱输尿管连接部梗阻患儿 5 例（7 根输尿管）。如膀胱条件不良，患儿一般情况差，应先做肾造口或输尿管皮肤造口，待患儿状况好转再做膀胱输尿管再吻合术。无论反流还是梗阻，在做输尿管再植术前，必须明确下尿路梗阻已经解除，膀胱功能正常，否则，手术效果不佳。

　　此外，尚有少部分（占电灼治疗的 2.3%）患儿经电灼瓣膜后仍持续有排尿困难或尿失禁，应考虑为膀胱功能异常，需行尿流动力学检查。可能有膀胱肌肉收缩不良、膀胱颈肥厚或膀胱容量小，可相应地使用抗胆碱类药物治疗、清洁间歇导尿或膀胱扩大术以改善症状。

　　由于对后尿道瓣膜的深入认识及产前诊断、治疗技术的提高，后尿道瓣膜患儿的病死率已由原来的 50% 降至 5%，其中新生儿病死率为 2%～3%。对后尿道瓣膜应长期随诊，因有的患儿是在青春期或成年早期发生肾衰竭。后尿道瓣膜并发的肾发育异常造成的肾功能不良很难恢复。血肌酐是观察治疗后的一个重要指标。1 岁患儿，其血肌酐在 88 mmol/L 以下或血肌酐在术后 2 年内恢复正常的预后好。患儿的病情恶化表现为蛋白尿、高血压及持续血肌酐升高，这类患儿最终处理方法是血液透析或肾移植。

五、先天性重复尿道及副尿道

　　男性尿道重复异常少见，女性则更为罕见。病理上可分为完全性和不完全性两种。重复尿道的近端都起之于膀胱，膀胱颈部或重复膀胱，其远端则开口于阴茎头部至阴茎背侧的任何部位（图 4-12）。女性此症大多属完全性，其开口常处于正常尿道外口的旁侧或上、下间隙处。重复尿道的管径一般较正常者为细。它常与膀胱、阴道、胃肠道和脊椎等重复异常并发。

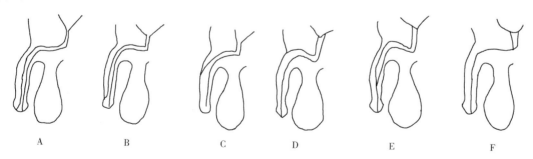

图 4-12　重复尿道的各种形态
图 A～D 为完全性重复尿道，图 E、图 F 为不完全性重复尿道

　　副尿道也是不常见的先天性异常，多处于原位尿道的腹侧，其常像一不完全的窗孔或管道。在 70% 的病例副尿道和原位尿道相通，其余 30% 的病例副尿道呈盲端型，犹如在阴茎腹侧有一先天性窦道。副尿道很少有症状（图 4-13）。重复尿道和副尿道异常的病因至今不

清楚。Johnson 认为是由于生殖嵴融合缺陷所产生，而 Lowsley 则认为是由于当生殖嵴折叠时，尿生殖板依旧存在之故，尿生殖板伸展于阴茎的全长，尿道在它的下面和阴茎在它的上面，如若尿生殖板吸收有障碍或破裂，则形成双尿道。

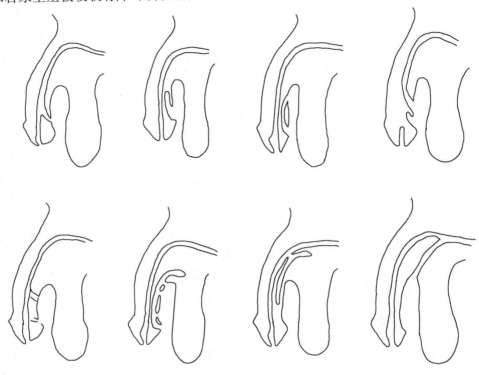

图 4-13　副尿道的各种形态

临床上重复尿道常有尿失禁症状，可能是持续性漏尿或排尿时另有一细尿线或排尿后有滴尿等。偶尔也可见到前列腺或精囊液体由异位尿道中流出。血尿或尿路感染很少见于报道病例。盲端型副尿道一般无症状也无须治疗。排泄性尿道造影和逆行尿道造影可明确诊断。治疗原则是手术切除重复尿道。小管道可采用切除术、搔刮术、激光或 5% 鱼肝油酸钠溶液注射于管道内使之闭塞。

六、先天性尿道上裂

尿道上裂是一种少见的先天性发育异常，多见于男性，按 Gross 与 Gresson 的统计，男女发病比为 5 : 1。Dees 根据几个医学中心的资料，在 5 292 212 例住院患者中，见到男性尿道上裂 45 例（1/117 604），女性 11 例（1/481 110）。但 Campbell 称尿道上裂在膀胱外翻患者的发生率为 1/30 000，比单纯尿道上裂的发生率大 10 倍。在胚胎发育过程中，泄殖腔膜在生殖结节形成之前向上方移位与成对的生殖结节原始基过分移向尾端，该处尿直肠隔将泄殖腔分为尿生殖部和直肠部，使阴茎海绵体发生于尿生殖部之后，尿道沟即发生于其背侧而不在其腹侧。这个成对的生殖结节原始基如不在中线汇合而使尿道上壁部分或全部缺如，则形成尿道上裂。

1. 分型及临床表现

（1）男性尿道上裂有下列各型

1）阴茎龟头型：最为少见，阴茎短小，龟头扁平，尿道口位于冠状沟的背侧，无尿失禁，耻骨联合正常。

2）阴茎型：阴茎扁平、短小、向上弯曲，尿道口位于阴茎背侧，耻骨可分离，但排尿功能大多控制良好。

3）阴茎耻骨型：尿道上壁全部缺如，咳嗽或用力时部分膀胱黏膜可从松弛的尿道口疝出，尿道口位于耻骨联合处，状如漏斗，耻骨分离，有尿失禁（图4-14）。

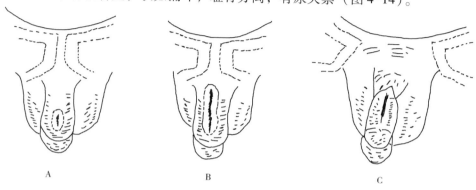

A　　　　　　　　　　　B　　　　　　　　　　　C

图4-14　尿道上裂病理类型图示
A. 阴茎龟头型；B. 阴茎型；C. 阴茎耻骨型

（2）女性尿道上裂有下列各型。

1）阴蒂型。

2）耻骨联合下型。

3）全部上裂型，此型有尿失禁。

前两型症状不明显，只见尿道较短，阴蒂分裂，除部分患者有不同程度的压抑性尿失禁外，一般能控制排尿。

2. 手术治疗

手术目的是重建尿道，控制排尿，男性成形的阴茎外观和功能接近正常。在男性患者应修复其控制排尿功能和运输精液能力。严重病例经外科手术矫正后一般可能达到控制排尿和正常性交与生育功能。手术宜在学龄前完成，必要时可适当地推迟手术，因年龄较大儿童，组织发育较好，手术也相对地较易进行。

男性阴茎龟头型和阴茎型，大多无尿失禁，整形手术较为简单，一般采用Young手术可获得满意效果。手术主要是将上裂尿道成形后和将新尿道移至阴茎海绵体的腹侧。对并发有尿失禁的阴茎耻骨型尿道上裂患者，手术很困难，不但需重建尿道，还需延长过短的阴茎，纠正阴茎背屈和控制排尿功能。近10年来在治疗尿道上裂方面，尤其对并发有膀胱外翻和纠正阴茎背屈已倍加注意，因只做尿道重建而忽视阴茎过短和背屈，则在成年时会引起性生活困难。1958年Hinman在并有膀胱外翻患者做阴茎延长手术，将阴茎背侧的纤维组织切除，并断离两侧的阴茎悬韧带，而后利用阴茎腹侧多余包皮覆盖阴茎远端的黏膜缺损处，然后做第二期尿道重建手术。William采用V-Y整形方法来增加阴茎长度。也有人采用剥离阴茎耻骨的附着部分来延长阴茎长度。Johnston 提出在阴茎白膜上切去一个或几个横的椭圆形薄片，而后将其边缘缝合起来纠正阴茎背屈。

阴茎腹侧包皮岛状皮瓣类似于尿道下裂的 Duckett 手术，横裁包皮成形尿道，可在一定程度上矫正阴茎上弯，伸长阴茎。可用于单纯阴茎型尿道上裂，也适用于尿道板未离断，前列腺未游离，阴茎脚仍附着于耻骨的膀胱内翻缝合术后患者。先做包皮环切，游离浅筋膜到阴茎根，同时矫正阴茎上弯。横裁阴茎腹侧包皮宽 1～1.2 cm，保留浅筋膜内的血管蒂，缝合成管转移到阴茎背侧，近端与原尿道口吻合，远端穿过阴茎头隧道在阴茎头顶部做正位尿道口，阴茎腹侧包皮转移到背侧"Z"形缝合切口。

在女性患者，沿远端尿道的顶部和侧壁切除皮肤及其皮下组织，使分离的阴蒂内侧缘裸露，然后将两半阴蒂相互靠拢并缝合，这样使尿道修复和增加长度，并使之位于阴蒂下方正常位置。

对尿道上裂并有尿失禁者，至今仍缺乏良好的解决方法。这类患者大多并发膀胱三角区发育不良和宽大的开放的膀胱颈部。此外，75%的病例并有膀胱输尿管反流，病变严重者反流的发生率更高。长期以来 Young-Dees 手术被列为标准治疗，但其效果并不理想。1964 年 Leadbetter 在 Young-Dees 手的基础上将两侧输尿管移向膀胱后壁的近侧，这样可在膀胱三角区两侧切去更大的三角瓣，使更能加长尿道。如将 Leadbetter 三角区管道成形术和 Cohen 所提出的输尿管交叉移植亦并发应用，则似可使控制排尿效果好。Leadbetter 认为他的手术所以能取得较好效果，并非是以前所意会的由于尿道增长所致，而是由于膀胱三角区的收缩作用加强之故。1969 年 Tanagho 等采用膀胱前壁管道成形术治疗 1 例尿道上裂并有尿失禁男孩，获得良好效果。1972 年 Harrol 等应用此法治疗 1 例女性患者也获得成功。

七、先天性尿道下裂

尿道下裂是一种因前尿道发育不全而致尿道开口达不到正常位置的阴茎畸形，即开口可出现在正常尿道口近侧至会阴部的途径上，且部分并发阴茎下弯。可发生于男、女两性，但女性极为少见。

1. 发病率及基因遗传

尿道下裂是小儿泌尿系中常见的先天性畸形。国外报道，在出生男婴中患病率为 0.32%，或每 309 例男孩中有 1 例（Sweet，1974）。我国黄婉芬等在新生儿健康筛查中发现，在 2 257 个男婴中有 7 例（0.3%）。北京儿童医院 1973—1993 年 20 年共收治尿道下裂患儿 1 000 余例，占小儿泌尿外科收治患儿的 1/3。此症似有遗传性和家族性，文献中有父子同病和兄弟同病的报道，Swenson 认为尿道下裂由隐性遗传因子传播，并称一对夫妇生有一个尿道下裂子女，则其他子女有 10% 的机会也有这种异常发生。尿道下裂的发生率和种族关系不大。

2. 发病原因

（1）胚胎学：尿道下裂由胚胎期外生殖器发育异常引起。正常的外生殖器在胚胎的第 12 周发育完成。人胚第 6 周时，尿生殖窦的腹侧出现一个突起，称为生殖结节。不久在生殖结节的两侧各发生一个生殖突。在生殖结节的尾侧正中线上有一条浅沟，称为尿道沟。尿道沟两侧隆起部分为尿生殖褶。尿道沟的底部即为尿生殖窦膜，此时仍为未分化期的外生殖器。到第 7～8 周以后开始向男性或女性分化，第 10 周时胚胎的外生殖器性别可分辨。男性外生殖器的发育是在双氢睾酮的作用下，生殖结节增长形成阴茎，尿生殖窦的下段伸入阴茎并开口于尿道沟。以后尿道沟两侧的尿生殖褶由近端逐渐向远端融合，表面留有融合线称为阴茎缝，所以尿道是由近端向远端形成，尿道口移到阴茎头冠状沟部。在阴茎头顶部，外胚层向内生长出一个细胞索，以后细胞索中央与尿道沟相通，使尿道外口移到阴茎头顶端。第12周时，阴茎头处形成皮肤反折，称为包皮。生殖结节内的间质分化为阴茎海绵体及尿道海绵体，在胚胎期由于内分泌的异常或其他原因导致尿道沟融合不全时，即形成尿道下裂。由于尿道远端的形成处于最后阶段，所以尿道口位于阴茎体远的尿道下裂占比例最大。胚胎期的尿道沟平面称为尿道板。由于尿道形成异常，尿道板也演变异常。

（2）激素影响：从胎睾中产生的激素影响男性外生殖器的形成。由绒毛膜促性腺激素刺激睾丸间质细胞在孕期第8周开始产生睾酮，在第12周到达顶峰。中肾管的发育依赖睾酮的局部影响，而外生殖器的发育则受双氢睾酮的调节。双氢睾酮是睾酮经还原酶的作用转化而成。任何睾酮产生不足、过迟，或者睾酮转化成双氢睾酮的过程出现异常均可导致生殖器畸形。由于生殖器的异常有可能继发于母亲孕前激素的摄入，对尿道下裂患儿的产前病史要详细询问。已明确胎儿有尿道下裂可能时，要注意随访。

3. 临床表现

典型的尿道下裂有3个特点。①异位尿道口。尿道口可异位开口于从正常尿道口近端至会阴部尿道的任何部位。部分尿道口有轻度狭窄，其远端有一黏膜样浅沟。海绵体缺如的病例可见菲薄的尿道襞。若尿道口不易看到，可一只手垂直拉起阴茎头背侧包皮，另一只手向前提起阴囊中隔处皮肤，可清楚观察尿道口。尿线一般向后，故患儿常取蹲位排尿，尿道口位于阴茎体近端时更明显。②阴茎下弯（阴茎向腹侧弯曲）。有学者认为，尿道下裂并发明显阴茎下弯的只占35%，而且往往是轻度下弯。阴茎下弯可能是胎儿的正常现象。Kaplan等在对妊娠6个月流产胎儿的调查中发现，44%的胎儿有阴茎向腹侧弯曲。随着胎儿生长，大部分阴茎下弯可自然矫正。按阴茎头与阴茎体纵轴的夹角，可将阴茎下弯分为轻度<15°；中度15°~35°；重度>35°。后两者在成年后有性交困难。导致阴茎下弯的原因主要是尿道口远端尿道板纤维组织增生，还有阴茎体尿道腹侧皮下各层组织缺乏，及阴茎海绵体背、腹两侧不对称。③包皮的异常分布。阴茎头腹侧包皮因未能在中线融合，故呈V形缺损，包皮系带缺如，全部包皮转至阴茎头背侧呈帽状堆积。

根据尿道口位置尿道下裂分为4型：Ⅰ型为阴茎头、冠状沟型，Ⅱ型为阴茎体型，Ⅲ型为阴茎阴囊型，Ⅳ型为会阴型（图4-15）。

（1）阴茎头、冠状沟型：尿道外口位于阴茎冠状沟腹侧的中央，即包皮系带部，系带常缺如，阴茎头扁平并稍向腹侧弯曲，其腹侧有一浅槽。患者能站立位排尿，阴茎能挺直，不影响性交功能。有些患者并有尿道口狭窄，尿线变细，影响排尿，而需做尿道口扩张或切开扩大。此类患者一般无须手术治疗，因而在某学者的266例手术治疗尿道下裂中只占8.7%。

（2）阴茎体型：尿道外口位于阴茎腹侧冠状沟至阴茎与阴囊交界处之间，常并有尿道外口狭窄，阴茎弯曲较明显，尿道口越远离阴茎头部，阴茎弯曲越严重。如尿道口靠近冠状沟，则尿道的基本功能和阴茎龟头型同，排尿时只需将阴茎提高患者可站立位排尿。但大多患儿不能站立排尿，且成年后对性交功能有影响，故需做手术矫治。

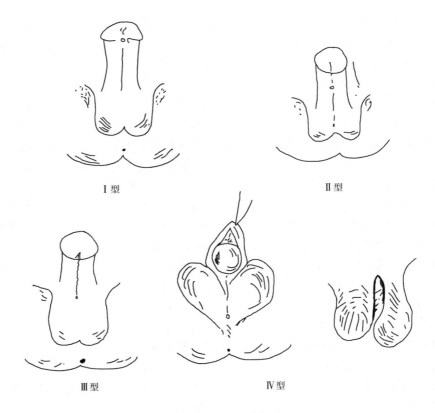

Ⅰ型 Ⅱ型

Ⅲ型 Ⅳ型

图 4-15 尿道下裂类型

Ⅰ型 阴茎头、冠状沟型；Ⅱ型 阴茎体型；Ⅲ型 阴茎阴囊型；Ⅳ型 会阴型

（左：将包皮提起；右：侧面）

（3）阴茎阴囊型：尿道外口处于阴茎和阴囊交界处，阴茎异常严重、短小扁平、弯曲显著，这是由于尿道海绵体发育不全和纤维性变之故，使阴茎下弯严重，患儿需蹲下排尿。成年后无法进行性交。患儿有时可有阴茎发育不良，造成阴茎不能勃起。

（4）会阴型：尿道外口处于会阴部，外生殖器严重异常、阴茎短小、高度弯曲、发育不良、阴囊萎瘪对裂、内常无睾丸。外生殖器处外形似女性，故常被误认为女孩。

4. 伴发畸形

尿道下裂最常见的伴发畸形为腹股沟斜疝及睾丸下降不全，各占 9%（Khuri，1981）。尿道下裂越严重，伴发畸形率也越高。本组 266 例尿道下裂中发现睾丸下降不全 29 例（10.90%），腹股沟斜疝 14 例（5.26%）。

前列腺囊是发生在重度尿道下裂中的一种并发症，有报道在会阴型及阴茎阴囊型尿道下裂中的发生率可高达 10%～15%。前列腺囊可能是副中肾管退化不全或尿生殖窦男性化不全的遗迹，开口于前列腺部尿道的后方，有可能造成感染及凝结物，也可影响插导尿管，可经排尿性膀胱尿道造影检出，超声及 CT 可明确其位置，北京儿童医院 1990—1993 年收治的 74 例阴茎阴囊型、会阴型尿道下裂，因术后泌尿系感染而做排尿性膀胱尿道造影检查的病例中发现 2 例并发前列腺囊。治疗方法为手术切除，切口入路有经耻骨及膀胱三角区、会阴及直肠后矢状位，以前一种方法暴露最清楚，损伤小。无症状时，不必做预防性切除。

尿道下裂患儿伴上尿路畸形的可能性增加，患病率为 1%～3%，北京儿童医院尿道下裂病例中有伴肾积水、肾母细胞瘤者。因此，有条件可做上尿路造影或 B 型超声或 CT 检查。少数的尿道下裂患者并发肛门直肠畸形。许多病例并发阴茎阴囊转位、阴茎扭转及小阴茎、重复尿道等。

5. 诊断及鉴别诊断

根据临床表现，尿道下裂的诊断一望可知。当尿道下裂并发双侧隐睾时要注意鉴别有无性别异常。检查手段如下。

（1）体检：观察患者的体形、身体发育，有无第二性征。检查生殖器时注意有无阴道，触摸双侧睾丸大小、表面及质地。

（2）检查常染色体、口腔及阴道上皮的 X 性染色质：正常性染色体男性 46XY，女性46XX。女性性染色质阳性在 10% 以上，而男性在 5% 以下。

（3）尿 17-酮：尿 17-酮类固酮醇排泄量测定。

（4）剖腹探查及性腺活检：另有人尝试做内分泌激素水平、靶器官的功能及性激素转化过程的检查以辅助诊断，但尚在探索中，无明确结论。

（5）肾上腺性征异常（女性假两性畸形）：该病几乎都是由肾上腺皮质增生引起。外阴检查可见阴蒂增大，如尿道下裂的阴茎。尿生殖窦存在，其开口前方与尿道相通，后方与子宫相通。性染色体 46XX，性染色质阳性，尿 17-酮排泄增加。

（6）真两性畸形：外观酷似尿道下裂并发隐睾。尿 17-酮正常。性染色体 50% 以上为46XX，少数为 46XX/46XY 嵌合体或 46XY。剖腹探查可见见体内兼有睾丸、卵巢两种成分的性腺（卵睾）。

（7）男性假两性畸形：染色体为 46XY，性染色质阴性，但内外生殖器发育不正常，外生殖器外观可全似男性或女性，本病很少见。

6. 手术治疗

尿道下裂的手术治疗，由于术后并发症多，尤其尿瘘发生率高，已发表的手术方法多达200 余种，至今尚无一种满意的被所有医生接受的术式。但目前较常用的有 Denis Browne 尿道成形术、Thiersch 尿道成形术、阴囊纵隔皮瓣尿道成形术、Cecil 尿道成形术、横行包皮岛状皮瓣尿道成形术、Hodgson 一期尿道成形术、尿道口基底带蒂皮瓣尿道成形术及 Onlay 尿道成形术等。笔者单位常用的手术式是阴囊纵隔皮瓣尿道成型术，配合多侧孔支架管治疗350 例，治愈率高达 91.7%。

无论何种方法均应达到目前公认的治愈标准：①阴茎下弯完全矫正；②尿道口位于阴茎头正位；③阴茎外观满意，接近正常，能站立排尿，成年后能进行正常性生活。尿道下裂的治疗分为阴茎下弯矫正、尿道成形两个步骤。早年主要应用分期手术，当前国内外基本应用一期成形术，无论进行什么术式，最根本的问题是做好正确有效的围术期处理，如术前心理护理、会阴部的皮肤准备（术前 3 天予 1:5 000 高锰酸钾溶液坐浴，每天 2 次，同时清洗包皮垢）、术中用抗生素盐水冲洗创口、术后及时清洗支架管周围分泌物和抽吸支架管内分泌物、及时更换敷料等。也有部分医生采用术后在创口进行红外线热辐射效应，预防术后切口感染亦取得了理想疗效。以下重点介绍阴囊纵隔皮瓣尿道成形术及 Hodgson 一期尿道成形术。

（1）阴囊纵隔皮瓣尿道成形术：近年来，我国较多应用阴囊纵隔皮瓣行尿道下裂修复术。在阴囊前 1/5 ~ 2/5 为阴部外动脉的阴囊前动脉分布，后 3/5 ~ 4/5 为阴部内动脉的阴囊后动脉分布。由于阴囊皮源丰富，血供良好，带蒂皮瓣容易成活，皮瓣长度足以行正位尿道口术，手术也较简单，阴茎伸直与尿道成形可以一期完成，所以应用广泛。

正位尿道口术是近年来尿道下裂修复术进展之一，现结合阴囊纵隔皮瓣尿道成形术一并介绍。

很早就有医生使用阴囊纵隔皮肤修复尿道下裂。国内应用的方法是李式瀛等根据阴囊纵隔有固定血供设计的阴囊中线皮肤岛状皮瓣尿道成形术，手术方法如下。

1）距冠状沟 0.5 ~ 1.0 cm 环行切开包皮，矫正阴茎下弯。

2）根据尿道缺损距离，于尿道口近端阴囊纵隔皮肤上做皮瓣标志，宽 1.2 ~ 1.5 cm，按标志做切口（图 4-16）。切口应深达睾丸鞘膜外，充分松解阴囊皮下组织，保护纵隔的血管，做成岛状皮瓣。使皮瓣无张力、无扭曲地翻转贴于阴茎海绵体，缝合皮瓣成皮管。

3）翻转皮管，使缝合面贴于海绵体上（图 4-17）。

4）皮管远端经阴茎头下隧道或与切开的阴茎头翼吻合，使尿道口位于阴茎头正位。可将皮管的皮下组织与海绵体固定几针。

5）裁剪缝合阴茎、阴囊皮肤。

该手术利用阴囊纵隔的血管解剖特点，设计合理，减少了尿道近端吻合，皮管的缝合面贴于海绵体，术后尿瘘发生率很低。解放军 159 中心医院应用该方法治疗尿道下裂 350 例，治愈率为 91.7%，在各种方法中此方法成功率最高。国内也有很多学者报道使用本方法效果满意。阴囊纵隔的岛状皮瓣尿道成形术最适于阴囊纵隔发育良好的阴茎阴囊型尿道下裂。目前对本手术争议的主要问题是阴囊皮肤长有毛发，远期可能并发凝结物。若技术不熟练，术后阴茎外观不满意。

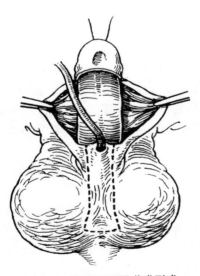

图 4-16　阴囊纵隔尿道成形术

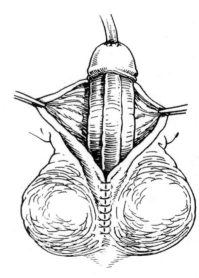

图 4-17　将皮管固定于阴茎海绵体白膜上

（2）Hodgson 一期尿道成形术：Hodgson 一期尿道成形术适用于尿道口位于阴茎中段，且背侧包皮丰富者，步骤如下。

1）手术中用 4 号丝线贯穿阴茎头作牵引。沿冠状沟做环形切口，并向阴茎腹侧尿道口延伸，尿道口周围应保留一圈皮肤（图4-18）。

2）矫正阴茎畸形：在阴茎筋膜与阴茎海绵体白膜之间游离并切除尿道沟的纤维索，并将阴茎皮肤向阴茎根部游离，充分伸直阴茎，采用人工阴茎检验阴茎伸直效果。

3）转移包皮，利用小拉钩在包皮内外层交界处的两角进行牵引，在包皮背侧适当部位做一切口将阴茎头由此切口穿过，使皮转移至阴茎腹侧。在做弓纽扣状切口时，可用光照法看清包皮内外层血管走行方向，尽量避免损伤血管。

4）尿道成形：在纽扣状切口的远端包皮内层上做两条平行切口，使形成一皮瓣，切口不要过深，只需切透真皮。其宽度以包绕容纳F10～12导尿管即可。在皮瓣的两侧稍与皮下组织分离，用5-0可吸收线连续缝合皮瓣使成管状。自皮管腔放一F12～14多侧孔支架管，用5-0可吸收线的远端与尿道外口行斜吻合，结扎在腔内，缝线吸收后，线结随尿流排出。新尿道口位于冠状沟腹侧。包皮与冠状沟边缘缝合，剪除多余包皮（图4-19），5-0可吸收线连续缝合皮下及皮肤（术后不用拆线）。阴茎用网眼纱布、碘仿纱布及无菌纱布包扎固定。

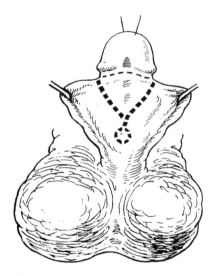

图4-18　尿道口周围保留一圈皮肤

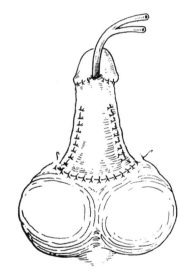

图4-19　新尿道于冠状沟腹侧与包皮缝合

该式式虽能行一期成形，减少患者分期手术的痛苦及费用，优势不少，但术后切口皮肤及皮管受瘢痕挛缩的影响，易牵拉阴茎向腹侧弯曲。

（3）与手术有关的因素。

1）手术年龄：过去使用分期手术时的手术年龄在2～5岁，在青春期前完成治疗。随着手术器械的改进，技术提高，手术年龄提前。Duckett认为，只要满3个月，麻醉保证安全，即可手术。而易被接受的年龄在6～18个月，早期治疗可减少患儿的心理负担，而且小儿3岁之内阴茎增长幅度很小。北京儿童医院报道271例手术统计分析，发现尿道成形的手术效果与年龄无关。

2）手术器械、缝线：由于尿道下裂的修复是非常精细的手术，所以最好用整形外科的器械，必备的有整形持针器、有齿整形镊、眼科剪等。有条件应配有针样电凝器及可放大1.5～2.5倍的手术显微镜，可减少出血，手术操作更清晰。对于缝线，国外最常用的是合成可吸收线，如聚羟乙酸（Dexon）、PDS、怡乔、Vieryl 可吸收缝线，此类线具有组织反应小、可吸收（吸收期 56～90 天，其中怡乔的吸收期为 56～75 天）、抗感染及容易操作等优点。若不易得到合成吸收线也可用丝线及尼龙线代替。虽然丝线的组织反应大、易感染，尼龙线有形成凝结物的可能等缺点，但对治疗效果的影响不大。缝线型号以 5-0、6-0、7-0 较佳。缝合皮肤可用可吸收线，因其吸收期在 15 天左右，不必拆线。

3）切口敷料：使用敷料的目的是固定阴茎、减少水肿、防止出血、保护切口。敷料并不能防止皮肤坏死及尿瘘发生，因而不直接影响手术效果。敷料种类主要有吸水纱布、尼龙纱布、化学合成胶布、各种生物膜、可塑形硅胶泡沫等。选择时以操作方便、患儿感觉舒适为标准，目前以硅胶泡沫最佳，也可用吸水纱布代替。

4）尿液引流方法及支架管放置方法选择：凡实施尿道成形的病例均应引流尿液。不做尿道成形，如尿道口前移、阴茎头成形术、单纯阴茎下弯矫正等手术可不置管引流，也有人做 Mathieu 等手术也不放引流管。引流方法：①耻骨上膀胱造口；②会阴部尿道造口；③尿道内置导尿管引流。第 2 种方法已很少使用。耻骨上膀胱造口引流通畅安全，国内应用很多，因多了一个手术操作，许多人主张只用尿道内置导尿管引流。使用导尿管的缺点是管腔细、易堵塞，有时易脱出。引流管可接无菌瓶，如有条件，导尿管直接开放于尿布上，成形尿道内应留置支架管，其位置可在膀胱或尿道，各有利弊。支架管插进膀胱可引流尿液，冲洗尿道内分泌物，缺点是引起膀胱刺激症状。支架管位于尿道减少了膀胱刺激与感染的机会，但尿道内分泌物的引流差。目前，用带侧孔的支架管插至膀胱的方法应用较多，只要坚持每日应用皮肤消毒剂清除引流管周围分泌物、定时给多侧孔支架管内滴注经稀释后的敏感抗生素，则疗效确切。多侧孔引流支架管保留 8～10 天，对效果影响不大。

5）术后用药：为减轻疼痛，可于术后给予静脉镇痛泵，并给予镇痛药。为减轻膀胱刺激症状，应给予溴丙胺太林（普鲁本辛）或颠茄等解痉药。患儿术后卧床可引起便秘而导致阴茎切口出血，故术前用 2% 肥皂水灌肠，术后给缓泻药。对青春期的患儿，为防止阴茎勃起引起的渗血、疼痛，应给予雌激素。术后常规用抗生素预防切口感染。

6）切口与排尿时间：术后 3～4 天切口局部无出血倾向，可打开切口敷料。暴露切口，表面涂抗生素药液，以利其干燥愈合。术后 8～10 天停止尿液引流，观察排尿情况。

7）术后须注意小儿活动：尿道下裂小儿做尿道成形术时，年龄多为 3～10 岁。术后须注意小儿活动，防止其抓掉敷料及引流支架管。

8）应用人绒毛膜促性腺激素的时机：如小儿须用人绒毛膜促性腺激素，宜于术前应用，如用于术后，最好在术后 1 年以后再用。人绒毛膜促性腺激素可引起阴茎勃起，促成尿瘘发生。国内曾有切口已愈合，于术后 8 个月时应用人绒毛膜促性腺激素发生尿瘘的报道。

八、真两性畸形

真两性畸形虽是两性畸形中最少见的一种类型，但迄今也有近 600 余例的报道。真两性畸形是一种睾丸组织和卵巢组织同时存在于一个人体的性发育异常，其病因学及发病机制尚不完全清楚。这类患者可以有多种临床表现，如原发性闭经、外生殖器模糊不清等，容易与多种性发育异常相混淆。在治疗上一般采用手术方法进行内外生殖器整形。

真两性畸形体内性腺可能有 3 种存在形式：①双侧型，双侧均为卵睾；②片侧型，一侧为睾丸，对侧为卵巢；③单侧型，一侧卵睾，另一侧为睾丸或卵巢。其中卵睾为最常见，直视下分界清楚的卵睾的特点是：睾丸质软，粉红色；卵巢质地偏硬，黄偏白色。每一侧的生殖管道与同侧性腺相一致，即卵巢有输卵管，睾丸有输精管。B超、CT等影像学和性染色体检查、肾上腺皮质激素和性激素测定是重要诊断方式，必要时行手术探查及双侧性腺活检。

真两性畸形的鉴别诊断包括先天性肾上腺皮质增生及孕早期外源性雄激素过多。在临床上，先天性肾上腺皮质增生以21-羟化酶缺乏最为常见，患者有女性内生殖器，可有雄激素过多的相关临床表现，如外生殖器不同程度的男性化、异性性早熟、骨骺过早闭合、阴蒂增大、原发闭经等；严重的类型还可能有低钠、低钾血症及脱水等危及生命的表现。但染色体核型为46XX的先天性肾上腺皮质增生患者体内无睾丸成分。

两性畸形患者早期诊治及其重要，2岁后再改变性别会造成严重心理创伤。除女性假两性畸形外，几乎都达不到生育能力，治疗目的是尽可能达到性生活能力，染色体核型性别并非是患者应达到最终指标。真两性畸形治疗原则根据性腺、染色体、生殖道、外生殖器等结合社会性别、心理要求、性功能等选择性别，手术切除与选定性别不符的性腺及内生殖道，进行内、外生殖器整形术。青春期给予相应性激素治疗。

46XY/46XX或46XY核型真两性畸形患者，如阴茎发育接近正常，一侧阴囊内有功能的睾丸，对侧为卵巢或卵睾，可保留睾丸作为男性抚养。李刚等认为，46XX核型的真两性畸形患者若取向男性，应行体内全部性腺切除，青春期给予雄激素替代。对于保留睾丸者要长期随访防止恶变。资料表明1.9%的真两性畸形患者可能发生性腺的恶性肿瘤，多见于46XY核型和具有Y染色体嵌合体的患者（10.3%），而46XX者可能性为2.7%。如果真两性畸形患者就诊于青春期前，特别是学龄前期，卵巢子宫发育尚好，因为阴道成形较阴茎、尿道成形容易成功，无论社会性别如何，尽可能考虑女性变形术。

九、男性假两性畸形

男性假两性畸形指性腺为睾丸但有苗勒管衍化的生殖管或外阴男女难分，也是两性畸形中病原和类型最复杂的一种。性别的认定包括形态标准（核型、性腺、生殖管道、外阴部及第二性征）与心理标准（抚养性别、社会性别）。形态标准与心理标准之间出现矛盾，即性心理不正常，包括易性癖和易装癖等。形态标准之间出现矛盾，即为性分化异常或两性畸形，具体可分为性染色体畸变、男性假两性畸形、女性假两性畸形和真两性畸形。其中，男性假两性畸形是指染色体为46XY，性腺为睾丸，但是生殖管道和（或）外生殖器男性化不全，它属于性分化异常中病因和类型最复杂的一种（表4-1）。

男性假两性畸形的早期诊断，应该着重注意以下几方面。

1. 病史和家族史

家族发病史对早期诊断有提示作用。

2. 体格检查

尤其是检查外阴表型和第二性征。不同患者两性畸形的严重程度差异较大，因此对可疑的患者，要着重检查尿道开口的位置、阴囊或大阴唇或腹股沟有无可疑的性腺等、青春期后的第二性征（喉结、声音、毛发分布、乳房等）、肛门指检前列腺也可作为诊断参考依据。

3. 核型鉴定

核型鉴定是诊断的关键，在此基础上才能够进一步进行病因学诊断。

4. 影像学检查

超声、CT 甚至 MRI，为无创的检查手段，对于探查性腺的有无、部位、大小、形态结构，及子宫、输卵管、前列腺、精囊腺、输精管等生殖管道是否存在、发育状况等有很高的敏感性，因此，对于确定诊断、术前检查、术后动态观察，都有重要的价值。

表 4-1 男性假两性畸形病因分类（301 医院李纲，何学酉教授收治 47 例病因分类）

诊断	例数	模型	外阴表型	年龄（岁）	骨龄	青春期变声、喉结、阴腋毛	青春期乳房发育	苗勒管结构	内分泌检查	家族发病情况及其他
低促性腺激素或性腺功能减退	2	46XY	男性表型，阴茎、睾丸小	15～24，平均 19.5	较正常同龄小 6～9 岁	无	无	无	LH、FSH、T_1，GnRH 兴奋试验，HCG 兴奋 T 试验减弱	
46XY 型性腺发育不全	4	46XY	女性表型，阴蒂小，未见睾丸，2 例盲端阴道	17～28，平均 22.8	较正常同龄小 1～6 岁	无	无	无	LH、FSH↑ $T↓$、$E_2↓$，HCG 兴奋 T 试验无	两"姐妹"患者 1 组，已婚 1 例
17α-羟化酶缺陷	3	46XY	女性幼稚型，阴蒂略大，2 例盲端阴道，1 例可打及腹股沟睾丸	16～17，平均 16.3	较正常同龄小 3～6 岁	无	无	无	LH，FSH↑，$T↓$、E_2 正常或↓	
完全性雄激素不敏感综合征（CAIS）	1	46XY	女性表型，有或无腹股沟睾丸	22		无	无	无	LH、FSH、T 正常范围，$E_2↑$	
部分性雄激素不敏感综合征（PAIS）	7	46XY	女性幼稚型至两性畸形伴尿道下裂，大阴唇或腹股沟可打及睾丸	5～23，平均 14.7	较正常同龄小 1～3 岁	有不同程度变化	2 例有，2 例无	无	LH、FSH、T、E_2 正常或↑	

续表

诊断	例数	模型	外阴表型	年龄（岁）	骨龄	青春期变声、喉结、阴腋毛	青春期乳房发育	苗勒管结构	内分泌检查	家族发病情况及其他
5α-还原酶缺乏症	14	46XY	两性畸形，会阴型成阴囊性尿道下裂大阴唇或腹股沟可扪及睾丸	8～24，平均14.6	较正常同龄大4岁到小4岁	有不同程度变化	无	无	T 正常或↑，T/DHT↑大于30倍以上	父母姑表亲结婚1例，2"姐妹"，三"姐妹"患者各1组

5. 内镜检查

包括尿生殖窦内镜、腹腔镜在内的微创手段，创伤小，观察直观，还可以取活检，从而获得病理诊断的"金指标"。

6. 内分泌和激素检查

查血，包括 FSH、LH、T、DHT、E_2、T/DHT、GnRH 兴奋试验、HCG 兴奋 T 试验、ACTH 兴奋试验等，查尿，包括 17-酮类固醇、17-羟皮质类固醇、孕三醇等，它们是实现病因诊断的重要依据。

7. 阴道刮片检查

因为阴道上皮对外源性和内源性的各种激素都很敏感，因此可以通过该检查反映机体的激素分泌情况。早期确诊，有利于尽早安排手术、治疗方案及确立术后性别，防止发育不全的性腺恶变以及患者心理变态。

确诊男性假两性畸形后，应结合实验室、病理学等检查进一步明确病因学诊断。由于胚胎的生殖管和外阴有自发地向女性分化的能力，所以男性表型的分化，完全是睾丸的作用。据此，在结合相关文献的基础上，将男性假两性畸形分为3大类：①睾酮的产生障碍；②睾酮的作用障碍；③其他。

由于各医院实验条件不同，有的患者可能难以进一步得出确切的病因学诊断。譬如，如果实验室不能够查血 DHT 或 5α-还原酶活性，就不能够通过 T/DHT > 35 或 5α-还原酶活性低下来诊断 5α-还原酶缺乏症。有学者认为，虽然病因学诊断很重要，但它对于确定治疗方案不是决定因素；确诊男性假两性畸形后，在遵循男性假两性畸形治疗原则的前提下，可以开展治疗。

治疗应当根据抚育性别与外阴部条件，对术后性别选择进行综合考虑，包括外生殖器优势、性腺的优势情况、性染色体核型、内分泌情况、患者及家属的意愿、社会性别及其以后对社会融入等问题加以综合考虑。

对于术式的选择，应当采取具体问题具体对待的方式。对于性腺位于腹腔内者，采取腹腔镜探查并切除性腺不失为最好方式，其手术创伤小，患者恢复快，也易接受，对于性腺位于腹股沟内者，术中快速病检确定性腺是否具有生精功能再决定保留与否，对于并发尿道下裂者，手术难度较大，一期难以达到满意效果，可分期进行。

十、女性假两性畸形

女性假两性畸形是两性畸形中较重要的一种，不但因为其比较常见，而且因为早期诊断和治疗可使患者恢复正常的女性生活。女性假两性畸形的病原中以肾上腺皮质增生为最常见；其次为非肾上腺性，如患者的母亲在妊娠早期为了先兆流产以某些人工合成类固醇制剂如：17-羟黄体酮、炔睾酮等做治疗，这些患者的生殖管是输卵管、子宫，性腺为正常卵巢，外阴部男性化症状比肾上腺皮质增生轻，尿内17-酮类固醇正常。极少数女性假两性畸形不能找到其病原。

肾上腺皮质增生引起的女性假两性畸形是一种遗传疾病，其遗传方式被认为是常染色体隐性遗传。这种遗传病变是一系列酶系统的缺陷，在合成皮质类固醇过程中需各种酶参与合成，目前所知不完全型C21羟化酶的缺陷是皮质增生最常见的病因。此外，C3β脱氢酶、C11羟化酶的缺陷也可引起本病。这三种酶系统缺陷都可导致皮质醇合成障碍，使具有男性激素作用的中间合成产物积聚，引起不同程度的外阴部男性化现象。完全型C21羟化酶缺陷及C3β脱氢酶缺陷使新生儿出现呕吐、高钾、脱水、失盐症状，必须特别注意。C11羟化酶缺陷使11去氧皮质酮积聚，患者伴有高血压。

肾上腺皮质增生引起的女性假两性畸形患者的外阴部男性化症状有很大差别，可自仅有阴蒂肥大至外阴几乎完全和男性一样，失盐型患者的男性化体征比非失盐型严重。

诊断根据是X染色质试验阳性，性染色体为XX，尿内17-酮类固醇和孕三醇增高。

女性假两性畸形常需内外科联合治疗，即外生殖器重建和适当的激素替代治疗，以使患者向女性方向发展。手术方式主要为外生殖器成形术，包括阴蒂成形术和阴道成形术。尽管许多研究已证实了手术可取得很好的治疗效果，但仍有研究提出阴蒂成形术可能会使患者性敏感度减低。因患者患有难言之隐疾病，在治疗过程中，要充分注意到患者的心理因素，医生要从爱护患者的观点出发，严格为患者保密。

（高　强）

第五节　睾丸先天性畸形

一、先天性无睾症

本病命名较混乱，不同的学者对病名含义界定不尽相同。如先天性无睾症又称睾丸消失综合征或睾丸退化综合征，也有学者称为睾丸缺如。是一种少见的先天性睾丸发育异常疾病，迄今文献报道约200例，国内只零星报道。

单侧无睾症多发生在右侧，多伴有同侧肾及输尿管缺如，并常有附睾输精管同时缺如。本病的病因未明，最大的可能是血管栓塞导致睾丸组织萎缩，遗传因素和其他先天性异常尚有待证实。

临床表现与睾丸组织退化的时间有关，睾丸组织退化如在胚胎8周以前，则患者的内外生殖器均为女性型，发生在胚胎8~10周间，外生殖器呈两性畸形，中肾管和副中肾管可有部分发育或完全缺如，如发生在胚胎13~14周以后，则外生殖器为男性型，伴有小阴茎。

先天性无睾症的诊断标准如下。

（1）LH、FSH 基础水平增高（9 岁以下双侧无睾症患者可不升高）。

（2）睾酮的基础水平低（停留在青春期前水平）。

（3）HCG 注射试验：HCG 1 500 U 隔日肌内注射一次，连续 3 天，血睾酮水平无增高反应。

（4）剖腹探查未能发现睾丸组织。

（5）染色体核型正常（46XY）。

诊断一旦确定，即应在患者达到青春年龄（13～14 岁）时开始睾酮替代治疗，庚酸睾酮的初始剂量为 100 mg，每 6～8 周肌内注射一次，1～2 年后改为每 4 周肌内注射 100 mg，再过 1～2 年增加至每 4 周 200 mg。有人用这种方案治疗 11 例取得了明显疗效。

二、先天性多睾症

多睾症也称重复睾丸，是囊内有两个正常睾丸外还有一个睾丸在一侧阴囊内。这是由于生殖嵴内上皮细胞群分裂的结果。此病极为少见，1978 年 Pelander 报道的 1 例是文献记载的第 53 例（我国 1994 年至今未见报道），也从未有 3 个睾丸以上的报道。多睾症的额外睾丸可能较正常者为大，也可能较小。它可具有正常的附睾和输精管并有精子生成能力，但有的额外睾丸不附有管道也无精子生成能力，多睾症一般无症状，除非并有疝或额外睾丸发生扭转等并发症时才被注意发现。一般是患者在阴囊内扪及一无法解释的肿块而做手术。多睾症都需用手术探查和组织检查方能确诊。

如额外睾丸属正常情况则无须切除，如有萎缩或其他病理情况，则可切除。切除时需注意勿误伤同侧正常睾丸的输精管。

三、融睾症

融睾症是两个睾丸相互融合成一个，很罕见。我国潍坊医学院学报于 1994 年 3 月报道 1 例，至今未见报道。融合睾可位于阴囊内或腹腔内，其所属的附睾和输精管各自分开，大多数融睾症并发重要的泌尿生殖系异常或其他器官异常，如融合肾、马蹄肾、脑积水、脑脊膜膨出和脊柱侧突等。

融睾症如无临床症状，无须治疗。

四、隐睾症

隐睾，也称睾丸未降或睾丸下降不全，是指睾丸未能按照正常发育过程从腰部腹膜后下降至阴囊。据报道，早产儿隐睾的患病率 30%，新生儿为 4%，1 岁时为 0.66%，成年人为 0.3%。患病率在生长和发育中逐渐降低，表明在出生后睾丸仍可继续下降，但至 6 个月后，继续下降的机会明显减少。此症可能有一定的遗传性，文献曾有兄弟俩同患隐睾症的报道，但临床上较少见。

（一）病因

隐睾症发生的原因有很多假说，其中主要有以下 5 种原因。

1. 解剖上的机械因素

（1）精索血管过短，大多数隐睾者有精索血管过短而造成睾丸下降不全，少数有输精管过短；也有学者认为，促性腺激素可增加睾丸血流、血管直径和睾丸体积。

（2）睾丸韧带功能异常，睾丸韧常退变后，收缩异常，使睾丸发生不同程度的下降不全（异位）。

（3）睾丸下降途径上的障碍，睾丸的体积超过腹股沟管的直径，过紧的腹股沟管或环口或外环远端进入阴囊的口（也有人称此为第三腹股沟环）缺乏，则睾丸无法进入阴囊内。

（4）睾丸和后腹壁组织的粘连，如胚胎期发生腹膜炎、输尿管凝结物，则有可能发生腹膜粘连，阻碍睾丸下降。

（5）提睾肌变异，如提睾肌纤维增厚或肌纤维缺乏弹性都可能产生隐睾症。动物实验显示：切断小白鼠提睾肌的营养神经或生殖神经，可造成小白鼠的隐睾症。

（6）睾丸结构异常，如两侧睾丸融合在一起，睾丸和脾融合，以及睾丸和附睾不相连接等都可阻碍睾丸沿着正常途径下降。

2. 内分泌因素

有些学者认为，母体促性腺激素刺激胎儿睾丸的间质细胞产生雄激素，这对睾丸下降起重要作用。睾丸下降发生在促性腺激素在血液中浓度很高时期，即胎儿最后 1 个月和青春期，这说明母体的促性腺激素和青春期垂体促性腺激素在睾丸下降可能起到重要作用。睾丸下降一般不会在胚胎 8 个月前发生，因此时的睾丸还未成熟，对促性腺激素不产生下降反应。因而，在妊娠后期隐睾，尤其是两侧睾丸未降入阴囊，可能和绒毛膜促性腺激素不足或存在有遗传性缺陷与胎儿睾丸对该激素不发生反应有关。

有研究证实，睾酮—双氢睾酮通过生殖股神经的间介，转化为降钙素基因相关肽（CGRP），其受体定位在睾丸引带上，将离断的睾丸引带孵育在降钙素基因相关肽溶液中，可观察到睾丸引带有节律性收缩。如果对幼鼠阴囊内注射降钙素基因相关肽受体拮抗药，则可阻止或延缓幼鼠的睾丸下降。因之，睾丸下降过程与睾酮水平密切相关。

3. 副中肾管抑制物质（MIS）不足

在胚胎性别决定之前，每个胎儿同时具有副中肾管和中肾管。当胚胎确定为男性后，原始性腺发育为睾丸。睾丸内间质细胞分泌睾酮，而睾丸内支持细胞分泌副中肾管抑制物（MIS），抑制副中肾管发育。如果副中肾管抑制物质不足或匮乏，则副中肾管残留或完全没有退化。残余的副中肾管在睾丸经腹移行期，可能是重要的障碍。

4. 睾丸本身发育缺陷

对隐睾进行手术时发现，1%～3% 仅有睾丸和附睾残余或精索血管和输精管残端，提示睾丸和附睾在出生之前已经萎缩，可能是由于宫内睾丸扭转所致；也有出生后反复或急性睾丸扭转。

5. 医源性

少数疝修补术后的患儿继发性睾丸萎缩。

（二）病理

1. 大体病理

未降入阴囊内的睾丸常有不同程度的发育不全，体积明显小于健侧，质地松软。少数患侧睾丸已经缺如，仅见精索血管残端。

隐睾患侧伴有附睾和输精管发育畸形，发生率为 36%～79%。但是对于附睾是否异常并无明确的定义。有人提出，如果附睾比正常长 2 倍和（或）不附着于睾丸下极者即为附睾异常。正常附睾长度如何，仍无普遍承认的标准。至今报道隐睾并发附睾畸形者，大都是对隐睾行睾丸固定时的解剖所见，而对于非隐睾者其睾丸与附睾的关系如何，虽有一些报道，但意见有分歧。Belloli 等对 456 例 522 个隐睾解剖时发现附睾畸形者共 99 个，占 19%，而对照组 50 例成年人尸体解剖和 96 例小儿疝或鞘膜积液的睾丸和附睾未见有解剖上不连接。Elder 的资料表明未降睾丸伴附睾异常者占 71%，而降入阴囊内（疝成鞘膜积液术中所见）的睾丸其附睾异常者为 50%。Turek 等对 94 例非隐睾者（如疝、鞘膜积液、精索静脉曲张等）进行阴囊探查，对 112 个附睾的形态进行检查，其中 83.9% 为附睾头与附睾尾附着于睾丸，而附睾体与睾丸之间有相当的距离，一般可容指尖；附睾与睾丸完全紧贴占 12.5%。

2. 组织病理

正常睾丸曲细精管内生殖细胞的发育过程是：生殖母细胞→Ad 型精原细胞→Ap 型精原细胞→B 型精原细胞→初级精母细胞→次级精原细胞→精子细胞→精子。

正常男孩出生后 60～90 天的睾酮峰波促使生殖母细胞发育为 Ad 型精原细胞。这个过程在婴儿 3～6 个月时完成。隐睾者生后 60～90 天的黄体生成素（LH）和促卵泡成熟激素（FSH）潮涌受挫，胎儿间质细胞数目减少，不能形成睾酮峰波，从而导致生殖母细胞不能转变成 Ad 型精原细胞。其组织学标志是：①1 岁以后仍持续出现生殖母细胞；②Ad 型精原细胞数减少。可见，隐睾的病理组织学主要表现为生殖细胞发育的障碍。其次是间质细胞数量亦有减少。但即使是双侧隐睾，仍有适量的雄激素产生，可维持男性第二性征的发育，也很少影响成年后的性行为。

隐睾的曲细精管平均直径较正常者小，曲细精管周围胶原组织增生。隐睾的病理组织学改变随年龄增大而愈加明显。成年人的隐睾，其曲细精管退行性变，几乎看不到正常精子。

隐睾组织病理学改变的程度，也与隐睾位置有关，位置越高，病理损害越严重，越接近阴囊部位，病理损害就越轻微。

（三）诊断

隐睾诊断并不困难，体检可见患侧阴囊扁平，双侧者阴囊发育较差。触诊时，患侧阴囊空虚，无睾丸。但应注意，阴囊内未扪及睾丸者，并非都是隐睾。检查时让患儿取坐位，两腿分开，呈髋外展位。检查者的双手应温暖，室温也不宜过低。

近年腹腔镜用于不能触及隐睾的手术检查（一般在上述检查仍不能确诊情况下），术中既可以探查又可以根据探查结果、灵活选用腹腔镜下隐睾固定术，效果令人满意。

（四）治疗

隐睾一经诊断，就应尽早进行治疗。目前认为，应从新生儿开始对隐睾进行监护，因此应与产科医务人员密切配合。新生儿睾丸相对大于其他各年龄期，尚无提睾肌反射。如果发现新生儿阴囊内无睾丸。即应想到隐睾，并嘱家长去有关专科进行随访。生后 6 个月，如睾丸仍未下降，则自行下降的机会已经极少，不可再盲目等待。

1. 激素治疗

基于隐睾的病因可能与内分泌失调有关，以及隐睾患者的内分泌改变和睾丸生殖细胞发育障碍等现象，激素用于治疗隐睾受到普遍重视。生后 10 个月仍为隐睾者，就应开始进行激素治疗。

用于治疗隐睾的激素，早年是人绒毛膜促性腺激素，因有一定不良反应，如阴茎增大、睾丸胀痛，如果剂量掌握不当，或较长期使用，可导致骨骺早期愈合等。20 世纪 70 年代有黄体生成激素释放激素（LHRH）或称促性腺激素释放激素（GnRH），绒毛膜促性腺激素等已非首选。但目前黄体生成激素释放激素尚不能普遍供应，人绒毛膜促性腺激素仍被广泛采用。

人绒毛膜促性腺激素主要成分是黄体生成激素，它刺激间质细胞，产生睾酮。睾丸内的睾酮浓度升高，使生殖母细胞转变为 Ad 型精原细胞。黄体生成激素释放激素作用于腺垂体，促使垂体释放 LH 和 FSH，被释放的 LH 进入了与 HCG 作用的同一轨道。

应用人绒毛膜促性腺激素的剂量，每周 2 次，每次 1 000 ~ 1 500 U，肌内注射，连续 9 次为 1 个疗程，总剂量约 13 500 U 为宜。

黄体生成激素释放激素已可采用鼻黏膜喷雾给药，每侧鼻孔 200 μg，每天 3 次，总量 1.2 mg，连续 28 天，鼻黏膜喷雾给药无任何痛苦，即使感冒流涕仍可继续治疗。

术前应用黄体生成激素释放激素治疗隐睾，对未能下降的隐睾进行睾丸固定术时睾丸活检的资料表明，其组织学的光镜和电镜检查，与未接受激素治疗者对照，有明显改善。睾丸固定术前未用激素者，在术后追加激素治疗，睾丸内生殖细胞均值亦高于安慰剂组和直接手术组。但如 7 岁以后行睾丸固定者，即使加用激素治疗，效果并不明显。

激素治疗引发隐睾下降，因目前对隐睾尚无统一的分类，激素治疗隐睾的疗效也缺乏统一的评价标准，治疗对象中是否真正完全排除回缩睾丸等因素，对激素治疗隐睾的效果很难加以评估，各报道者之间也有很大差异。一般资料指出，人绒毛膜促性腺激素治疗后隐睾部分下移者 30% ~ 40%，黄体生成激素释放激素的有效率为 30%。如果在黄体生成激素释放激素治疗后隐睾仍未下降，再加黄体生成激素释放激素 1 500 U 连续 3 天，使部分隐睾继续下降，而增加总有效率。

激素治疗的效果与隐睾所处的位置密切相关，位置越低，疗效越好，与单侧或双侧隐睾并无明显关系。腹内隐睾的激素治疗几乎无效。

2. 手术治疗

经激素治疗无效时，睾丸固定术应在 1 ~ 2 岁进行，最晚不超过 3 岁。

手术分传统手术与微创手术（腹腔镜下隐睾固定术）。

术中无论隐睾处于什么部位，都必须进行睾丸和精索的广泛游离。将隐睾连同鞘膜提起，鞘膜囊附着耻骨结节部或阴囊上方。分离切断鞘膜囊附着部，开始游离睾丸和精索。通过内环的隐睾几乎都有未闭鞘状突，分离提睾肌后，于接近内环部切开闭鞘状突前壁。此时可将鞘膜囊内睾丸翻出检查。记录其大体解剖所见，特别是附睾与睾丸关系。并测量睾丸体积，将睾丸还纳入鞘膜囊内。从鞘状突的后壁仔细推开睾丸动脉、静脉和输精管，避免损伤。横断鞘状突并游离至内环高度，予以缝扎。于内环部切开腹内斜肌和腹横肌 2 ~ 3 cm，即可进行腹膜后精索游离直至手指可以扪及肾下极，经腹膜后广泛游离。隐睾可从原来的位置平均下降 5.5 cm，以增加精索长度。其中，腹膜后广泛游离后，精索平均延长 2 cm，精索经广泛游离后，几乎都能将睾丸无张力地置入阴囊。广泛游离精索时，只要保护睾丸动脉、静脉，可免致睾丸缺血萎缩，同时还应注意尽量保留精索血管与输精管之间的膜状组织，如果输精管周围组织做过多剥离，则可能后遗输精管蠕动障碍而失去输送精子的能力。

睾丸精索游离后，发现输精管跨越腹壁下动脉、静脉进入盆腔，在将睾丸和精索向阴囊牵引时，因腹壁下血管横位阻挡，可造成输精管行程成角或受压，可将睾丸和精索从腹壁下血管的深侧穿过，或将腹壁下血管结扎、切断。使精索下降不受障碍。

少数病例虽经广泛游离，精索长度仍不足以将睾丸无张力放入阴囊，6个月后再次手术，绝大多数病例可将睾丸放入阴囊。

为解决再次手术时睾丸精索与周围组织粘连，可用硅胶薄膜片包裹整个精索和睾丸，然后缝合创口。第二次手术时拆除硅胶薄膜，精索和睾丸与周围组织全无粘连，避免损伤。

尚有其他睾丸固定的方式，目前多不采用。有研究表明，缝线贯穿睾丸实质，会引起损害反应，尤以铬制肠线为甚。76%发生急性炎症，65%形成脓肿，82%发生完全无精子，88%曲细精管坏死。用尼龙线者29%无精子，29%曲细精管坏死，58%曲细精管萎缩、内膜与周围粘连，44%发生正常精子，23%小灶性曲细精管萎缩。

自体睾丸移植术，对一些高位隐睾，在条件允许时可采取血管显微外科技术，将切断的精索动脉、静脉远端与切断的腹壁下动脉、静脉近端吻合，睾丸缺血时间不得超过30分钟。

有些术前不能触及的隐睾，在腹股沟管内未能找到睾丸，如发现有精索盲端，则提示已无睾丸，不必再做广泛探查。如果只发现盲端输精管或附睾，应考虑输精管、附睾可能与睾丸完全分离，必须继续在腹膜后探查，直至睾丸原始发育的部位。睾丸原始发育虽为腹膜后器官，但不少高位隐睾都位于腹腔内，精索周围常有腹膜包裹，形成系膜，在探查时应加以注意。

睾丸固定术的禁忌证：①单侧隐睾生精或输精管功能缺陷，特别是单侧腹内隐睾，常伴有附睾异常；②严重内分泌异常与缺陷，下丘脑—垂体—睾丸激素水平降低或缺乏，导致睾丸发育和功能障碍，隐睾仅是异常表现之一，纠正激素异常，可能使睾丸正常下降，如失败，睾丸固定术可能无意义；③智力发育不全者；④射精障碍，如脊髓脊膜膨出或腹壁肌肉发育缺陷综合征者；⑤青春期后单侧隐睾，无论是腹股沟型或腹内型，睾丸固定并无实际意义。

（高　强）

第五章

泌尿系统肿瘤

第一节　肾脏肿瘤

肾脏肿瘤并不少见，占全身肿瘤的 2% ~ 3%，在泌尿系肿瘤中，它是仅次于膀胱肿瘤的常见肿瘤。肾脏原发肿瘤大多为恶性肿瘤，主要包括肾细胞癌（肾癌）、肾母细胞瘤和肾盂癌 3 种。肾细胞癌约占肾脏肿瘤的 80%，是最常见的肾脏肿瘤；肾母细胞瘤主要发生于小儿，是最常见的小儿腹部肿瘤；而肾盂癌多为移行细胞癌。良性肿瘤中最常见的是肾血管平滑肌脂肪瘤，又被称为错构瘤。

一、肾癌

肾细胞癌又被称为肾癌，是一种较常见的泌尿系统的恶性肿瘤，占成人肾脏恶性肿瘤的 80% ~ 85%，在泌尿外科中，其发病率仅次于膀胱癌。近年来，随着我国健康人群体检的普及和 B 超、CT 影像学技术发展，有更多的肿瘤被发现，肾癌的临床发病率逐渐升高，占成人全部恶性肿瘤的 2% ~ 3%。发病年龄多为 40 ~ 70 岁，发病随年龄的增长而增加，发病年龄的中位数为 65 岁，有时发生在较年轻的人群，但 20 岁以下患者较罕见。男、女发病率比例约为 2 : 1。据美国国家癌症研究机构统计，每年约 24 000 人患肾癌，其发病率尚无增加的趋势。上海医科大学泌尿外科研究所近 5 年所收治的 230 例肾癌患者中，其平均年龄为53 岁。城市居民较农村发病率高。

（一）病理

肾癌起源于肾小管上皮细胞，生长速度一般较慢，可发生于肾实质的任何部位，并可浸润肾包膜，并向外进一步侵及肾周围脂肪。左右两侧的发病率相等，病变发生率占 1% ~ 2%。肿瘤质硬，外观为不规则的圆形或椭圆形，有一层纤维包膜包裹，血供丰富，表面常有怒张的血管。而肿瘤的颜色则受到血管多少、癌细胞内脂质含量、出血和坏死等影响。通常，生长活跃区域为白色，含脂质丰富的区域呈金黄色并发亮，颗粒细胞和未分化细胞呈灰白色。瘤体内常有囊性变，有新鲜出血、陈旧出血灶，坏死部位为红色或黯红色，中心坏死、钙化。

显微镜检查：癌细胞类型主要包括透明细胞、颗粒细胞及未分化细胞，最常见的则是透明细胞。透明细胞因胞质中含有大量的糖原和脂质，在切片染色过程中胞质被溶解，故而切片中癌细胞多呈透明状，细胞常排列呈片状、乳头状或管状。颗粒细胞呈圆形、多边形或不规则形，色黯，胞质量少，较深染。颗粒细胞癌的细胞生长活跃，恶性程度较透明细胞癌高。这两种类型的癌细胞可单独存在，也可同时出现于同一瘤体内。若肿瘤大多数由透明细胞组成，则称为透明细胞癌；主要为颗粒细胞，则称为颗粒细胞癌；兼有两种癌细胞组成者，则称为混合型肾癌。若癌细胞呈梭形，细胞核较大或大小不等，有较多的核分裂象，表现为肉瘤样结构，则称为未分化癌，恶性程度很高。

肾癌可通过直接浸润、淋巴途径转移和血行转移。

1. 直接浸润

肾癌达到一定体积后突破包膜，向内侵入肾盂，向外突破肾包膜，侵及肾周脂肪组织和筋膜，蔓延到邻近的组织，如肝、脾、肾上腺及横膈等。向内侵入肾盂后常发生血尿。

2. 淋巴途径转移

25%的肾癌都有区域淋巴结转移。左侧经淋巴管转移到肾蒂、主动脉和主动脉左外侧淋巴结。右侧首先累及肾门附近和下腔静脉周围淋巴结，并可向上蔓延到颈部淋巴结，也可直接通过膈肌淋巴结转移到肺。

3. 血行转移

肾癌具有向静脉侵入的倾向，故血行转移是肾癌重要的转移途径。肾癌细胞侵犯静脉，在静脉内形成瘤栓，进一步延伸至下腔静脉，甚至到达右心房，并转移到骨骼和肺等其他脏器，引起广泛血运转移。癌细胞转移至肾静脉的概率为20%，而转移至下腔静脉的概率则为10%。大多数瘤栓为自右侧肾癌的转移，个别来自肾上腺内的转移灶。

肿瘤转移并不是与原发肿瘤大小完全相关。恶性度较低的肿瘤常会保持有完整的包膜，即使体积巨大，仍可没有发生转移。恶性程度较高的肿瘤，虽然肉眼看来肿瘤包膜保持完整，实际上癌细胞往往已侵入和穿出肾包膜。而对于淋巴转移和血行转移来说，少数恶性程度很高的肾癌在原发肿瘤体积很小时即已出现转移。

（二）分期

为了对肿瘤进行有效的治疗，并判断其预后，一般可依据原发肿瘤情况、淋巴结和肿瘤远隔转移情况进行肿瘤分期。临床常用的是 Robson 分期。

1 期　肿瘤局限于肾包膜内，肾周脂肪、肾静脉和区域淋巴结均未受侵。

2 期　肿瘤已侵入肾周围脂肪，但尚局限于肾周围筋膜之内，肾静脉及局部淋巴结尚未受侵。

3 期　肿瘤已侵犯肾静脉或局部淋巴结，有或无下腔静脉和肾周脂肪的受累。

4 期　肿瘤侵犯邻近脏器（肾上腺除外），或已有远隔转移。

1987 年，国际抗癌协会提出 TNM 分期方案，将静脉受累和淋巴结转移分开，使分期更好预测肿瘤的发展。

T　原发性肿瘤：

T_x　无法估计原发肿瘤情况。

T_0　无原发肿瘤证据。

T_1　肿瘤最大直径≤2.5 cm，局限于肾包膜内。

T_2　肿瘤最大直径＞2.5 cm，局限于肾包膜内。

T_3　肿瘤超出肾脏。

T_{3a}　侵犯肾上腺或肾周组织，但不超出 Gerota 筋膜。

T_{3b}　肿瘤侵入肾静脉或膈下的下腔静脉。

T_{3c}　肿瘤侵入膈上的下腔静脉。

T_4　肿瘤超出 Gerota 筋膜，或累及邻近器官。

N　淋巴结：

N_x　无法估计淋巴结转移情况。

N_0　无淋巴结转移。

N_1　单个淋巴结转移，最大直径 ≤2 cm。

N_2　单个淋巴结转移，最大直径 2～5 cm，或多个淋巴结转移。

N_3　局部淋巴结转移，直径大于 5 cm。

M　转移：

M_x　无法估计远处转移情况。

M_0　无远处转移。

M_1　有远处转移。

（三）临床表现

1. 局部肿瘤引起的症状和体征

（1）血尿：无痛性血尿是肾脏肿瘤最常见的症状，约 60% 的患者有肉眼或镜下血尿，多表明肾癌已侵犯进入肾盂肾盏等集合系统。最常见的表现为间歇性、全程性、无痛性肉眼血尿。

（2）腰痛：肾癌引起的腰痛多为持续性隐痛，发生率约为 40%。原因主要是由于肿瘤生长导致肾被膜张力增加，另外还可因晚期肿瘤侵犯周围脏器或腰肌所造成。也可导致持续性的腰部疼痛，且疼痛较剧烈，此外，血块经输尿管排出时，也可以引起肾绞痛。

（3）腰部肿块：肾癌患者的腰部肿块质地较硬，表面不光滑。目前仅见于少量瘦长体型患者和边远地区就诊患者，随着我国健康人群体检的普及和 B 超、CT 影像学技术发展，肾癌患者已多在肿块发展到此阶段前，已获确诊和治疗。检查者如能触及肿瘤，表明肿瘤已处于晚期，预后不佳。

（4）精索静脉曲张：多见于左侧。由于左侧精索静脉汇入左肾静脉，可因左肾静脉内瘤栓影响精索静脉血液回流而致。右侧亦可由于下腔静脉内瘤栓影响右侧精索静脉血液回流而致，但较少见。其特点为平卧位后曲张静脉仍然怒张，没有明显减轻或消失。传统上，将血尿、腰痛和腰部肿块三大表现称为"肾癌三联征"，实际上，"肾癌三联征"的出现，说明肿瘤已发展到晚期。

2. 全身症状和体征

（1）发热：在肾癌患者中也较常见，发生率为 10%～20%。部分患者发热是其就诊的唯一症状，常为 38 ℃ 以下的低热，偶为稽留高热。发热的原因多认为与肿瘤产生的致热原相关。另有研究发现，原发肿瘤可能分泌白细胞介素 6（IL-6），从而导致肿瘤性发热。在切除肿瘤后，体温多能恢复正常。

（2）高血压：约有 20% 的肾癌患者同时伴有高血压，主要原因有肿瘤压迫导致肾素分泌过多、肿瘤内动静脉瘘以及肿瘤压迫肾脏血管等。但应注意，只有近期出现的并且在切除肾癌后恢复正常的高血压才可以说是由肾癌引起的。

3. 生化指标异常

（1）贫血：25% 的患者可伴有轻度的正常红细胞贫血。目前多认为是肾脏肿瘤毒素影响骨髓造血功能，以及肾脏自身的促红细胞生成素分泌不足造成的。

（2）红细胞沉降率快：发生率约为 50%，其出现红细胞沉降率加快的原因尚不清楚。红细胞沉降率快的患者多预后不良，对持续红细胞沉降率快的患者应做肾脏 B 超检查以除外肾癌的可能。

（3）高血钙：发生率在 10% 左右，其原因尚不清楚。肿瘤切除后血钙水平可恢复至正常，如果肿瘤转移或复发亦可重新升高。高血钙也可能是由于转移到骨骼引起的。

（4）红细胞增多症：其原因尚不清楚，可能与肿瘤直接分泌红细胞生成素或肿瘤压迫刺激分泌红细胞生成素有关。当手术切除后，肿瘤切除后红细胞水平可恢复至正常，肿瘤转移或复发后又重新出现。

（5）肝功能异常：不能确定就是由于肿瘤转移到肝脏引起的，患者可能还有肝脾增大、血清碱性磷酸酶升高、α_2 球蛋白升高等表现。切除肾肿瘤后肝功能恢复正常，因此肝功能异常并非肾癌根治术的手术禁忌证。

（四）诊断

1. 肾癌的发现

目前临床的重要问题是依据上述肾癌的临床表现寻找早期肾癌的线索。许多肾肿瘤患者的早期临床表现并不典型，需要我们提高警惕，予以甄别。首先，对于间歇性出现的无痛血尿患者，应予以重视，即使是镜下血尿，亦应予以检查。同样，对于持续性的腰部隐痛患者，以及具有贫血、红细胞沉降率快和其他肾外表现的患者，也应谨慎对待，寻找上述表现的原因。体检时应注意有无腰部或腹部包块和锁骨上淋巴结病变。精索静脉曲张平卧不消失提示有肾肿瘤伴静脉瘤栓之可能。

2. 肾癌的确诊

肾癌的确诊大多并不难，B 超、静脉肾盂造影和 CT 等影像学检查的结果，均能够提供最直接的诊断依据。同时，影像诊断学技术还能够做出准确的肿瘤分期，从而在手术以前明确病变的性质和病变的发展侵犯情况。目前，临床依据患者的临床表现考虑肾癌的可能性后，首先选择的影像学检查应是 B 超，因为 B 超检查操作简便易行，而且是无创的检查，并具有易重复的特性。在发现肾脏肿瘤后，根据情况可直接选择 CT 扫描，以确切了解肿瘤的位置、大小、范围、性质和淋巴结情况及有无转移，并进一步明确诊断肾癌。静脉肾盂造影的诊断价值比较小，现主要是对肾盂癌的鉴别，并了解对侧肾脏功能。MRI 检查应在 CT 检查后，肿瘤与相关脏器关系不清时，利用其冠状面和矢状面的影像来进行分析。肿瘤瘤栓情况则多应用彩色多普勒 B 超、MRI 和腔静脉造影来进行鉴别诊断。

（1）B 超：B 超检查操作简便易行，而且是无创的检查，现已作为无痛性肉眼血尿患者首选的影像学检查。有很多无症状的肾癌是在 B 超检查时发现的。其发现肾脏肿瘤的敏感性比较高，完全可作为首选检查方法。尤其是 B 超可以很容易地将肾囊肿、肾积水等疾病与肾癌鉴别开来。在 B 超声像图上，肾实质内的圆形或椭圆形、边界较清楚的团块状回声是肾癌的典型征象。其内部回声多变，中等大的肿瘤多呈低回声，仅少数呈强弱不等的混合回声或等回声；体积较小的肾癌有时表现为高回声团块。较大的肿瘤向肾脏表面突起，使肾脏轮廓呈现局部增大突出，表面凹凸不平。B 超还可以提供肾门、腹膜后淋巴结情况和肝脏、肾上腺及有无转移。彩色多普勒超声可用来了解肿瘤瘤栓侵犯静脉的程度，在静脉及下腔静脉内瘤栓的诊出率较高可达到 93%。

（2）CT：CT 能够准确看出肿瘤所占的范围及邻近器官是否受累情况，准确性较高，是目前最为可靠的肾癌诊断的影像学方法。

1）典型的肾癌：在 CT 图像上呈圆形、椭圆形或不规则形占位，平扫时，肾癌呈现的密度略低于肾实质，但非常接近，因此很容易遗漏掉较小的肿瘤灶。做增强 CT 时，肾癌病灶的密度会轻度增强，而正常肾实质的密度则呈现明显增强，二者形成对比，使肿瘤的边界更明显。由于肾癌病灶中会存在程度不等的坏死、出血、囊性变甚至钙化灶，因此肾癌灶在 CT 图像上会呈现出密度分布不均。部分肾癌有钙化灶，在肿瘤内呈不规则分布。

2）静脉瘤栓：肾肿瘤侵入肾静脉或下腔静脉后，CT 平扫可发现静脉内低密度区肿块影，增强扫描可见肿块增强不明显，形成管腔内的低密度充盈缺损区。

3）淋巴结转移：CT 可确定肿瘤淋巴结转移情况。肾门周围直径 > 2 cm 淋巴结多为肿瘤转移所致。肾门区淋巴结直径 < 2 cm 则为可疑淋巴结转移。

（3）MRI：MRI 在肾癌诊断中的敏感度和准确性与 CT 相当，肾癌灶在 T_1 加权像上呈现低信号，在 T_2 加权像上呈高信号，肿瘤内组织信号不均匀，表现为椭圆或者不规则的肿块，可见肾脏形状的改变，边缘能见到假包膜形成的环状低信号区。MRI 在显示周围器官受侵犯及肿瘤与周围脏器关系上明显优于 CT，可以确定肾蒂淋巴结转移情况。由于 MRI 有冠状面、额状面和矢状面多种层面的影像，可以轻易地界定肿瘤与肾脏、肾上腺以及下腔静脉的关系，确定肿瘤的来源，使肾脏上极肿瘤与肝脏和肾上腺肿瘤得以鉴别。

（4）X 线平片：X 线平片对于肾癌诊断的价值不大，较大的肾癌可显示肾脏轮廓影局限性突出，肾癌可显示细点状钙化。

（5）静脉尿路造影：尿路造影是 B 超、CT 等未得到广泛应用前肾脏肿瘤的主要诊断手段。通过了解肾脏肿瘤对肾盂、肾盏的压迫情况来明确诊断。当肿瘤体积较小、仅限于实质内时，集合系统可无异常改变，容易导致漏诊。静脉尿路造影的主要表现是：①肾盂、肾盏变形、狭窄、拉长、闭塞或移位；②当肿瘤刚侵入肾集合系统后，则可使肾盂、肾盏轮廓表现出不规则、毛糙，甚则出现充盈缺损；③当患侧肾功能丧失时，由于造影剂进不去故不显影。

（6）逆行上尿路造影：该检查对肾癌的诊断并没有多少帮助，但是对于肾功能丧失造影不显影的肾脏，则可用来鉴别其他的上尿路病变。

（7）肾动脉造影：随着造影技术的发展，血管造影多采用选择性数字减影的方法来清楚地显示病变。肾癌动脉造影的主要征象有：肿瘤区出现多数迂曲、不规则、粗细不均、分布紊乱的小血管，肿瘤周围的血管呈包绕状；由于肿瘤内存在动静脉瘘，在动脉期即可见肾静脉显影；如向肾动脉内注射肾上腺素时，正常肾脏血管和良性肿瘤内的血管会发生明显的收缩，然而肾癌组织内的肿瘤血管却不会因为肾上腺发生收缩。近年来，肾动脉造影多应用于肿瘤来源不清时的鉴别诊断，通过对肿瘤主要供血动脉来源的分析，可以轻易分辨肿瘤的来源。

（8）除外转移灶：肾癌患者就诊时有 20% ~35% 已发生转移，因此在进行根治性肾切除术前，必须行胸部 X 线平片、肝脏 B 超，除外肺部和肝脏转移的存在。如有骨转移和脑转移的证据，也应行全身核素骨扫描和脑部 CT。

（五）治疗

1. 手术治疗

根治性肾癌切除术是目前肾癌主要的治疗方法。根治手术的范围包括切除患侧肾脏、肾周脂肪、肾周筋膜、肾上腺、区域淋巴结和肾静脉及下腔静脉内的癌栓。手术时应注意采用能获得良好暴露的切口，争取在分离肾脏以前即首先结扎肾动脉，以防手术时肿瘤的扩散和癌栓的转移。对肿瘤体积较小的 I 期肾癌可采用腰部第 11 肋间切口；而对于肿瘤较大的或 II、III 期肿瘤则应采用腹部切口，以保证区域淋巴结清扫的彻底进行；如肿瘤巨大并偏向肾脏上极，则可采用胸腹联合切口。手术时首先应结扎肾蒂，从而避免手术操作时造成的肿瘤转移，并减少手术时肿瘤分离过程中出血。

由于肾癌，特别是 II、III 期肾癌，常常侵犯肾周围脂肪，手术时在处理肾蒂后，应在肾周筋膜外进行分离，才可确保预防术中肿瘤局部残留和种植。在对肿瘤上方或外方与肾周筋膜外分离出现困难时，可首先扩大切口，改善切口暴露情况，而不能轻易决定进入肾周筋膜内。根据 Beare 和 McDonald 对 488 例肾癌标本的研究，发现 70% 的标本中癌细胞已浸润肾包膜或肾周围脂肪，所以，在临床上将肾周围筋膜及筋膜内容物做整体切除，是十分重要的。

肾上腺组织位于肾脏上方，肾周筋膜内，与肾脏和肾周脂肪关系密切，因此发生肾癌后同侧肾上腺容易受累。资料显示肾癌患者中 10% 伴有肾上腺转移，所以肾脏上极肿瘤必须将同侧肾上腺一并切除，而中下极肿瘤，则可视情况而定。

尽管根治性肾癌切除术已明确必须包括区域淋巴结的清扫，但在实际工作中，对于肾癌淋巴结清扫仍存有争议。这是由于肾癌淋巴引流途径非常丰富，虽然主要的淋巴回流是聚集至肾蒂周围的淋巴结，但是后腹膜区域淋巴回流途径的存在，使某些没有肾蒂淋巴结转移的患者出现腹膜后的广泛转移。此外，许多存在肾蒂淋巴结转移的患者，多已伴有血行转移，使得肾癌的区域淋巴结清扫术的效果存在疑虑。但综合地看，区域淋巴结清扫术，仍有其重大意义：Golimho 的结果显示 II 期肾癌患者，在进行区域淋巴结清扫后，5 年生存率提高了 10% ~ 15%。区域淋巴结清扫的范围：下方从肠系膜下动脉起始部位水平开始，上方达肾上腺血管处即可。只需在上下界之间清扫腹主动脉（右侧为下腔静脉）前方和外侧淋巴脂肪组织，而腹主动脉和下腔静脉之间及背侧的组织多不需清扫。现有人主张扩大手术清扫范围，自横膈以下至主动脉分叉水平，手术损伤明显增大，但手术效果可能并无明显改善，因为如主动脉前后组淋巴结已出现转移，则转移业已广泛，单纯区域淋巴结清扫已无法彻底清除肿瘤。

难于切除的巨大肾脏肿瘤，可行肾动脉栓塞术，栓塞后肿瘤缩小，从而增加手术切除的机会。肾癌血运丰富，术中容易出血。术前进行肾动脉栓塞后，肿瘤会因为缺血发生广泛坏死，肾肿瘤表面静脉发生萎缩，肿块也会缩小，肾周围水肿后，肿瘤容易分离，术中出血会减少，这样可以提高手术切除率。此外便于肾切除前直接结扎肾静脉，减少手术操作难度。肾动脉栓塞是在术前经股动脉穿刺，逆行插管置患侧肾动脉，注入致栓物质，使动脉闭塞。通常可根据肿瘤部位和范围选择在肾动脉主干还是在其分支进行栓塞。

原发性肾癌已转移至邻近脏器的，预后极差，可以经患者允许，将原发肿瘤连同邻近受累的器官和组织一并切除，术后再辅以化疗和免疫治疗。也可首先行肾脏动脉栓塞后再行手术治疗。

肾癌可能发生在先天性孤立肾和因良性疾病对侧肾脏切除的病例，双侧肾脏也可同时或连续发生肾癌。由于对肾脏内血管分布的进一步了解和外科技术的发展，现提出了保留肾脏组织的肾肿瘤手术方式。处理原则是如未发现远处转移，则应在彻底切除肾癌组织的同时，尽可能保留正常肾组织，使残留的肾组织可以维持相应的肾脏功能，而不需要透析，从而避免肾癌根治术后的尿毒症和血液透析。主要的方式是双侧单纯肿瘤切除或切除一侧小的肿瘤，对侧行根治性肾癌切除。手术中操作困难者可以行肾切除后，采用肾脏降温和离体手术操作技术，在体外行肿瘤切除，完成操作后，再行自体肾移植。

部分肾切除治疗肾癌的主要问题是肿瘤局部复发，平均为 6% ~ 10%，某些复发病例，实际是因为肾脏内未发现的癌多发病灶，因此，保留肾组织肾癌手术，应严格控制适应证。

2. 放射治疗（放疗）

肾癌对放疗并不敏感，因而放疗目前仅被用于的辅助治疗。

（1）恶性程度较高和Ⅱ、Ⅲ期肿瘤手术后对手术野的照射。

（2）晚期肿瘤患者的姑息治疗。

（3）原发肿瘤巨大，不易切除的，可在手术前照射，使肿瘤缩小，提高手术切除成功率。

（4）骨骼等转移癌的放疗，以减轻症状。

3. 化学治疗（化疗）

肾癌对化疗不敏感，常用的化疗药物有环磷酰胺、丝裂霉素、6 - 巯基嘌呤、长春碱、放线菌素 D 等。现在对肾脏肿瘤进行肾动脉栓塞治疗时，将化疗药物直接注入肾癌的供血动脉，提高局部的药物浓度，减轻全身反应。最常用的药物是丝裂霉素，每次 20 ~ 40 mg。

4. 内分泌治疗

有研究显示，正常肾和肾癌组织的细胞膜上含有雄性激素和孕激素的受体，肾癌的发生与激素水平有相关性。临床上，常对肾癌术后及晚期肿瘤患者，给予甲羟孕酮 100 mg，每日三次，或 400 mg 肌内注射，每周 2 次，对 15% 的肾癌患者具有治疗效果。

5. 免疫治疗

近年来，对于肾癌进行免疫治疗，获得了较放射治疗、化学治疗和内分泌治疗更好的结果。主要应用的药物是干扰素和白介素 2（IL-2），目前多应用于术后和无法行肿瘤根治术的患者。但现在免疫治疗仍比较昂贵，影响了它的普及应用。

（1）干扰素：可增强 NK 细胞的活性，以及对肿瘤的细胞毒作用，抑制肿瘤细胞的分裂，是治疗肾癌转移的有效方法。用法：干扰素 300 万 U 肌内注射，隔日 1 次或每周 5 次，连续 3 个月。可重复使用。

（2）IL-2 和转移因子：均能促进和调节淋巴细胞的免疫功能，近年来得到一定的应用。

（六）预后

近年来，肾癌的治疗并无明显进步，因此肾癌的预后，与 10 年以前相比并无明显改善。Giberti 的 1997 年统计数据显示肾癌术后 5 年生存率为 50.7%，10 年生存率为 35%，15 年生存率为 29%。

与肾癌预后关系最密切的因素主要是病理分级和肿瘤分期。

1. 肿瘤分期和预后的关系

肿瘤分期是影响肾癌预后的关键因素。Ⅰ期肿瘤 5 年生存率为 70%～90%，Ⅱ期已侵犯肾周脂肪的肿瘤患者的 5 年生存率即降为 60%～70%，Ⅲ期肿瘤患者已有淋巴结转移，5 年生存率仅为 40%～50%，而有肿瘤远处转移的Ⅳ期患者 5 年生存率即降为 10%～20%。

在肾癌分期对患者预后的影响方面，主要是以下 3 个因素的作用。

（1）肿瘤大小：根据分析，肿瘤的直径大小与肿瘤浸润范围明显相关，一般来讲，肿瘤直径越大，肿瘤直接浸润的范围就越大，治疗也不容易彻底。此外，肿瘤的大小与肿瘤的转移概率也有相关性，Petkovic 统计结果证实，肿瘤直径如果超过 5 cm，则 56% 已发生转移，而肿瘤直径超过 10 cm，75% 已发生转移。

（2）区域淋巴结侵犯：区域淋巴结是肾癌首先转移的部位，代表了肿瘤转移的倾向，伴有肾蒂淋巴结转移的患者，预后明显较无淋巴结转移患者要差。

（3）肾静脉和下腔静脉的侵犯：以往认为，只要有静脉瘤栓的患者，预后多明显不良，但近年研究表明，只要瘤栓能够在手术中完整取出，并不明显影响肿瘤患者的预后，尤其是瘤栓仅限于肾静脉的患者。

2. 肾癌分级与预后的关系

肾癌细胞的类型与预后也有很大关系，透明细胞癌恶性程度较低，预后较好；颗粒细胞癌恶性程度较高，预后较差；梭形细胞癌分化最差，预后也最差。但有很多肾癌的细胞类型是混合的，此时应以恶性程度最高的癌细胞类型来估计预后（表 5-1）。

表 5-1　肾癌分级与生存率的关系

生存率（%）	1 年	3 年	5 年	10 年
低度恶性肿瘤	90	83	71	40
高度恶性肿瘤	60	45	29	18

二、肾盂癌

肾盂癌是肾盂或肾盏黏膜上皮细胞发生的恶性肿瘤，约占肾肿瘤的 10%，绝大多数为移行细胞癌，鳞癌约占肾盂肿瘤的 15%，腺癌极为少见。肾盂癌的好发人群为 40 岁以后的男性。左、右侧肿瘤发病率基本相同，双侧发生肾盂肿瘤者较为罕见。肾盂、输尿管和膀胱的上皮同属于移行上皮，常发生的肿瘤均为移行上皮癌，但肾盂肿瘤恶性程度偏高，有 50% 的肾盂病例在输尿管和膀胱内同时伴有移行细胞癌。

（一）分期

肾盂癌的病理和临床分期与膀胱癌相似。

1.0 期

仅限于黏膜，无浸润。

2. A 期

侵犯肾盂黏膜固有层或局部浅表肾锥体。

3. B 期

侵犯肾盂肌层或镜下弥漫侵犯肾锥体。

4. C 期

肉眼侵犯。肾实质或肾盂周围脂肪组织。

5. D 期

D_1 淋巴结转移；D_2 远隔器官转移。

（二）临床表现

1. 间歇性、无痛性、全程肉眼血尿

见于80%～90%的病例，为患者首发症状和主要症状，也是肾盂癌患者就诊的主要原因。出血严重时可有条形血块。

2. 肾区疼痛

多为钝痛，血块堵塞输尿管时可发生绞痛。

3. 其他

多无阳性体征，触及肿块者少见，偶有锁骨上淋巴结肿大或恶病质。

（三）辅助检查

1. B 超

B 超具有一定的诊断意义，表现为肾盂肾盏的高回声区内出现中低回声的团块，边缘不整齐。伴有积水时，可兼有肾积水的超声表现，并能清晰显示肿瘤的形态。肾的皮髓质结构紊乱，说明肿瘤已侵及肾实质；肾脏轮廓不规则、变形，提示肿瘤已侵及实质深层或穿透肾包膜。

2. 静脉肾盂造影或逆行尿路造影（IVP）

IVP 是主要辅助诊断方法，表现为肾盂内充盈缺损，可伴有肾积水。不过需要注意的是大量血尿时肾盂内血块也可有同样的表现。

3. CT 或 MRI

肾盂内实质性肿块 CT 值与肾实质相比相似或略有增高；可伴有肾盏扩张、肾窦脂肪受压移位；增强扫描显示肿块强化不明显；增强后充满造影剂的肾盂内出现形态不规则的充盈缺损，与肾盂壁相连。肾脏外形多正常。在肾盂癌和肾癌的鉴别中很有帮助，但如果肾盂癌侵犯肾实质时与肾癌的鉴别还是困难。CT 检查还能明确是否有局部淋巴结转移。

4. 膀胱镜检查

膀胱镜检查有重要诊断价值，应常规进行。不仅可发现或排除伴发的膀胱癌，还可同时行逆行造影和留取肾盂尿作常规检查及尿脱落细胞检查。

5. 脱落细胞检查

膀胱尿找到恶性细胞有助于定性诊断，肾盂尿发现恶性细胞则同时有定位价值。低分化癌阳性率较高，可达60%以上，高分化癌阳性率较低。

6. 输尿管肾盂镜检查

输尿管肾盂镜检查可直接观察到肿瘤，同时可取活组织进行病理检查以明确诊断。肾盂输尿管镜对肾盂的诊断准确率为83%。

（四）治疗

1. 肾盂癌根治性切除术

诊断明确、无远处转移者应行肾盂癌根治性切除术，范围包括患侧的整个肾脏、全部的输尿管和患侧输尿管口周围的膀胱壁。尿路上皮肿瘤存在多器官发病的可能，其发生的次序是从上而下沿尿液方向出现，因此肾盂发生移行细胞癌后，该侧输尿管和输尿管周围的膀胱壁必须一并切除。肾盂癌患者进行患侧输尿管部分切除，超过半数病例的残余输尿管可发生移行细胞癌。目前，肾盂癌手术多主张进行肾切除，而不必行肾周脂肪清除和肾蒂淋巴结清扫。

孤立肾或双肾同时发生肾盂癌，如肿瘤属低期、低级，尿脱落细胞阴性，应争取保留肾脏，有条件时可经肾盂输尿管镜行肿瘤切除；肿瘤属高期、高级者则必须行根治性切除，术后行透析治疗。

随访膀胱镜，目的是预防多中心移行细胞癌发生。

2. 非手术治疗

有远处转移的晚期患者可行放疗或化疗，方案基本同膀胱癌，但疗效不理想，预后差。

三、肾母细胞瘤

肾母细胞瘤是小儿泌尿系统中最常见的恶性肿瘤，肾母细胞瘤约占小儿恶性实体瘤的8%。肿瘤发病年龄 1 ~ 5 岁者占 75%，而 90% 见于 7 岁以前，个别病例见于成人。男女性别及左右侧发病例数相差不多，双侧患者占 3% ~ 10%。1899 年德国医生 Max Wilms 对此病作了详细的病理描述，故习惯上又将肾母细胞瘤称为 Wilms 瘤。罕见肾外肾母细胞瘤，可在后腹膜或腹股沟区发现，其他部位还包括后纵隔、盆腔后部及骶尾部。

近年来肾母细胞瘤的治疗效果获得惊人成功。这主要是由于美国国家 Wilms 瘤研究合作组和国际小儿肿瘤协会共同努力的结果，对预后良好的肿瘤类型的治疗进行改良，以减少放疗和化疗带来的危害，而对预后极差的病例进行强化治疗。

（一）病理

肿瘤起源于未分化后肾胚基，肾母细胞瘤可发生于肾实质的任何部位，与正常组织边界清晰，有纤维性假包膜。肿瘤剖面呈鱼肉样膨出，灰白色，常有出血及梗死，偶形成巨大囊性肿瘤，囊壁不规则。肿瘤破坏并压迫正常肾组织，可引起梗阻和血尿。肿瘤钙化呈蛋壳样位于肿物边缘，肾被膜被突破后，便会入侵到周围器官及组织。

显微镜下可见肿瘤由胚基、间质及上皮 3 种成分构成。胚基成分为排列紧密的较小的幼稚细胞，其核呈卵圆形、核仁不明显，胞质中等量，核分裂象常见，对周围组织有侵袭性。上皮成分形成发育不全的肾小球、肾小管、乳头等肾脏上皮组织。间质成分多为幼稚间叶组织，包括原始细胞及不同量的横纹肌、平滑肌、成熟结缔组织、黏液组织、脂肪及软骨等成分。肿瘤可经淋巴转移至肾蒂及腹主动脉旁的淋巴结，也可通过静脉侵入下腔静脉，甚至到达右心房。最终可扩散至全身的各部位，其中以肺转移最为常见，其次为肝，甚至可转移到大脑。

（二）组织学分型

肾母细胞瘤的组织成分与肿瘤的预后关系密切。根据病理组织分型与预后的关系，NWTS 经过一系列研究，逐渐加深对其认识，将肾母细胞瘤分为两大类。

1. 不良组织类型

包括间变型、肾透明细胞肉瘤和肾恶性横纹肌样瘤。此类型虽然只占肾母细胞瘤的

10%，却占肾母细胞瘤死亡病例的 10%。越来越多专家认为肾透明细胞肉瘤与肾恶性横纹肌样瘤与后肾胚基没有多大关系，并不属于肾母细胞瘤的范畴。间变的标准是：①间变细胞核的直径至少大于非间变同类瘤细胞核的 3 倍以上，细胞核染色质明显增多；②有核多极分裂象，每个分裂极染色体长度都长于正常有丝分裂中期的长度。间变按其范围分为局灶性间变和弥漫性间变。

2. 良好组织类型

任何婴儿期肾脏肿瘤，具有高级分化，均可归类于良好组织类型，本类型预后较好。主要包括上皮型、间叶型、胚基型和混合型以及囊性部分分化性肾母细胞瘤和胎儿横纹肌瘤型肾母细胞瘤。肿瘤组织中上皮、间质或胚基组织成分占组织成分 65% 以上，即分别定为上皮型、间叶型和胚基型；如果三种成分均未达到 65%，则为混合型。

（三）分期

临床病理分期对疾病的把握十分重要。下面是 NWTS 对肾母细胞瘤的分期标准。

1. Ⅰ期

完整切除的肾内肿瘤，肾被膜未受侵。术前或术中无瘤组织外溢，切除边缘无肿瘤残存。

2. Ⅱ期

肿瘤已扩散到肾外而完整切除。有局限性扩散，如肿瘤浸润肾被膜达周围软组织；肾外血管内有瘤栓或被肿瘤浸润；曾做活体组织检查；或有局部肿瘤逸出，但限于腰部。

3. Ⅲ期

腹部有非血源性肿瘤残存；肾门或主动脉旁淋巴结受侵；腹腔内有广泛肿瘤污染；腹膜有肿瘤种植；肉眼或镜下切除边缘有肿瘤残存或肿瘤未能完全切除。

4. Ⅳ期

血源性转移至肺、肝、骨、脑等脏器。

5. Ⅴ期

双侧肾母细胞瘤。

（四）临床表现

1. 腹上区肿物

肾母细胞瘤其他临床症状均较少见，90% 的患者以腹上区肿物为首次就诊原因。腹部肿物多在家长或幼保人员给患儿更衣或洗澡时被发现。肿物一般位于上腹季肋部，表面光滑、实质性、中等硬度、无压痛，较固定；肿瘤巨大者可超越中线，并引起一系列肿瘤压迫症状。

2. 血尿

10% ~15% 的患者可见肉眼血尿，血尿出现的原因目前认为是由于肿瘤侵及肾盂、肾盏所致。

3. 发热

肾母细胞瘤患者有时可有发热，多为低热，认为是肿瘤释放致热源所致的肿瘤热。

4. 高血压

有 30% ~60% 的患者有高血压表现，这是由于肿瘤压迫造成患肾的正常肾组织缺血后，肾素分泌增加所致。

5. 贫血或红细胞增多症

贫血多由于肿瘤内出血、肿瘤消耗所致，红细胞增多症则往往是肿瘤自身可分泌促红细胞生成素所致。

6. 其他

表现可有腹痛，也有少数患者因为急腹症前来就诊，推测是肿瘤破溃引起的。罕见有因肿瘤压迫引起左精索静脉曲张者，也不常见以转移瘤就诊者。肾母细胞瘤患者约有 15% 的病例可能并发其他先天畸形，如无肛症、马蹄肾等。

（五）影像学检查

1. B 超

B 超由于其方便和无创的特点，现已成为发现腹上区肿物后的首选检查手段。超声可检出肿物是否来自肾脏，了解肿物的部位、性质、大小以及与相关脏器的关系。彩色多普勒超声还可检出肾静脉和下腔静脉有无癌栓。另外，肾母细胞瘤内常有出血、坏死，肿块常不均质，囊壁比较厚，此时超声可以轻易地将其与肾囊肿鉴别开来。

2. 泌尿系平片和静脉尿路造影

泌尿系平片可以见到患侧肾肿瘤的软组织影，偶可发现肿物边缘部分散在或线状钙化。静脉肾盂造影可见肾影增大，肾盂、肾盏受压而变形、伸长、移位。部分病例患侧肾脏完全不显影。静脉尿路造影同时还可了解对侧肾脏情况。

3. CT

CT 检查可以明确肿瘤的大小、性质以及与周围脏器的相邻关系。CT 同时对下腔静脉有无瘤栓也能明确。

4. 逆行肾盂造影

逆行肾盂造影目前已很少用到，仅在诊断不明，而静脉尿路造影患肾不显影时采用。

5. MRI

MRI 在对肾母细胞瘤的诊断上优于 CT，因为 MRI 除了像 CT 一样可明确诊断肿瘤大小、性质以及与周围脏器的相邻关系外，由于 MRI 有冠状面、额状面和矢状面多种层面的影像，可以轻易地界定肿瘤与肾脏、肾上腺以及下腔静脉的关系，容易确定肿瘤的来源，使肾母细胞瘤与肾上腺部位的神经母细胞瘤得以鉴别。

6. 骨扫描

骨扫描多在怀疑肿瘤骨转移时进行，可确定全身骨骼转移灶的位置，以便与神经母细胞瘤的鉴别。

（六）治疗

肾母细胞瘤是小儿恶性实体瘤中应用综合治疗（包括手术、化疗及必要时加放疗）最早和效果最好的。化疗对提高肾母细胞瘤的存活率发挥了巨大作用。

1. 手术治疗

手术治疗仍是肾母细胞瘤最主要的治疗方法，手术能否完全切除肿瘤，对术后患者的化疗效果和预后，有着重要的影响。

手术时宜采用腹上区横切口，自患侧第 12 肋尖部切至对侧腹直肌边缘，此种切口暴露基本足够，目前已很少有肿瘤需行胸腹联合切口，以获得足够的暴露。手术中首先应进行腹腔探查，先应探查肝脏有无转移，然后是察看主动脉和肾门周围有无肿大的淋巴结。如发现可疑肿瘤转移，则可切取淋巴结活检。

触诊探查对侧肾脏，尽管各种影像学检查可以基本除外双侧肿瘤的可能性，术中仍需仔细探查，可疑有肿瘤病变时应取活检。然后探查患侧肿瘤大小、侵犯范围、肿瘤活动度和与周围脏器的关系。

依据肿瘤手术的基本原则，首先处理肾蒂的肾动脉和肾静脉，以防止手术过程中血缘性肿瘤转移的可能性。但在实际手术操作过程中，因肿瘤多比较巨大，仍存在一定的困难。此时可先切开后腹膜、游离患肾，然后再暴露肾门，处理肾蒂，注意避免首先结扎肾静脉，导致血液回流受阻，肿瘤胀大，容易发生肿瘤破裂。如果肾静脉内有瘤栓，需要先取出瘤栓，再结扎肾蒂，然后完整切除瘤肾。操作应轻柔以免肿瘤破溃，如破溃，局部复发机会将增加一倍。目前认为淋巴结清扫并不能改善预后，只应切取淋巴结活检以确定肿瘤分期。如肿瘤向周围浸润固定，已无法完全切除，则应在肿瘤残留组织附近留置银夹，作为放疗的标记。待 3~6 个月后再次行手术探查予以切除。

2. 术前综合治疗

近 30 年来治疗上的重要进展是联合化疗，显著提高了肾母细胞瘤患者的存活率。必要的术前化疗是很重要的治疗手段。肿瘤过大、估计不易切除时，应用化疗和放疗，待肿瘤缩小、包膜增厚后，再行手术，可以减少手术中肿瘤破溃扩散的危险，提高肿瘤完整切除率。

（1）术前化疗：肿瘤较大，估计手术切除有一定难度的患者，可给予 VCR + ACTD 化疗 6~12 周，VCR 剂量为 1~2 mg/m² 体表面积，每周 1 次，不宜超过 10 周。ACTD 进行 1~2 个疗程，中间间隔 6 周，每个疗程每天 15 μg/kg，连用 5 天。每天的剂量不得超过 400 μg。

（2）术前放疗：术前放疗主要用于化疗效果不明显的病例，可在 6~8 天内给予 800~1 200 cGy 的照射，并在照射后 2 周内行肿瘤切除术。亦有人认为术前化疗不宜进行，一方面是诊断尚未明确，容易造成错误治疗；另一方面，术前放疗可能影响活检病理组织类型分析，造成组织中间变型检出率降低，掩盖正确的组织分型，影响术后化疗方案的确定。

3. 术后综合治疗

（1）术后化疗：术后化疗是近年来肾母细胞瘤患者存活率提高的主要原因。NSWT 的一系列研究，使术后化疗的效果提高，不良反应受到控制，避免了不必要的化疗并发症。NWTS 于 1995 年提出，认为小于 2 岁的 I 期肿瘤患儿术后可不需任何化疗，而对预后较差的组织类型患者提出强化治疗的方案。

（2）术后放疗：良性组织类型 I、II 期和间变型 I 期手术后放疗对预后无明显影响，无须进行。放疗目前主要用于良性组织类型 III、IV 期及间变型 II~IV 期。术后 48 小时与术后 10 日开始放疗，疗效相同，但若晚于 10 日，局部肿瘤复发机会明显增多。早期放疗并不影响伤口的愈合。术后放疗的剂量为手术野照射 2 000 cGy，有全腹播散的病例可行全腹照射。如局部有肿瘤残留，可以追加照射 500~1 000 cGy。1 岁以内的患儿可仅照射 1 000 cGy，以避免影响发育。

（七）双侧肾母细胞瘤

双侧肾母细胞瘤占肾母细胞瘤病例的 4.4%~9%，以往的治疗方法是双侧单纯肿瘤切除或切除一侧大的瘤肾，对侧行活体检查或肿瘤切除。目前，由于化疗的进步，手术治疗应以保留肾组织为原则。手术首先进行双侧探查，并行肿瘤活检。仅在可以保留肾脏组织超过2/3 时，才行肿瘤切除活检术。根据肿瘤活检结果，以分期最高的肿瘤组织类型确定化疗方案。经过 6 周到 6 个月的化疗，然后进行第 2 次手术探查，术中如部分肾切除即能去除肿瘤，则行肾部分切除术；否则，便再次关腹，术后继续化疗和放疗。6 个月之内，行第 3 次手术探查，本次在保留肾组织的同时，应尽可能进行彻底的切除。

双侧肾母细胞瘤对化疗的敏感性与单侧肾母细胞瘤相同，因此，化疗是双侧肾母细胞瘤的重要治疗手段。而对化疗不敏感的病例，放疗的效果也很差。对于双侧肾母细胞瘤，影响预后的主要因素仍是肿瘤分期和组织类型。由于多数双侧肾母细胞瘤为良好组织类型和 I 期肿瘤，双侧病变经治疗后 3 年存活率可达 76%。

（八）预后

随着综合治疗的发展，尤其是配合手术的术前化疗和术后化疗、放疗的应用，肾母细胞瘤患者的预后有了极大的改善。目前，肾母细胞瘤患者的 4 年无瘤生存率为 75%～85%。肾母细胞瘤预后的主要因素有以下两种。

1. 肿瘤组织类型

肿瘤存在间变，明显影响肿瘤的预后。Wilms 瘤患者中存在未分化型肿瘤组织的占 5%，而这 5% 的肿瘤复发率为无间变型肾母细胞瘤的 4 倍，死亡率为无间变型肾母细胞瘤的 9 倍。组织结构良好型肿瘤患者 5 年生存率为 83%～97%，而组织结构不良型为 55%～68%。随着化疗的发展，肾透明细胞瘤的预后明显改善，5 年生存率为 75%，而横纹肌肉瘤预后仍很差，5 年生存率为 26%。

2. 肿瘤分期因素

肿瘤浸润程度和淋巴结的转移，都对肿瘤患者的预后有着明显的影响。

（1）血行转移：不管是肺部转移，还是肝脏、骨骼、脑部转移，都将影响患者的预后。术后化疗可以明显改善存在血性转移的患者预后。

（2）淋巴结转移：淋巴结是否转移对预后的影响很大，因为肿瘤淋巴结转移是分期中的重要因素。淋巴结无转移的患者的 4 年生存率为 82%，而淋巴结转移的患者的 4 年生存率仅为 54%。

（3）肿瘤局部浸润程度：有无假性包膜的存在，以及肾内静脉的浸润，都将明显影响预后。

四、肾脏良性肿瘤

（一）肾血管平滑肌脂肪瘤

肾血管平滑肌脂肪瘤又称为错构瘤，肿瘤组织由血管、平滑肌和脂肪组织组成，占肾肿瘤的 2%～3%。本病的好发人群为 40 岁以后的女性，小儿少见。国外报道有 40%～50% 的病例伴有结节性硬化症，但国内的统计并非如此，多数不伴有结节性硬化症。由于肿瘤血管成分丰富，管壁没有弹力组织，因此易发生肿瘤内出血或肿瘤破裂出血，而出现腹痛、腰腹部肿块等表现。若肿瘤破溃后进入腹腔，可有急腹症的表现，甚至出现休克。

1. 诊断

（1）临床表现：多出现在肿瘤内出血或肿瘤破裂出血时，突然出现腹痛，查体腰腹部有增大的肿块，有时伴有肉眼血尿。仔细询问病史也无明确外伤史，应考虑错构瘤出血的可能。

（2）B 超检查：可见肾内的占位性病灶，有脂肪和血管表现为高回声及肌肉和出血则为低回声。肿瘤组织内有脂肪组织，超声表现为强回声，这是 B 超检查错构瘤特有的表现。

（3）CT 检查：可见肾内密度不均的肿块，其中有 CT 值 - 40 ~ - 90 HU 的脂肪成分，可与其他肾肿瘤鉴别。

2. 治疗

错构瘤是良性肿瘤。一般认为，肿瘤直径在 3 cm 左右，诊断明确，无症状者，可定期随访；若肿瘤直径在 5 cm 以上，或增长较快，伴有疼痛时，可行手术治疗，作肿瘤剜除术。不能除外肾癌者应行手术探查，术中首先行肿瘤切除，并送冰冻病理，如为恶性肿瘤，则应行根治性肾切除术。双侧肾错构瘤或伴有结节性硬化症者，应该定期随访，酌情对症处理。

（二）肾球旁细胞瘤

又称为肾素分泌瘤、肾素分泌球旁细胞瘤等，多见于青少年和中青年。肿瘤来源于肾小球旁细胞，肿瘤多为单侧，瘤体直径一般在 3 cm 以下。病理特征为纺锤形细胞，胞质内有大量嗜酸颗粒体，自主分泌肾素，致肾素—血管紧张素—醛固酮系统活性增强，水电解质紊乱。临床少见。主要表现为高血压和高肾素血症。偶伴低血钾和高醛固酮，可有多尿、夜尿，神经肌肉功能障碍等表现。实验室检查有低血钾、高肾素、高醛固酮。诊断明确后行肾部分切除术，与肾癌难以鉴别时行根治性肾切除术。

（三）肾嗜酸细胞瘤

肾嗜酸细胞瘤约占肾肿瘤的 3%，中老年发病。多为单发的实性、界限清楚的肿瘤。肿瘤细胞内有嗜酸性颗粒，核分裂象少见。但对于肾嗜酸细胞瘤的恶性倾向，仍有争议。有报道显示，肿瘤达到一定体积后，可侵犯肾周脂肪或出现淋巴、血管浸润。

临床多无明显症状，少数患者有血尿、腰痛、肿块等类似肾癌的表现。由于临床少见，对该病的认识尚不完善。肿瘤体积小时，影像学上与肾癌鉴别困难。所以不能除外肾癌的患者，应尽早行根治性肾切除术。

（袁贺佳）

第二节　输尿管肿瘤

输尿管肿瘤少见，占泌尿系统肿瘤的 1% ~2%，男女发病比为 2 ∶ 1，患者年龄大多在 50 岁以上。息肉、乳头状瘤等常用局部切除来治疗的良性肿瘤少见，大部分为恶性肿瘤。输尿管恶性肿瘤中 97% 为上皮肿瘤，其中 90% 以上为移行上皮细胞癌，其余为鳞癌、腺癌，非上皮性恶性肿瘤包括平滑肌肉瘤、血管肉瘤等，罕见。输尿管凝结物的长期刺激与慢性炎症与鳞癌的发生有关。上皮细胞肿瘤的发病原因及病理与膀胱癌类似。本节主要讨论输尿管移行细胞癌，2/3 的输尿管移行细胞癌发生在输尿管下段，另外将近 1/3 见于输尿管中段，输尿管上段少见。输尿管移行细胞癌有时在同侧输尿管及肾盂可出现多发性肿瘤，偶可见于对侧同时发生，30%～75%的输尿管肿瘤同时或异时伴有膀胱肿瘤，常位于同侧输尿管口附近。恶性程度高及浸润深的肿瘤很易发生淋巴结转移，常见腹主动脉、下腔静脉旁、同侧髂总、盆腔淋巴结转移。血行转移至肝、肺及脊柱等器官，P53基因异常与高分级的输尿管移行上皮癌易发生种植转移。血尿和疼痛是常见的症状，75%以上的病例出现肉眼或镜下血尿，全程血尿伴细长血块提示出血来自上尿路。30%的病例出现腰痛，多为隐痛，绞痛仅见于血块通过输尿管时。诊断主要依据静脉尿路造影及逆行输尿管肾盂造影。在造影片上可见到输尿管有充盈缺损及梗阻等表现。梗阻严重者可引起患侧肾功能损害而不显影。尿细胞学检查在恶性程度较高的病例癌细胞的阳性率较高。诊断有困难时可通过膀胱镜行输尿管擦刷活检或进行输尿管肾镜检查。经皮顺行输尿管镜活检仅用于其他方法不能明确诊断时。CT有助于肿瘤分期及输尿管癌与尿酸凝结物的鉴别，软组织肿瘤CT值平均46 HU（10～70 HU），而尿酸凝结物的CT值常大于100 HU（80～250 HU），MRI尿路成像也有助于输尿管移行细胞癌与凝结物的鉴别。输尿管癌一般应将肾、输尿管及输尿管口周围膀胱壁一起切除。区域淋巴结清扫有助于明了患者的预后，但并不能明显提高其治愈率。T_0、T_1期输尿管癌可考虑行节段性输尿管切除术，单个表浅或乳头状恶性程度低的输尿管癌可行腔内治疗，术后要密切随访注意复发，孤立肾或对侧肾功能严重不良时要考虑保留肾脏的治疗，放疗及化疗的效果不好。

（袁贺佳）

第三节　膀胱肿瘤

膀胱肿瘤是我国泌尿生殖系肿瘤中最常见的肿瘤。膀胱肿瘤的发病率男性比女性高，城市居民比乡村高，工业发达的国家比工业不发达国家高。移行细胞癌在膀胱癌中最常见。

一、概述

（一）病因

膀胱肿瘤的病因复杂，但现在对其已有了进一步的了解，下列因素与膀胱癌形成有一定关系。

1. 染料工业等引起职业性膀胱肿瘤

从动物实验和流行病学研究，确认β-萘胺、4-氨基联苯、联苯胺、α-萘胺等是膀胱致癌物质。接触这一些致癌物质后发生膀胱肿瘤的潜伏期为3～30年，平均为20年左右。这些致癌物质是通过皮肤、呼吸道或消化道进入人体，在尿中以邻羟氨基酚类物质排出而使尿路上皮细胞癌变的。此外，从事橡胶、纺织印染、电缆、油漆、燃料、皮革、印刷、焦油和农药等行业的工人也有膀胱肿瘤的高发现象，但其特异性的致癌物质并未十分明确。

2. 人体色氨酸代谢异常

烟酸是色氨酸正常的最终代谢物，中间产物如3-羟犬尿氨酸、3-羟邻氨基苯甲酸和3-羟-2-氨基—苯乙酮，均属邻羟氨基酚类物质。在膀胱癌患者中尿内色氨酸中间代谢产物较正常人为高。

3. 吸烟

吸烟与膀胱肿瘤有一定关系，是一种重要的体外诱因。吸烟者膀胱癌发病率4倍于非吸烟者，而且与吸烟的量有关。肿瘤的分级、分期及肿瘤复发率在吸烟者比不吸烟者高。另外吸烟能阻断色氨酸正常代谢使致癌性中间代谢物积累。

4. 慢性膀胱炎症和其他感染

膀胱炎症在膀胱肿瘤发生中也起重要作用，病变大多为鳞状细胞癌。长期膀胱凝结物、先天性膀胱外翻、膀胱憩室和长期留置导尿管易并发膀胱癌。有 2%～10% 长期留置导尿管的截瘫患者出现膀胱肿瘤。在埃及血吸虫病流行地区内膀胱癌发病率升高。

5. 长期大量使用镇痛药

镇痛药如非那西汀能引起肾盂及膀胱移行上皮癌，此药结构与苯胺染料相似。

6. 使用糖精或仙客来（环己氨基磺酸盐）等人工甜味品

人工甜味品在动物实验中有致癌性，但在实验时使用的浓度远高于人日常生活所使用的浓度，在人类膀胱肿瘤的致癌作用未获证实。

7. 咖啡和茶

有报道认为饮用咖啡和茶与膀胱肿瘤有关，有人认为烤咖啡豆的烟灰是一种有效的诱变物。但这些饮料被广泛消耗，并常同甜味剂一起用，因此，是否有致癌作用仍不明确。

8. 放疗

因子宫颈癌接受盆腔放疗的女性发生膀胱肿瘤的危险性比普通女性增加 2～4 倍，这些肿瘤在诊断时往往是高分级和局部浸润性膀胱癌。

9. 遗传

有报道膀胱肿瘤有遗传倾向，有特殊 HLA 亚型的人患膀胱肿瘤的危险性要高于普通人，但仍需进一步研究证实。

（二）病理

构成膀胱的各种组织均可发生肿瘤，分为两大类：①发生于上皮组织的肿瘤，在所有膀胱肿瘤中，上皮性肿瘤占 98%，其中移行上皮性肿瘤占 95%，在临床上占重要地位，其余包括腺癌及鳞癌；②从间叶组织发生的肿瘤。

移行上皮性肿瘤包括乳头状瘤、乳头状癌及浸润性癌等。

1. 乳头状瘤

乳头状瘤主要发生年龄在 60～69 岁，男性多于女性。乳头状瘤可发生在膀胱任何部位，侧壁最常见，其他为三角区和输尿管开口部。膀胱镜下所见肿瘤为红色隆起，有柔软细长的蒂，肿瘤的大小为 1～5 cm。乳头由 5～7 层形如正常的移行细胞覆盖，有清楚的纤维组织及血管中心束。瘤细胞呈栅栏状排列，上皮有轻度和不规则增厚，但细胞分化良好，核分裂象不明显，约 1/3 病例有不同程度的非典型性增生。肿瘤可单发或多发，乳头状瘤遍及膀胱各部时称为膀胱乳头状瘤病。乳头状瘤有复发的特点。5 年内复发率为 60%，其中 15%～20% 有癌变，多在术后 1 年内复发。但亦有一次治疗后永不复发的。

与上述乳头状瘤生长方向相反的称为膀胱内翻型乳头状瘤，不常见。病理表现为膀胱黏膜下肿块，上覆以正常的移行上皮，肿瘤细胞由此层上皮向下生长，形成许多交接的移行上皮索等。

2. 乳头状癌

此型最多见。分为绒毛乳头状和乳头状移行上皮癌。病理特点是各乳头粗短融合，瘤蒂粗短或无蒂而基底宽，瘤表面有坏死或钙盐沉着。肿瘤可向下侵犯基底膜及肌层。镜下见乳头的移行上皮层次增多，癌细胞排列紊乱，细胞形态明显差异，纤维血管轴心不像乳头状瘤那么明显，可见核分裂象及有巨核细胞，核胞质比例增大，染色质浓染。肿瘤不同程度地保持移行上皮的特性。

3. 浸润性癌

浸润性癌又称为非乳头状癌、实性移行细胞癌。此型恶性程度高。肿瘤为白色、扁平或呈结节性团块，无明显的乳头形成，肿瘤常侵犯膀胱全层，表面不平，有溃疡形成，或有坏死及钙盐沉着，肿瘤的边缘可高起呈结节状。早期向深处浸润，发生转移早，80%～90%肿瘤在确诊时已有肌肉浸润。肿瘤起自移行上皮，瘤细胞大小不等，形成索条状或巢状，有大的异形细胞核，常见异常核分裂象，偶见高度恶性小细胞，类似肺燕麦细胞。肿瘤局部可有鳞状化生和假腺腔结构。在肿瘤周围和膀胱其他部位常见明显的上皮异常或原位癌。非典型增生和原位癌是该肿瘤的常见起源。

4. 原位癌

原位癌是一特殊的移行上皮性肿瘤，恶性程度高。原位癌分为两类，一类为原发性原位癌，另一类为原位癌伴有其他类型癌。表现为扁平斑片，边缘不清或呈颗粒状隆起，黏膜充血。开始时局限于移行上皮内，形成稍突起的苔藓状红色片块，不向基膜侵犯，但细胞分化不良。细胞间黏附性丧失，细胞容易脱落而易从尿中检出。常与恶性度高的、分化不良或浸润深的膀胱癌同时存在，在局限性膀胱癌作多处膀胱活检时原位癌的发生率为3.2%，对膀胱全切标本作系列切片时原位癌发生率可达90%。原位癌的分布有时比较散在，远离原来的肿瘤，提示作膀胱活检时要从多处获取组织。当在膀胱肿瘤周围上皮有原位癌时，5年内多复发为浸润性癌。从原位癌发展为浸润性癌一般需1～1.5年，有长达20年者，而有些却长期静止。

5. 腺癌

腺癌又称为胶样癌、黏液腺癌或印戒细胞癌，属少见的膀胱肿瘤。肿瘤好发于膀胱顶部，起源于脐尿管残余，其次好发部位为膀胱基底部。慢性刺激病变亦能引起移行上皮的腺性上皮化生，导致腺性膀胱炎或囊性膀胱炎，继而发生腺癌。肿瘤由大小形状不同的腺体构成，腺体被覆分泌黏液的柱状或立方细胞和多数杯状细胞，形成向外突出的小袋，有时有囊性扩张。腺体内的黏液量差异颇大，偶尔肿瘤由大量黏液性印戒细胞组成，黏液存在于肿瘤细胞内，聚集成黏液湖。腺癌的扩散与移行细胞癌相似，转移最常在淋巴结、肝脏、肺和肾。

6. 鳞状细胞癌

鳞状细胞癌也罕见，发病与慢性刺激导致鳞状上皮化生有关。有报告局灶性鳞状上皮化生可达60%，但只有在肿瘤各部出现一致的病理改变时才能诊断为鳞状细胞癌。国内有不少膀胱凝结物伴发鳞状细胞癌的报道，一般说来膀胱鳞状细胞癌比移行上皮癌恶性度高，发展快，浸润深，预后不良。

7. 非上皮性肿瘤

非上皮性肿瘤来自间叶组织的肿瘤，约占全部膀胱肿瘤的2%。见于文献者有血管瘤、淋巴管瘤、平滑肌瘤、平滑肌肉瘤、嗜铬细胞瘤、恶性黑色素瘤、浆细胞瘤、纤维瘤、纤维肉瘤、癌肉瘤、组织细胞瘤、软骨瘤、骨肉瘤等。

（三）分期和分级

分期是指膀胱肿瘤的浸润深度，对于膀胱移行上皮性肿瘤目前有主要两种分期方法：一种是 JSM 法；另一种最常用的是国际抗癌协会（UICC）提出的 TNM 法。国际抗癌协会（UICC）拟定 TNM 肿瘤分期的原则为：①浸润限于膀胱壁（T）；②浸润达骨盆及腹部淋巴结（N）；③有其他器官转移（M）。

分级是指肿瘤的恶性程度，目前主要采用 WHO 倡议的三级分期法，即 G_1 高分化；G_2 中分化；G_3 低分化。其浸润深度与淋巴结转移关系见表 5-2、表 5-3。

肿瘤的分期与分级有内在的联系，大多数的细胞分化好或中等分化（分级低）为表浅性肿瘤，而细胞分化差的（分级高）常为浸润性肿瘤（图 5-1）。

表 5-2　肿瘤在膀胱壁的浸润深度与淋巴结转移的关系

病理分期	阳性淋巴结（%）	
	Skinner 等	Smith 和 Whitmore
P_1 和 P_{is}	5	3
P_2	30	8
P_3A	31	47
P_3B	64	47
P_4	50	42

注：P_1，侵及固有膜；P_{is}，原位癌；P_2，侵及浅肌层；P_3A，侵及深肌层；P_3B，侵及膀胱周围脂肪；P_4，侵及盆腔壁前列腺、阴道或子宫。

表 5-3　临床分期和淋巴结转移的关系

临床分期	转移率（%）
T_1（达黏膜下层）	5
T_2（达浅肌层）	13
T_3（达深肌层或周围脂肪）	18
T_4（侵入邻近器官）	44

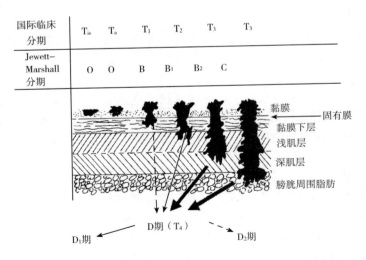

图 5-1　膀胱癌的分期示肿瘤浸润深度与临床分期的关系

二、临床表现

膀胱肿瘤多见于男性，发病率高于女性 3 ~ 4 倍，50 ~ 70 岁发病最高，占 50%。

血尿是膀胱癌最常见的症状，也常是最早的症状。大多为肉眼血尿，少数为镜下血尿。多为无痛性全程血尿，偶尔为终末血尿，都是间歇出现。血尿及贫血程度一般与肿瘤的严重性成正比，但在极少数情况下，一个小的乳头状瘤也可以引起严重的血尿。出血量多少不一，血尿严重时可出现血块，有时可发生排尿困难。当血尿自行停止时可造成疾病已愈的错觉，以致延误就诊。

其他的症状包括尿频、尿急和尿痛等，表示肿瘤有坏死、浸润膀胱壁或者肿瘤位于膀胱颈部。原位癌常在确诊前数月就有类似膀胱炎的症状。位于膀胱颈或带蒂的肿瘤有时能引起排尿困难或尿潴留。起源于脐尿管的腺癌则首先表现为耻区肿物。

肿瘤坏死组织脱落时，尿液中有腐肉样组织排出，肿大的转移盆腔淋巴结压迫髂静脉及淋巴管后可引起下肢水肿，有腰椎、骨盆转移时可引起腰背部疼痛。晚期膀胱癌大多有大量血尿、排尿困难、尿痛、尿潴留及膀胱区严重疼痛等症状。

三、诊断

凡有原因不明的血尿（肉眼或镜下）或膀胱刺激症状的患者，特别是年龄 40 岁以上，都应考虑到膀胱癌的可能，必须进一步做详细检查。膀胱肿瘤的诊断应明确肿瘤的部位、范围、大小、数目、恶性程度、浸润深度及有无转移，作为治疗的依据。

1. 膀胱镜检查

可以直接看到膀胱肿瘤的形态是乳头状还是实性、团块状，有血管蒂存在还是广基，其他如肿瘤所在部位、数目、大小等皆可观察，并可取活组织检查（图 5-2），但原位癌常不能被见到。膀胱镜检查初步可以鉴别肿瘤是良性或恶性。良性乳头状瘤的蒂很细，乳头分支细长、透明，随着膀胱冲洗液漂动，有时还可见到上面的毛细血管，附近的膀胱黏膜正常；原位癌（T_{is}）可见黏膜上似天鹅绒突起的红色区域，外观与充血和增生的黏膜相似，膀胱镜检查时出现激惹或痉挛者说明有广泛的原位癌，应多处取活检证实；乳头状癌多数为表浅的 T_0、T_1 期肿瘤，单发或多发，肿瘤局限在黏膜或黏膜固有层，蒂细长，蒂上长出绒毛状分支，在膀胱内注水时，肿瘤乳头在水中漂荡，犹如水草；结节、团块乳头状癌常为 T_2、T_3 期肿瘤，乳头状癌的蒂较粗，乳头分支短而粗，有时像杨梅状，往膀胱注水时活动较少，附近黏膜增厚、水肿；浸润性癌常为 T_3、T_4 期，无蒂，境界不清，局部隆起，表面褐色或灰白色，肿瘤坏死处形成扁平的溃疡，溃疡出血或有灰白色脓苔样物沉淀，边缘隆起并向外翻，肿瘤附近黏膜不光洁、增厚、水肿、充血。大多数膀胱移行细胞肿瘤位于膀胱底部，包括三角区及其附近的膀胱侧壁以及输尿管口周围。有些肿瘤位于膀胱顶部或前壁，一般膀胱镜不易发现，可应用软性膀胱镜弥补此缺点。除单纯的乳头状瘤外，要做多处膀胱活检以了解有无上皮变异或原位癌。

2. 尿脱落细胞检查

凡疑有尿路上皮细胞肿瘤但尚未得到确诊的患者均应进行尿脱落细胞检查。由于无痛苦和无损伤，患者容易接受。尿的收集很重要，容器必须清洁，以新鲜尿为好，搁置长久的尿细胞容易破坏，难以诊断。第一次晨尿往往夜间在膀胱内停留时间较长，影响诊断，因此建议送第2次或新鲜尿液检查。脱落细胞的阳性率与肿瘤的恶性程度有较密切的关系。因恶性程度愈高，癌细胞之间的黏附力愈差，从而愈容易脱落。据 Nelson 报道，分化好的乳头状移行细胞癌 I 级阳性率仅 10% 或更低，II 级阳性率 50%，III 级阳性率 90%，而原位癌为未分化癌，其阳性率接近 100%。在安排膀胱镜检的同时进行尿细胞学检查，可以增加肿瘤细胞的检出率，一般阳性率约为 80%。

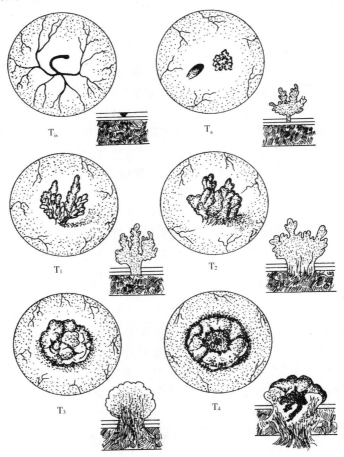

图 5-2　膀胱肿瘤（T_{is}、T_a、T_1、T_2、T_3、T_4 期及膀胱镜所见）

3. 流式细胞术（FCM）

　　流式细胞术是 20 世纪 80 年代开展的一种诊断肿瘤的新方法。此法对膀胱癌的诊断与尿液的脱落细胞检查同样准确。本法主要是测量细胞核 DNA 含量，按其数据经电脑处理得出结果，可以用于检查尿细胞（可用膀胱冲洗液或肾盂冲洗液）及石蜡标本的回顾性研究。可以对肿瘤的发展情况、治疗效果和有无复发做连续观察。检查时用导尿管或 Ellick 膀胱排空器以 50 mL 生理盐水用力冲洗膀胱，共 5～10 次。收集冲洗液中的上皮细胞，制备成混悬液。然后将细胞中的 DNA 及 RNA 染色，将染色的细胞以高速度通过石英管道，用蓝色激光束交叉照射此细胞行列，在激光下 DNA 产生绿色荧光而 RNA 产生红色荧光。用计算机分别记录每秒钟通过的绿色及红色细胞数量。正常人体各器官的细胞核 DNA 含量相同，表现为恒定的二倍体波型。在正常细胞向癌细胞转变或恶性度增长的过程中，DNA含量增多，可出现近二倍体及二倍体以上的非整倍体。若用数字表示，则非整倍体超过15％时为阳性。凡发现这些情况者，即可诊断为癌。用FCM诊断膀胱癌，阳性率最高者为原位癌。一般认为二倍体及近二倍体的膀胱肿瘤在存活及复发方面无明显差异，术后无瘤存活者多为二倍体及近二倍体肿瘤，而肿瘤复发转移或死亡多为非整倍体肿瘤。非整数倍体出现率增高提示肿瘤多有浸润性，恶性度高，易复发及转移，预后不良。流式细胞术对膀胱上皮细胞肿瘤的诊断优点是DNA含量的测定是一种定量检查，检查结果有客观数字可做比较。在手术、化疗或放疗后作定期随访，可判断疗效，了解肿瘤有无消退或复发。但FCM是一个费用昂贵的检查手段，尚难广泛采用，在严重尿路感染患者，常易产生假阳性。

4. 影像细胞分析术（ICM）

影像细胞分析术是近期开展的新技术，该技术采用计算机控制的荧光显微镜，能连续自动对每一个细胞的细胞核进行扫描和成像，可以测每一个细胞的DNA含量，对早期诊断膀胱癌有实用价值。由于ICM能检测每一个细胞的DNA含量，因此，只需少量的细胞就足够了，而FCM却需要大量的细胞。FCM和ICM的联合应用，起到相辅相成的作用，可提高膀胱癌早期诊断的准确率。

5. B超

在国内经腹壁或经尿道作B超扫描已广泛应用于膀胱肿瘤的诊断，可发现直径0.5 cm以上的肿瘤，并可了解肿瘤对膀胱壁浸润的深度。经尿道膀胱腔内B超扫描对膀胱浸润判断准确率可达93％，但超声检查不能清晰地显示区域淋巴结是否肿大，对于体积较小的位于前壁的肿瘤容易漏诊。

6. CT检查

CT主要应用于有浸润的膀胱癌，能较准确地了解膀胱肿瘤的浸润深度，更准确地分期。CT扫描与病理检查分期结果符合率达90％。CT检查前在膀胱内充盈尿液或盐水，需要时可充盈造影剂后进行，CT能清晰显示1 cm左右的膀胱内肿瘤，可分辨出肌层、膀胱周围脂肪浸润及精囊有无浸润，显示肿瘤是否侵入直肠、前列腺等邻近器官，有无盆腔肿大的淋巴结。但CT不能判断肿大的淋巴结是否为转移引起，这需要结合其他临床情况综合考虑。CT对憩室内癌和膀胱壁内癌诊断有特殊意义。

7. 磁共振成像（MRI）

MRI在判断膀胱肿瘤分期时具有更多优点，可进行矢状和冠状断面成像，有助于诊断。尿为高强度信号而膀胱壁相对低强度。对膀胱穹隆部、底部容易和前列腺、尿道分辨。对膀胱顶部和底部的肿瘤采用矢状位和冠状位扫描，比CT更清楚地显示肿瘤的浸润深度和膀胱外淋巴结。MRI对膀胱癌诊断的准确率为64％~95％，高于CT的准确率40％~81％。

8. 静脉泌尿系造影

静脉泌尿系造影在膀胱肿瘤的诊断上是必需的，应作为膀胱癌的常规检查。主要目的是了解上尿路同时有无肿瘤、积水及肾功能情况。尿路上皮性肿瘤有多发性的特点，膀胱肿瘤同时伴有肾盂或输尿管肿瘤占7.4％。若上尿路显影不清楚，则在做膀胱镜检时应做逆行性肾输尿管造影。静脉尿路造影在输尿管口周围有肿瘤的患者，必须获得同侧肾盂输尿管十分清晰的造影，以观察有无肿瘤。

9. 经足背淋巴造影

经足背淋巴造影可显示肿大淋巴结的结构，对判断有无转移有帮助，但淋巴造影有时也很难分辨，且淋巴造影是很细致费时的检查方法，还没有在临床上推广。在 CT 指引下对肿大淋巴结作细针抽吸活检是一个可行的膀胱肿瘤分期方法，对决定治疗方案有帮助。淋巴造影及细针穿刺抽吸做细胞学检查对诊断盆腔淋巴结有无转移有一定价值，但发生假阴性的机会较多。

四、治疗

膀胱癌的生物学特性差异很大，治疗方法也很多，但基本的治疗方法仍是以手术治疗为主，放疗、化疗和免疫治疗为辅。应根据不同患者的肿瘤分期分级和具体的全身状况选择治疗方案。

（一）表浅性膀胱癌

1. 经尿道电切或电灼术（TURBt 术）

大多数的患者能用此方法治疗，TURBt 术一般适用于直径 2 cm 左右的肿瘤，多发性肿瘤或较大的肿瘤可分次切除。当前 TURBt 术在国内外普遍采用，效果优于膀胱部分切除术，几乎可以取代之。总的 5 年存活率为 70% ~ 100%，有 10% ~ 15% 可发展为浸润性癌，需积极治疗。在非常小的肿瘤宜用活组织钳去除送病理组织学检查，一般不主张直接电灼，因为有时小的乳头样突起并非肿瘤，如电灼未作组织学检查，有可能进行不必要的每 3 个月复查膀胱镜，增加患者的负担。组织钳必须取其蒂部基底，去除肿瘤后局部电灼。在膀胱镜检查发现平的粉红色苔状斑块，应取活检，如证实为原位癌，可以电灼，但广泛原位癌应改为膀胱灌注抗癌药物或免疫治疗。

如术后复发（膀胱其他部位出现新的肿瘤）被早期发现，可反复进行经尿道电灼或电切，一般仍可获得良好结果。有 20% 的复发肿瘤恶性程度有所增加。如乳头状肿瘤体积较大或数目较多或经内镜手术有困难时，可在耻骨上切开膀胱后行电灼或肿瘤局部切除术。

有人认为，T_1 期肿瘤在手术时尽管手术者认为已经完全切除肿瘤，其实经常未被完全切除。在德国，有约大于 40% 的 T_1 期膀胱癌患者在电切后 6 周，再次行电切术切除残留的肿瘤，因此可以解释为什么在电切术后立即行膀胱灌注对治疗有很大的帮助。

在 TURBt 术后，随诊用膀胱镜和细胞学检查，每 3 个月 1 次，18 ~ 24 个月后，每 6 个月 1 次，共 2 年，以后每年 1 次。有人认为频繁的随访没有必要，特别是低分化的浅表性膀胱肿瘤，但有研究表明浅表性膀胱癌切除术后随访 2 年和 5 年，分别仍有 22% 和 43% 的患者有肿瘤复发，而且复发的患者中，大多数都是原先低分化的膀胱癌。虽然有报道软性膀胱镜使小部分 2 mm 或更小的肿瘤被遗漏，但一般认为随着经验的提高，软性和硬性膀胱镜的效果是差不多的，但软性膀胱镜在取一般膀胱冲洗液时较麻烦，需取出软镜后再插入导尿管取膀胱冲洗液做细胞检查。如果膀胱镜检查阴性，而膀胱冲洗液为阳性，则需进一步检查。如果细胞学检查发现严重的异形细胞，为分化低的乳头状肿瘤细胞，则有必要检查整个尿路，有选择性地进行膀胱黏膜活检。如果是高分化的膀胱癌，细胞学检查仍有用，因为通过术后几周的膀胱冲洗液细胞学检查，能了解肿瘤切除是否彻底。每次检查需相隔多久还有争议。如果有膀胱输尿管反流，分级高的表浅膀胱癌、原位癌或输尿管开口附近的肿瘤，发生输尿管后肾盂癌的可能性比较大。如果在第一次手术时，尿路造影未见异常，则不需要太频繁行尿路检查。

2. 全膀胱切除

全膀胱切除很少用于表浅性膀胱肿瘤的治疗，除非是有症状的、弥散的、不能切除的乳头状肿瘤，不能用膀胱内治疗的情况。在经过选择的患者中，全膀胱切除的生存率相当高。Bracker 等报道，T_0 和 T_1 期的膀胱癌在行全膀胱切除术后，生存率接近正常人的自然死亡率。Freeman 等人报道，对分级高且传统方法难治的膀胱癌患者行全膀胱切除术，5 年生存率约为 80%，死亡的大多是那些在手术时已有肌层浸润的膀胱癌患者。其实，在那些分级高，经常复发的表浅性肿瘤或原位癌，可能在行全膀胱切除术时，大约有 1/3 的患者实际上已有显微镜下的转移或肿瘤外侵的情况，约 1/2 的患者已有高分期的癌变（如肌肉浸润或更甚者），已经有膀胱外侵犯或远处的转移。

3. 膀胱灌注治疗

膀胱内的化疗或免疫治疗一般应用在有很高复发倾向的、复发性的肿瘤，以及分级高伴有尿道上皮不典型增生等情况。噻替哌和卡介苗（BCG）是最便宜且有效的药物；阿霉素和 α 干扰素的价钱较贵；丝裂霉素最贵。BCG 现在被认为是最有效的膀胱灌注药物，但合适的疗程和剂量仍有争议。患者如果用一种药物膀胱灌注失败，可以换一种药物有效地得到治疗。此外，还有其他许多实验性的药物用来治疗表浅的膀胱癌，通过生物机制作用包括溴匹立明、肿瘤坏死因子、TP40（TGF-α-假单胞菌外毒素合成物）、IL-2 等。

（1）噻替哌：噻替哌于 1960 年开始用于膀胱内化疗。是一种烷化剂，阻止核酸合成蛋白质。一般剂量是 1 mg/mL，用 30 mg 噻替哌溶于 30 mL 生理盐水，通过导尿管注入膀胱，保持 2 小时。一般的治疗方案是每周 1 次，共 6~8 周，然后每月 1 次，共 1 年。有报道噻替哌对未经其他治疗的膀胱肿瘤进行灌注化疗，约 35% 的患者肿瘤完全消退，约 25% 的患者肿瘤部分消退。噻替哌也用于切除肉眼可见的肿瘤后膀胱内灌注，防止肿瘤复发。有研究膀胱癌患者术后 2 年随访有噻替哌膀胱灌注可使肿瘤的复发率从 73% 下降到 47%，其中对分级低的肿瘤治疗效果最好，另有 16% 的噻替哌治疗患者有肿瘤进一步浸润和转移。噻替哌对原位癌的治疗效果不佳。研究比较，患者在行 TURBt 术后分别接受 3 种药物，噻替哌 30 mg 溶于 50 mL 注射用水、阿霉素 50 mg 溶于 50 mL 注射用水和顺铂 50 mg 溶于 50 mL 注射用水，每周 1 次，共 4 周，然后每月 1 次，共 1 年。研究表明噻替哌比其他两种药作用时间更长久，顺铂的过敏性较小，阿霉素则化学性膀胱炎最常见。噻替哌由于分子量小（198），故容易通过尿路上皮吸收，有 15%~20% 的患者发生骨髓抑制，故每次噻替哌治疗前应先检查血白细胞和血小板计数。

（2）丝裂霉素（MMC）：丝裂霉素是一种抗生素化疗药物，它的作用是抑制 DNA 的合成，分子量为 334，比噻替哌高，因此很少被尿路上皮吸收，大约只有 1% 的膀胱内丝裂霉素被吸收。MMC 的治疗剂量一般为 40 mg 溶于 40 mL 生理盐水，每周 1 次，共 8 次，以后每月 1 次，共 1 年。MMC 对未治疗的膀胱肿瘤或噻替哌治疗无效的膀胱肿瘤有效。有报道，约 40% 的患者有肿瘤完全消退，另有约 40% 的患者有肿瘤部分消退。MMC 的不良反应是 10%~15% 患者有化学性膀胱炎，从而引起膀胱痉挛；5%~15% 的患者有膀胱壁钙化、生殖器皮肤疹。

（3）阿霉素：阿霉素是一种抗生素化疗药物，分子量为 580，故极少被尿路上皮吸收。治疗表浅性膀胱癌的剂量有多种，但至少要有 50 mg 的阿霉素膀胱灌注。治疗方案有从每周

3 次到每月 1 次，约少于 50% 的患者有肿瘤完全消退，33% 的患者有肿瘤部分消退。在分级低和分级高的患者中，治疗效果无明显的差别。

在用于预防膀胱肿瘤复发的治疗中，阿霉素 60~90 mg（1 mg/1 mL H_2O），从每 3 周 1 次到每 3 个月 1 次的方法都有。阿霉素的不良反应主要是化学性膀胱炎，许多患者膀胱刺激症状表现很严重，一小部分患者发展成为永久性的膀胱挛缩。

（4）BCG：Morale 等人在 1976 年开始最早应用 BCG 膀胱灌注治疗膀胱肿瘤。BCG 膀胱内灌注的作用机制有人认为是一种炎症反应，也有人认为是一种非特异性免疫反应。

一般的临床应用指征是：①治疗 T_{is}；②防止肿瘤复发；③治疗残留的乳头状移行细胞癌。其中第三种情况由于大多数的肿瘤都能被完全切除而很少见。

BCG 现在有膀胱灌注、皮下注射及口服 3 种给药途径，试验证明这 3 种方法都是有效的，但目前看来皮下注射是没有必要的。肿瘤内注射 BCG 有时会引起严重的过敏反应和不良反应。

有试验证明，BCG 对防止肿瘤复发是有效的。在 TURBt 术后加用 BCG 组与单纯 TURBt 术组比较，随访 15 个月，使肿瘤复发率从 42% 下降到 17%。研究表明，BCG 用来预防肿瘤复发，效果比噻替哌、阿霉素和丝裂霉素好，应用 BCG 的肿瘤复发率在 0~41%，平均 20%，而不用 BCG 组的肿瘤复发率在 40%~80%。

尽管 BCG 不能替代手术切除肿瘤，但 BCG 在不能手术切除膀胱肿瘤的患者中，有研究表明约 58% 的患者有肿瘤完全消退。有人认为，应在手术后 10 天内尽早应用 BCG，但由于有出现严重并发症的危险性，故一般建议在术后至少 2 周后再应用 BCG 膀胱灌注治疗。

研究认为，BCG 是治疗膀胱原位癌最有效的药物，短期随访 1~2 年，用 BCG 治疗的患者中 70% 肿瘤完全消退。尽管有超过 50% 的患者最终仍然出现肿瘤复发，但 BCG 治疗失效的平均时间大于 3 年，而阿霉素治疗在 5 个月后即失效。

在第 1 个 6 周的 BCG 治疗失败后，原位癌进一步发展成为浸润性癌的可能性是乳头状癌的 4 倍，因此，在第 1 个 6 周的 BCG 治疗失败后，可再行第 2 个 6 周的 BCG 治疗，在第 2 个疗程治疗失败后，则需要改换手等其他治疗。如果为分级低的表浅性肿瘤，可用 TURBt 等方法；如为分级高的表浅性肿瘤，特别是复发的肿瘤，应考虑行全膀胱切除术。

尽管 BCG 灌注能预防和延缓肿瘤的复发，但是否能延缓向肌层浸润仍然有争议。

在 BCG 治疗疗程上仍有争议，但术后 BCG 每 3 周灌注 1 次，共 3 个月，以后每 6 个月灌注 1 次，共 3 年组与术后仅用 1 个 6 周的 BCG 灌注组比较，前者的肿瘤复发率要明显低于后者。

建议 BCG 的治疗剂量为 Amand-Frappier，120 mg；Pasteur，150 mg；Tice，50 mg；Tokyo，40 mg；Connaugh，120 mg；Dutch，120 mg。一般可用 BCG 120 mg 溶于 50 mL 生理盐水中，膀胱灌注每周 1 次，共 6 次，以后每月 1 次，共 2 年。BCG 膀胱灌注治疗的最主要不良反应是膀胱激惹症状，其他的不良反应还有排尿困难（91%）、尿频（90%）、血尿（46%）、发热（24%）、乏力（18%）、恶心（8%）、寒战（8%）、关节痛（2%）和皮肤发痒（1%），还有人出现肉芽肿性前列腺炎（6%），以上症状严重的患者需要抗结核治疗。

患者如果在 BCG 治疗后出现连续超过 48 小时的发热，且用退热药后无效，可用异烟肼 300 mg/d 及维生素 B_6 50 mg/d 口服。如果患者症状严重，时间长，则用异烟肼、维生素 B_6 及利福平 600 mg/d。如果患者情况很差，则需加用乙胺丁醇 1 200 mg/d 和环丝氨酸 250~

500 mg，每天 3 次治疗。目前皮质醇激素尚未用于人的试验。一般认为，治疗 6 周就足够了，但谨慎起见，建议用 6 个月的疗程。

BCG 对有膀胱输尿管反流的患者也可应用，未见有明显增加并发症。但 BCG 不能用于有免疫抑制及导尿管插入损伤的患者。有心瓣膜疾病及关节假体的患者不是 BCG 应用的禁忌证，但是在进行尿道操作后，应预防性应用一些抗生素防止细菌性心内膜炎和其他类似的感染。

（5）表阿霉素：表阿霉素是一种阿霉素的衍生物，毒性减少，在Ⅰ、Ⅱ期的研究中，Kurth 等用不同剂量的表柔比星进行 8 周的膀胱灌注，22 人中有 13 人（54%）肿瘤完全消退，平均随访 35 个月，13 人中仅 8 人没有肿瘤复发而存活，大约有 13% 的患者有持续的无瘤状态，18% 的患者肿瘤有进展。表柔比星的不良反应是引起化学性膀胱炎（略高于 5%）和过敏性反应（极少），它的药物作用持续时间要比阿霉素长。表柔比星在美国没有得到应用。

（6）依托格鲁：依托格鲁在美国没有应用，而在欧洲却应用广泛。它是一种类似于噻替哌的烷化物，不容易被尿路上皮吸收，引起骨髓抑制比噻替哌小。1% 的依托格鲁每周一次，共 12 周，以后每月 1 次。有 45% 的患者有肿瘤完全消退，35% 的患者有肿瘤部分消退。一个随机试验表明电切后再用依托格鲁，比单纯用经尿道电切或原发的膀胱肿瘤电切后再用阿霉素来预防肿瘤复发的效果要好。但对那些复发的表浅性膀胱癌效果一般。依托格鲁还可用于治疗上尿路表浅性肿瘤。依托格鲁引起的化学性膀胱炎比噻替哌严重。

（7）干扰素（IFN）：干扰素有抑制瘤细胞增生、抑制血管生成和免疫刺激的特性，一般可用 IFN-γ 和 IFN-α 2b。用 IFN-γ 治疗未经切除的膀胱乳头状癌，有 25% 的患者肿瘤完全消退，但只有 12% 的患者维持了无瘤状态。在治疗原位癌时，约有 33% 的患者出现肿瘤完全消退，只有 16% 的患者维持无瘤状态。IFN-α 2b 用来治疗 T_{is} 的研究中，用低剂量（10 万 U）和高剂量（100 万 U）的 IFN-α 2b 每周 1 次，共 12 周，然后每月 1 次，共 1 年。高剂量组有 43% 的患者有肿瘤完全消退，而低剂量组仅有 5% 的患者有肿瘤完全消退。在 9 例 BCG 治疗无效的患者中，有 2 例出现肿瘤完全消退。90% 治疗有效的患者中，保持无瘤状态至少 6 个月。与其他的干扰素治疗相比较，IFN-α 2b 的不良反应最小，IFN-α 2b 在那些以前没有膀胱灌注治疗的患者中有效率为 67%，在曾经膀胱灌注失败患者中的有效率为 30%。在 TURBt 术后，作为预防肿瘤复发的用药 IFN 的作用比 BCG 要差。

（8）肿瘤坏死因子（TNF）：TNF 用来膀胱灌注，每周 1 次，共 11 次，毒性作用即使在高剂量时也很小，少数患者会出现发热样症状。在 9 例已行 TURBt 术的患者中，8 个人出现肿瘤完全消退，维持 3 ~ 6 个月，但在 7 ~ 35 个月后都复发了，但这个组中的患者大多是经常复发的，故长期随访后的肿瘤复发也不足为奇。

（9）白介素 2（IL-2）：6 例患者接受 4 000 U 的 IL-2 的肿瘤内注射，有 3 例有完全的肿瘤消退。另一个试验，在 4 例 $T_4N_xM_x$ 无法手术的膀胱癌患者，连续地膀胱内灌注 IL-2 共 5 天，然后每 4 ~ 12 周重复一次，有 1 例肿瘤完全消退，且在治疗后 6 个月一直保持肿瘤无复发。

4. 光动力学治疗

血卟啉衍生物（HPD）是一种卟啉的混合体，主要聚集在新生肿瘤组织中，用 630 nm 波长的光束来照射这些组织。HpD 治疗加上氩离子激光照射，研究表明对表浅性膀胱肿瘤有效，而对大的或浸润性肿瘤无效。HpD 治疗的不良反应包括全身皮肤过敏，因此需要患者在治疗后避光 6~8 周。此外，许多患者出现强烈的膀胱刺激症状，持续 10~12 周，大于20% 的患者出现膀胱痉挛，减少光暴露或许可以减少或消除膀胱痉挛。

5. 激光疗法

许多激光已被用于治疗膀胱肿瘤。Smith 和 Pixon 用氩激光治疗膀胱肿瘤，激光能量被血管组织有选择地吸收。氩激光仅提供 1 mm 的穿透度，虽然安全但只能治疗小肿瘤。Nd-YAG 激光的穿透深度为 4~15 mm，能破坏较大的肿瘤，但安全性下降。现在 Nd-YAG 激光已被临床应用。在那些身体条件太差而不能耐受手术者或拒绝手术的浸润性膀胱肿瘤患者可以用激光治疗，如果肿瘤不是太大，Nd-YAG 激光可以有效地控制肿瘤。理论上，激光治疗很具有吸引力，因为它只需局部麻醉下膀胱镜进行操作，没有出血或闭孔肌反射。最主要的缺点是只能得到少量的肿瘤组织进行病理检查。目前，激光治疗还没有被广泛地应用。

6. 加压治疗

加压治疗由 Helmstein（1962）首先用来治疗膀胱肿瘤。膀胱癌的加压疗法是利用肿瘤组织较正常膀胱组织容易受到缺血损害的原理，通过导尿管向膀胱内直接注入生理盐水，膀胱颈部用气囊导尿管压迫以阻止生理盐水外流，或在硬膜外麻醉下将带囊导尿管插入膀胱后将生理盐水注入囊中，调节压力使膀胱壁所受压力相当于患者的舒张期血压，但不应超过 9.8 kPa（100 cmH$_2$O），维持 5~7 小时。如一次不能使肿瘤全部坏死，可间隔 1~2 周后重复进行。最大的并发症是膀胱穿孔。加压治疗也用于难治性的放疗后膀胱出血，但这种方法已经基本上被弃用了。

7. 放疗

放疗一般不用来治疗表浅性的膀胱肿瘤，它不能防止新肿瘤的形成，并且有相当多的并发症，特别是放射性膀胱炎，故一般没有必要使用放疗。尽管如此，仍然有许多膀胱肿瘤放疗的报道。有人用组织内放疗的方法治疗表浅性的膀胱肿瘤，如 ^{125}I 的组织内放疗、用镭放在导尿管内的腔内放疗、术中放疗和传统的体外放疗等。有研究表明以上的放疗有效，对分级高的 T$_1$ 期肿瘤，可用 50 gy 的小剂量外照射盆腔（一般用 67~70 Gy 的剂量治疗浸润性膀胱肿瘤）。但有些研究认为放疗无明显效果。因此，对没有肌层浸润的膀胱肿瘤没有必要行任何形式的放疗。

8. 其他的治疗方法

（1）溴匹立明。溴匹立明是一种口服的干扰素诱导剂。在 I 期的临床治疗中，证实这种药是可以耐受的，在 11 例 T$_{is}$ 患者中，有 5 例肿瘤完全消退，1 例部分肿瘤消退。在 5 例肿瘤完全消退的患者中，只有 1 例出现复发（治疗后随访 12 个月后发现），其余的 T$_{is}$ 患者以前曾用 BCG 或 IFN 治疗失败，因此认为，溴匹立明是用 BCG 治疗失败后的有效的药物。

（2）TP40。是一种 TGF-α-假单胞菌外毒素杂交融合蛋白。通过 EGF 受体进入细胞，在融入细胞进入细胞质后，主要通过抑制蛋白合成杀伤靶细胞。表浅性膀胱肿瘤患者膀胱灌注各种剂量（0.5~9.6 mg）的 TP40，在 9 个 T$_{is}$ 患者中有 8 例肿瘤完全或部分消退。TP40 在表浅肿瘤中没有明显作用，而在 T$_{is}$ 患者有效，可能是由于 TP40 以现有的形式不能穿透一些尿路上皮细胞层。值得指出的是，这些患者以前均经过各种治疗，有些患者曾用 BCG 治疗失败。

（3）大剂量维生素：Lamm 等用大剂量维生素：140 000 U 的维生素 A，100 mg 的维生

素 B_6，2 000 mg 的维生素 C，400 U 的维生素 E，90 mg 的 Zn（锌）与推荐的每日必需的这些维生素剂量（RDA）比较，两组患者并同时接受 BCG 治疗，在大剂量维生素组与 RDA 组比较，其 5 年的复发率从 91％下降到 41％。但大剂量维生素的治疗还需进一步的研究。

（二）浸润性膀胱癌

有两种最基本的手术方式即保留膀胱和膀胱重建。保留膀胱的目的是根治肿瘤并维持足够的膀胱功能。膀胱浸润性癌的治疗，如为局限病灶，可行膀胱部分切除术，否则应考虑膀胱全切除术，必要时尚需配合放射治疗和全身化学治疗。

1. TURBt 术

TURBt 术单独应用对浸润性膀胱癌是不够的，除非是只轻度浸润到肌层的表浅膀胱癌（T_2 期）。TURBt 术对那些肿瘤小、中等分化、只有表浅肌层浸润（T_2 期）和那些不适合膀胱切除的患者可作为首选。Baltnes 等人报道有膀胱肌层浸润但未穿透膀胱壁的患者，单独用 TURBt 术 5 年生存率为 40％，目前研究支持这一结论。有报道经过准确挑选有肌层浸润膀胱肿瘤患者在 TURBt 术后，尽管有局部复发，经过重复 TURBt 术和 BCG 灌注，仍有良好的生存率。

2. 膀胱部分切除术

膀胱部分切除术适应证：①单个局限浸润性癌但没有原位癌迹象；②距膀胱颈 3 cm 以上；③TUR 不易切除部位的肿瘤；④憩室内癌。禁忌证：①复发；②多发；③原位癌；④女性侵及膀胱颈；⑤男性侵及前列腺；⑥曾作放疗；⑦膀胱容量太小。

切除范围应为膀胱的全层并包括离肿瘤边缘 2 cm 的正常膀胱壁。如输尿管口离肿瘤边缘不到 2 cm，部分切除术应包括输尿管口及输尿管末段，输尿管断端与膀胱再行吻合。在男性，需要时膀胱颈部也可切除；在女性，膀胱颈部切除过多会引起压力性尿失禁。

膀胱部分切除术应在术中不断用蒸馏水冲洗伤口以免肿瘤细胞种植。由于膀胱部分切除可保留膀胱，手术安全，故能为患者所接受，但术后应定期随访。

3. 膀胱全切除术

膀胱全切除术是切除整个膀胱，在男性尚应包括前列腺和精囊，同时行尿路改道手术。适应证：①多发膀胱癌且有浸润者；②位于膀胱颈、三角区的较大浸润性癌；③肿瘤无明显边界者；④复发频繁的肿瘤；⑤肿瘤体积大，部分切除膀胱后其容量过小时；⑥边界不清或伴发原位癌的肿瘤。

全膀胱切除术的范围在男性应包括前列腺和精囊，在切除前或切除后行尿流改道。膀胱全切除术的适应证是有争议的，有宽有严，但以上是比较广泛且能接受的适应证。倾向于指征宽者认为反复采用保守的治疗方法以保留膀胱，发生肿瘤播散的机会较多，还是及早一次彻底解决为好。倾向于指征较严者认为全膀胱切除后病员在生活上带来很多不便，且术后有时可发生上尿路感染、积水等并发症，如采用保守疗法后复发频繁、效果不佳或病情发展时再行全膀胱切除术。膀胱全切除术是大手术，创伤大、出血多，且需尿流改道，对患者生理、生活和工作都有较大影响。

4. 根治性膀胱切除术

该术手术指征与全膀胱切除术相同。范围包括膀胱、前列腺、膀胱周围脂肪、盆腔淋巴结。在男性，如果肿瘤侵入前列腺尿道、前列腺管或基质时，则应加上全尿道切除。如果肿瘤未侵入前列腺，根治性膀胱切除术后只有 5％的患者出现尿道内复发，因此没有必要行全尿道切除。

在女性，浸润性膀胱的标准手术为：前盆腔的切除及广泛的膀胱、尿道和子宫、输卵管、卵巢和阴道前壁切除。尽管术后阴道容积变小，但术后大多数患者的性生活不受影响。尽管在离膀胱颈部大于 2 cm 的单个肿瘤可以不行尿道切除，但常规对膀胱颈部或三角区的肿瘤切除尿道。如果找到肿瘤输尿管要尽量向头侧横断，以达到无瘤。切片阳性的患者复发率高于阴性者。少数情况下，整个长度的双侧上尿道都有严重的不典型增生或原位癌，可能不能切到没有肿瘤的切缘，需要去除整个受影响的肾脏或进行输尿管小肠吻合。Liker 等报道在切除有严重不典型增生或 T_{is} 的患者中，肿瘤复发率极低。

根治性手术对于浸润性膀胱肿瘤患者来说是最有效的方法，术后复发率为 10% ~ 20%，比单纯化疗、单纯放疗及化疗联合放疗的盆腔复发率 50% ~ 70% 要低得多。在肿瘤局限于膀胱内时（P_2、P_{3a} 期），5 年生存率为 65% ~ 82%，而 P_{3b} 期的 5 年生存率为 37% ~ 61%。随着有可控的尿道改流的完善等，使膀胱重建手术更具有吸引力。现在，根治术后的病死率已从 20% 下降至 0.5% ~ 1%。

早期并发症的发生率约为 25%，最常见的有伤口感染（10%）、肠梗阻（10%）、出血、血栓性静脉炎、静脉栓塞和心肺并发症，约 4% 的患者有直肠损伤。一般来说，直肠的损伤很小，粪便的污染小。如果患者没有行过放疗，可以一期缝合直肠，两侧的外括约肌使直肠内形成低压，伤口可以一期愈合。在其他的情况下，则需行结肠造瘘术。

在一小部分有显微镜下淋巴结转移的患者（N_1 或 N_2），根治性膀胱切除加盆腔淋巴结清扫术可使 5 年生存率提高，约为 30%。但也有人认为淋巴结清扫术只能明确膀胱癌的分期，对提高治愈率的作用不大。

大多数在膀胱切除术后死亡是由于肿瘤转移。实际上，由于相对较低的盆腔复发率和所有盆腔复发肿瘤的患者同时或马上出现远处转移，因此术前放疗并不比单独手术的效果好。由于远处转移引起治疗失败，因此有人认为膀胱切除加术前或术后的辅助性化疗很重要。在那些保留尿道的尿流改道患者，术后进行尿脱落细胞和尿道镜的检查很重要。

5. 放疗

体外放疗膀胱癌，放射剂量为 70 Gy，共 7 周，照射盆腔。目前没有证实盆腔照射能控制淋巴结转移。放疗治疗浸润性膀胱癌，5 年生存率 T_1 期约 35%，T_2 期约 35%，T_{3a} 期为 20%，T_{3b} 期为 7%。尽管分化越差的肿瘤治疗效果差，但实际上在肿瘤分级和放疗效果上并没有明显关联。直线加速器是治疗膀胱癌一种很有前途的方法，它能使细胞的 DNA 在被照射后，避免 DNA 重新修复和细胞增生，而在标准放疗后肿瘤却能产生抵抗并使肿瘤快速增生。在一些研究中，患者有深的肌层浸润，放疗后 24 个月的肿瘤消退率为 56%，生存率为 35%。

临床上已用快速中子治疗膀胱癌，来提高单独光子治疗的效果，从中子的生物学特性来说，理论上效果应是光子的 3 倍，但实际治疗效果并不一致。临床实验表明中子治疗膀胱癌的效果并不比光子要明显强，却有很高的一系列肠的并发症，增高病死率。Misonidazole（米索硝唑）被认为是一种能增加膀胱癌放疗效果的致敏剂，但有很高的神经毒性，顺铂和 5-Fu 也被认为是有潜力的致敏剂，但放疗致敏剂没有广泛应用。放疗后约有 70% 的患者有自限性并发症，包括排尿困难、尿频等，10% 的患者可出现持续性的并发症。出现难治性放射性膀胱炎等并发症则较为麻烦，有时需要膀胱内灌注明矾或甲醛甚至姑息性膀胱切除术。

标准的放疗并发症要比中子治疗或高剂量放疗少。

6. 化疗

化疗的原理是不仅能缩小局部的晚期肿瘤，还能消灭淋巴结和远处转移的肿瘤。现阶段认为治疗膀胱移行细胞癌比较有效的化疗药物有氨甲蝶呤（MTX）、长春碱（VLB）、阿霉素（ADM）、顺铂（DDP）、卡铂、环磷酰胺（CTX）等。几种药物的联合使用有时可使肿瘤长时间完全消退。化疗是综合治疗的一部分，因为在第一次诊断时已有微转移，而微转移在肿瘤较小时治疗最佳，所以在膀胱切除前化疗使膀胱肿瘤降级，增加生存率。顺铂可作为放疗致敏剂，放疗前行化疗可以减少放疗引起的血管硬化，促进药物进入肿瘤血管。

临床用 3~4 种化疗药物联合使用。有 CMV 方案和 MVAC 方案，作为治疗转移性膀胱癌的标准方案已有 10 多年。试验表明，联合药物方案化疗，有 57%~70% 的患者肿瘤有消退，30%~50% 的患者肿瘤完全消退。MVAC 化疗有毒性作用，有约 4% 的与药物有关的病死率，多是由于脓毒血症引起。

Skinner 等人用顺铂（DDP）100 mg/m^2，阿霉素 60 mg/m^2，环磷酰胺（CTX）600 mg/m^2（CISCA 方案）治疗膀胱癌患者，每 28 天重复 1 次，共 4 个周期，在膀胱切除术后化疗，患者肿瘤浸润的时间延长到平均 4.3 年，与手术后只对有肿瘤浸润的患者行化疗的对照组的平均 2.4 年进一步浸润的时间相比，要明显延长。CISCA 方案化疗的患者 3 年无瘤生存率为 70%，而对照组仅为 46%。

Stockle 等人对 P_{3b}，P_4，N_1 或 N_2 的移行细胞癌行膀胱切除和盆腔淋巴结清扫术，至少随访 3 年，单纯手术患者的无瘤生存率为 13%，而手术后行 MAVC 或 MVEC（用表柔比星代替阿霉素）的无瘤生存率为 58%，这在 N_1 期的患者中表现最为明显，手术后化疗的患者 75% 的 3 年随访无肿瘤复发，而单纯手术的患者只有 25% 无肿瘤复发。

有研究为提高 MVAC 的治疗效果，加用白细胞生长因子如粒细胞集落刺激因子（G-CSF），可以减少化疗引起的白细胞减少导致的相关的毒性作用。试验证明此方法是有效的，62% 的膀胱肿瘤消退，较单纯 MVAC 化疗要高，与化疗药物有关的病死率下降，但生存率却没有明显的提高。

如果晚期有转移的膀胱癌患者不能用顺铂（大多由于肾功能障碍引起），患者不能接受 MVAC 或 CMV 方案，一般都用卡铂代替顺铂作为正规的治疗方法。

（1）顺铂：是重金属抗癌药，部分作用为烷化剂，抑制 DNA 复制，可与 DNA 链相交，产生细胞毒作用。无周期特异性。顺铂治疗剂量为 1.0~1.6 mg/kg，每 3 周 1 次，膀胱癌治疗的效果在 2~3 次后，肿瘤消退可持续 5~7 个月，有效率约为 40%。其主要不良反应为肾毒性和恶心、呕吐，必须同时水化，应用利尿药，并给予甲氧氯普胺等止吐药物。还可有神经毒性和低镁血症等。

（2）卡铂：作用与顺铂相似，但对肾毒性很小，可不进行水化和利尿。对骨髓毒性超过顺铂。

（3）氨甲蝶呤：为叶酸拮抗剂，口服也可迅速吸收，静脉注射应小于 40 mg/m^2，使用时应碱化尿液。一般用药每 2 周 1 次，膀胱癌治疗经 2~3 周即有效果，持续 6 个月左右，有效率 28%。其毒性反应为骨髓抑制、贫血等。

（4）长春碱：是一种植物碱，其治疗膀胱癌的报告较少，近年与其他化疗药物合用，疗效近似阿霉素。主要毒性反应为骨髓抑制和周围神经损害。

（5）环磷酰胺：是烷化剂，膀胱癌治疗有效率27%。该药可引起膀胱纤维化、出血等。亦有环磷酰胺可能是膀胱癌致癌物的报道。近年改变其结构如异环磷酰胺等，对尿路上皮刺激较小。

（6）异环磷酰胺：用于单独或与其他药物联合使用。有试验表明，在55例曾治疗过的难治性膀胱癌患者中，约20%有肿瘤消退，其中5例肿瘤完全消退，6例有肿瘤部分消退。

（7）紫杉醇：是一种抗微管的药物，对非神经源性的肿瘤均有效。Roth等人用紫杉醇250 mg/m²，24小时连续静脉滴注，每3周1次，治疗26例转移性移行上皮癌患者，有7例肿瘤完全消退，4例肿瘤部分消退，共有42%的治疗有效率。主要的毒性反应是粒细胞减少性发热、黏膜炎和神经症状。

（8）硝酸镓：是一种重金属，与卡铂和顺铂相似。大部分患者的不良反应为低钙血症、低镁血症。

（9）VIG（长春碱、异环磷酰胺与硝酸镓联合用药）方案：VIG方案治疗27例以前虽然没有接收系统治疗，但接收过辅助性治疗的膀胱癌患者，67%治疗有效，其中41%肿瘤完全消退，26%肿瘤部分消退。因此认为VIG对以前其他化疗失败的膀胱癌患者是有效的。但不能代替MVAC和CMV方案作为标准化疗方案（表5-4）。

表5-4　MVAC治疗方案

药物	第1天	第2天	第15天	第22天
氨甲蝶呤（M）	30 mg/m²		30 mg/m²	30 mg/m²
长春碱（V）		3 mg/m²	3 mg/m²	3 mg/m²
阿霉素（A）		30 mg/m²		
顺铂（C）		70 mg/m²		

7. 动脉内化疗

通过两侧的股动脉插管后灌注化疗药物，其原理是想让化疗药物高浓度地到达肿瘤本身及局部淋巴结。常用的药物有顺铂和阿霉素。在两个不同的实验中，Ethan等发现经顺铂动脉灌注和放疗后，2年生存率为90%，Samiyoshi等发现动脉内阿霉素化疗和放疗后有72%的存活率。一般治疗方法是在第一个48小时治疗后，每隔4周化疗1次，共4个周期。在动脉内顺铂的基础化疗加膀胱切除术，效果相当好。

（三）晚期膀胱癌的治疗

晚期膀胱肿瘤的治疗主要是缓解骨转移引起的骨痛，以及膀胱出血的控制等。

1. 姑息性放疗

对有转移的膀胱肿瘤患者行30～35 Gy的体外放疗，能暂时缓解骨痛。建议对包括承重骨骼在内的小的有症状的骨转移病灶进行放疗，比如脊柱和股骨颈。40～45 Gy的放疗剂量用来控制原发肿瘤的症状，但此剂量的放疗也能加重由原发肿瘤产生的症状，如尿频、尿急、排尿困难和血尿等。

2. 膀胱内明矾或甲醛灌注

1%的明矾溶液膀胱灌注对治疗放射性膀胱炎引起的血尿有效。在行膀胱持续灌注时不需要麻醉，患者一般很容易接受。在膀胱疼痛和膀胱激惹时可以间断滴注明矾溶液。不良反应是肾功能会有损害。

1% ~10% 的甲醛溶液膀胱灌注，也用于控制晚期膀胱肿瘤或放射性膀胱炎引起的出血。由于会引起膀胱激惹，需要局部麻醉或全身麻醉。由于 10% 的甲醛溶液会引起输尿管开口的纤维化和梗阻，故需在开始的时候用 1% 的浓度，再改用 4% 的浓度，最后改用 10% 的浓度膀胱灌注。

在甲醛膀胱灌注前，应先行膀胱逆行造影，了解是否存在膀胱输尿管反流，如果有膀胱输尿管反流，应在双侧的输尿管中插入 Fogarty 导管，并且采取头高脚低位，以防止上尿路受到甲醛的损伤。甲醛在膀胱内一般留置 5 ~30 分钟。

3. 高压氧治疗

高压氧可用于治疗多种疾病，例如膀胱癌引起的出血性膀胱炎的治疗，一般需要治疗 30 ~60 天。如果膀胱出血是由于膀胱癌本身引起的，由于肿瘤发展快，特别是有肿瘤转移的患者，存活时间短，所以高压氧对此类患者的治疗效果不佳。

在放射性膀胱炎患者中，如果尿脱落细胞、膀胱镜检查和病理活检都未发现有肿瘤，但却有严重的血尿，其他方法止血无效时，可用高压氧治疗，在治疗时，需了解肿瘤是否有复发。

4. 姑息性动脉栓塞和姑息性的膀胱切除

膀胱癌和放射性膀胱炎很少会引起威胁生命的大出血，如果出现这种情况，在电灼、激光和膀胱内明矾及甲醛溶液灌注都止血无效时，可采用经皮股动脉穿刺下腹部动脉栓塞，如果动脉栓塞也失败，最后可采用姑息性膀胱切除来止血。

（四）预后

在浸润性膀胱癌中，肿瘤的分级和浸润深度是预测淋巴结转移情况最重要的因素。有研究表明，有时在没有淋巴结转移的情况下也可能出现远处转移。

1. 副肿瘤综合征

副肿瘤综合征包括高钙血症、嗜酸细胞增多症、类白血病反应等，如果在有转移的膀胱癌患者中出现提示预后极差。

2. P53 表达和其他分子标记与预后的关系

由肿瘤抑制基因 P53 编码的蛋白控制细胞周期从 G_1 期到 S 期，通过调节转录，影响和引导 DNA 受损的细胞凋亡。在大多数的情况下，P53 蛋白的变异体在细胞核中稳定存在，可用免疫组化的方法测出。一些研究表明，在表浅性和浸润性膀胱肿瘤中，如果细胞核中有 P53 积聚，提示治疗的效果较差，预后差。在 243 例患者中，行膀胱切除（许多曾有术前放疗、辅助性化疗或两者都有），测出 P53 蛋白阳性（定义为至少 10% 细胞核中测出 P53 蛋白）的 5 年生存率为 24%，复发率为 76%。而细胞核中 P53 阴性的膀胱癌患者 5 年生存率为 67%，肿瘤复发率为 27%，但目前在临床上尚未广泛应用。

3. EGF（上皮生长因子）受体

EGF 是另一种分子标志物，在浸润性膀胱癌患者中，如果测出 EGF 受体阳性，提示预后很差。由于目前 EGF 受体的测定都是在冰冻切片时做的，一旦用甲醛固定后，EGF 抗原是否还存在目前还不明确，因此，EGF 受体的测定也没有作为膀胱癌预后的常规评价方法。

（吴文斌）

第四节　尿道肿瘤

尿道肿瘤多为上皮细胞来源，少数来自结缔组织。尿道肿瘤在泌尿系统肿瘤中发病率较低。尿道内良性肿瘤有息肉、纤维瘤、血管瘤和乳头状肿瘤等，恶性肿瘤包括癌和黑色素瘤等。由于男性尿道与女性尿道的差别，肿瘤发生和治疗略有不同，故予以分别叙述。

一、女性尿道癌

女性尿道癌虽然少见，但发病率明显高于男性，患者多大于 50 岁，尿道肉阜、息肉、腺瘤以及慢性炎症刺激，均与恶性肿瘤的发生相关。

（一）病理

女性尿道癌最常见的是鳞状细胞癌，占总数的 80%，好发于后尿道；其次是移行细胞癌，约占 20%；腺癌的比例约为 10%。一般来说，前尿道肿瘤分化较好，侵袭性低；而后尿道和全尿道肿瘤，多分化较差，侵袭性强。

肿瘤转移多为局部浸润和淋巴转移，血行转移较为少见。

1. 局部浸润

肿瘤多沿尿道侵及膀胱颈和外阴，并向内侵及阴道。范围广泛，肿瘤与原发于阴道或外阴的肿瘤鉴别十分困难。

2. 淋巴转移

前尿道肿瘤多首先转移至腹股沟浅淋巴结，然后转移至腹股沟深淋巴结。后尿道肿瘤则首先引流至髂外淋巴结、髂内淋巴结和闭孔淋巴结。

（二）临床表现和诊断

多数患者早期并无症状和体征。患者常因尿频、尿痛而就诊，但初期多被以尿路感染治疗，而在尿道出血或尿道脓性分泌物出现后，才经查体确诊尿道肿瘤。盆腔体检是发现肿瘤的主要手段，而膀胱尿道镜和病理活检是确定肿瘤性质和侵袭范围的主要检查。

许多患者确诊时即可发现腹股沟淋巴结肿大，少数患者在发现淋巴结转移后，才在寻找原发癌过程中得到确诊。盆腔 CT 可提供肿瘤浸润情况和盆腔淋巴结转移情况。

（三）治疗

手术是治疗尿道癌的主要方法，术后放疗有利于肿瘤复发的控制。

前尿道肿瘤多可行尿道部分切除术，手术中应注意对近侧尿道残缘进行冰冻病理检查，确定无肿瘤残留。前尿道肿瘤多分化良好、侵袭性差，保留足够的后尿道多无尿失禁发生。后尿道肿瘤或已侵及全尿道的肿瘤则需行根治性全尿道切除术。

二、男性尿道癌

男性尿道癌十分少见，长期慢性炎症刺激是肿瘤发生的重要原因。肿瘤最常见的部位是尿道球部。

（一）病理

男性尿道较长，后尿道的前列腺尿道部，表面为移行上皮，好发移行上皮癌，性质与膀胱癌一致，疾病发生与膀胱癌密切相关。移行细胞癌占尿道癌的 10%。球膜部尿道是男性尿道癌的好发部位，占尿道癌的 60%，球部尿道为柱状上皮，易发鳞状上皮细胞癌；远端尿道同样易发鳞状上皮细胞癌，占总数 30% 左右。肿瘤转移以直接扩散和淋巴转移为主。

（1）直接播散：阴茎部肿瘤可直接扩散尿道周围组织和阴茎海绵体。球部尿道癌可扩散至尿生殖膈、前列腺、会阴和阴囊皮肤。

（2）淋巴转移：前尿道肿瘤多首先转移至腹股沟浅淋巴结，然后转移至深淋巴结，偶尔转移至髂外淋巴结。后尿道癌肿则直接转移至闭孔淋巴结和髂内淋巴结。

（二）临床表现

1. 尿道梗阻症状

多数尿道癌尤其是球部尿道癌，首先表现为尿道狭窄所致尿道梗阻症状，如尿线变细，排尿费力。上述表现与良性尿道狭窄并无差别，容易引起误诊。而在肿瘤破溃后引起尿道口有血性分泌物排出后才引起注意。

2. 尿道肿物

阴茎部肿物可被患者自行发现而就诊，大多质硬，形状不规则。

（三）诊断

1. 尿道造影和尿道镜检查

尿道造影和尿道镜检查可以明确病变的位置，尿道镜更可直接了解病变的性状，同时进行经尿道肿物活检，还可以在术前提供病理学依据。

2. 细胞学检查

对新鲜初段尿液或尿道冲洗液进行细胞涂片检查，亦有利于肿瘤的发现和定性，但因无法定位，多应用在残端尿道癌诊断方面。

3. CT、MRI 检查

CT、MRI 有利于了解球膜部尿道肿瘤的浸润深度，并可确定盆腔淋巴结转移情况。

（四）治疗

1. 远端阴茎部尿道癌

远端阴茎部尿道癌可采用经尿道肿瘤切除，肿瘤切除、尿道部分切除术，侵及海绵体者可行阴茎切除术。切除时切缘应距肿瘤 2 cm 以上，并行冰冻切片证实残端无肿瘤细胞侵及。腹股沟淋巴结清扫术仅在腹股沟淋巴结活检阳性时进行，预防性淋巴结清扫并无必要。

2. 前列腺部尿道癌

前列腺部尿道癌多在膀胱出现膀胱移行细胞癌后出现。治疗需同膀胱情况同时考虑，多数可行经尿道肿瘤电切术，而如膀胱颈多发肿瘤并发前列腺尿道癌，则需进行根治性全膀胱切除术。

3. 球膜部尿道癌

球膜部尿道癌发现时多已属晚期，除了部分病灶局限的可以行受累尿道切除再吻合术，大多需要行根治性切除术（包括前列腺、膀胱和精囊），并行尿道改道手术。同时还需行腹股沟和盆腔淋巴结清扫术。

（吴文斌）

第六章

肾脏疾病

第一节　急性肾损伤

一、病因和分类

急性肾损伤（AKI）是由多种不同病因引起短时间内肾功能快速减退而导致的临床综合征，包括急性肾小管坏死（ATN）、急性间质性肾炎、急性肾小球和血管性肾疾病、肾前性氮质血症和急性肾后性梗阻性肾病。急性肾损伤包含了从肾功能标志物的轻微改变，到肾功能严重损伤需要肾的替代治疗的整个范畴。目前临床广泛接受将 ATN 与急性肾衰竭（ARF）的术语转变为 AKI，以期望能在疾病早期识别，并进行有效干预。2012 年改善全球肾疾病预后组织（KDIGO）制订的急性肾损伤临床实践指南将 AKI 定义为以下任一情况：血清肌酐 48 小时内升高达 ≥0.3 mg/dL（>26.5 μmol/L）；或血清肌酐在 7 天内升高达基础值的 1.5 倍及以上；或尿量 <0.5 mL/（kg·h），持续 6 小时。根据以下标准，对急性肾损伤进行分期（表6-1）。

表 6-1　急性肾损伤的分期

分期	血清肌酐	尿量
1	升高达基础的 1.5~1.9 倍；或升高达 ≥0.3 mg/dL（>26.5 μmol/L）	<0.5 mL/（kg·h），持续 6~12 小时
2	升高达基础值的 2.0~2.9 倍	<0.5 mL/（kg·h），持续 ≥12 小时
3	升高达基础值的 3.0 倍；或升高达 ≥4.0 mg/dL（>353.6 μmol/L）；或开始肾脏替代治疗；或 <18 岁的患者，eGFR 下降至 <35 mL/（min·1.73 m²）	<0.3 mL/（kg·h），持续 ≥24 小时；或无尿 ≥12 小时

急性肾损伤的病因可分为肾前性、肾性及肾后性。急性肾损伤的病因见表6-2。对于急性肾损伤的处理应当根据导致肾功能损伤的病因学具体分析。如为肾前性因素引起的 AKI，则应积极祛除相关的诱发因素，恢复肾的有效灌注，通常这些处理能够使肾功能得到恢复。但是如果延误治疗，严重而持久的肾低灌注将导致肾小管上皮细胞发生严重的损伤，及时纠正了低灌注也难以改善病变，就会进一步发展成实质性肾衰竭，即 ATN。药物导致的 AKI，原则上应当撤掉与肾毒性有关的药物。对于手术患者，维持正常的循环容量十分重要。术后

的患者要根据中心静脉压的监测结果及时补充晶体、胶体和血液成分。对于肾后性因素导致的 AKI，要迅速解除梗阻，同时也应注意尿液外渗的情况。有时，在临床上要鉴别 AKI 的 3 种病因并非易事，往往要结合临床检查和实验室结果，甚至还需要有创的中心血流动力学监测和尿路影像学检查。在诊断检查前初步估计 AKI 的病因十分重要，对于检查手段的选择有重要的指导意义。

表 6-2　急性肾损伤的病因分类

1. 肾前性

（1）脱水

（2）血管塌陷：败血症，降压药，"第三腔隙"

（3）心排血量减少

（4）肾血管收缩、扩张失衡

　　1）脓毒症

　　2）药物（ACE 抑制剂，NSAIDs，环孢霉素，FK506，α 肾上腺受体阻滞剂）

　　3）肝肾综合征

2. 肾性

（1）ATN（肾缺血、肾毒性物质导致）

（2）肾小球疾病和肾微血管疾病

（3）急性间质性肾炎

（4）肾血管疾病

（5）肾移植排异反应

3. 肾后性（尿路梗阻）

（1）孤立肾结石

（2）双侧肾盂、输尿管梗阻（管腔内外肿瘤，结石，坏死组织，肿大淋巴结，手术误扎，后腹膜纤维化）

（3）膀胱及以下部位梗阻（结石，肿瘤，血块，前列腺增生，尿道狭窄）

（4）肾内梗阻（骨髓瘤，尿酸钙，草酸钙、磺胺、阿昔洛韦等药物结晶）

二、肾前性急性肾损伤

肾前性 AKI 是指由于肾血流灌注下降超过了肾的自身调节的范围、导致肾小球滤过率下降而出现的 AKI。导致肾前性 AKI 最常见的原因是由于肾性或肾外性液体丢失引起的脱水，如腹泻、呕吐和利尿药的过度使用等（表 6-3）。肾前性 AKI 的特点是病因纠正能够使肾功能得到恢复，并少有肾结构的破坏。这种状态对补液比较有效，一旦治疗得当，肾功能能够在 24 ~ 72 小时内得以恢复。其他少见的原因有败血症性休克、血管外液体潴留导致的所谓"第三腔隙"（如胰腺炎）等。抗高血压药物的过量应用也可以出现这种情况。心功能衰竭导致心排血量减少也可降低肾血流灌注。由于肾血管收缩、扩张调节失衡而引起的肾血液供应下降导致的急性肾小球滤过率下降也应引起临床医师的注意。如肝硬化患者发生肝—肾综合征，或者服用环孢素、FK506、非类固醇抗炎药、血管紧张素转化酶抑制剂等情况下。上述情况往往容易出现明显的肾内血流动力学功能紊乱。在这些情况下，尿的检查可类似肾前性肾损伤，但患者临床表现并不符合常见的急性肾损伤。在停止服用药物或有肝—肾综合征的患者进行肝病的治疗或肝移植后，会出现肾小球滤过率的改善。根据临床表现仔细分析可以判断出引起急性肾损伤的主要原因。多数情况下，急性肾损伤是多种病因共同作用的结果。

表6-3　急性肾损伤的肾前性因素

1. 体内液体严重不足

2. 外科手术：出血、休克

3. 消化道丢失：呕吐、腹泻、肠瘘

4. 肾本身原因：过度利尿、盐的丢失

5. 心脏原因：心排血量降低

6. 急性情况：心肌梗死、心律失常、恶性高血压、心脏压塞、心内膜炎

7. 慢性情况：心瓣膜病、慢性心肌病

8. 细胞外液的分布异常

9. 低蛋白状态：肾病综合征、晚期肝疾病、营养不良

10. 物理因素：腹膜炎、烧伤、挤压伤

11. 外周血管扩张：菌血症、使用抗高血压药物

12. 肾动脉狭窄（双侧）

（一）临床表现和诊断

1. 症状和体征

最常见也是首先的主诉是身体站立时头晕（直立性晕厥）或口渴感，患者可有明显的体液丢失病史，体重减低的多少可以反映出脱水的程度。体检常发现皮肤干瘪、颈静脉塌陷、黏膜干燥、直立性或体位性低血压、脉搏增快等。

2. 实验室检查

（1）血液检查：血液中的尿素氮和肌酐的比例（mg/dL）正常是（10~15）：1，在肾前性肾损伤时，由于肾小管功能未受损，低尿流率导致肾小管重吸收尿素增加，从而使BUN/Cr不成比例增加。甘露醇、造影剂和利尿药都会影响肾对尿素、钠和肌酐的转运与处理，在这些因素的影响下，生化检查可能会出现让人误解的结果。

（2）尿液检查：尿量通常减少。需要精确评估时可留置尿管以测量每小时的尿量，也可通过这个方法除外有无下尿路的梗阻。在急性肾前性少尿的情况下尿液多是高比重（＞1.025）和高渗透压［＞600 mOsm/（kg·H_2O）］的。常规尿分析一般没有异常。

（3）中心静脉压：中心静脉压降低预示着血容量不足。当严重的心力衰竭是肾前性肾损伤（多数不是唯一原因）的主要原因时，主要表现为心排血量降低和中心静脉压升高。

（4）水负荷：对于肾前性肾损伤患者，小心地增加入量可以使尿量增加。补液试验既有诊断意义也有治疗意义。最常用的首要治疗手段是快速静脉输注300~500 mL生理盐水。一般要超过1~3小时以后测量尿的排出。当尿量＞50 mL/h时，认为患者对连续静脉输液有良好的反应。如果尿量不增加，则需要仔细地回顾患者血和尿液的化验检查，再次评估者的水容量状态，并重新进行体检，以确定继续补充液体（用或者不用呋塞米）的合理性。

（二）治疗

对于脱水的患者，必须快速补充液体的丢失。不恰当的液体治疗可能会加重肾脏血流动

力学的进一步恶化和最终导致肾小管缺血（不可逆的急性肾小管坏死）。在液体补足的患者，若仍有少尿和持续性低血压，应使用血管加压药物来有效纠正由败血症和心源性休克引起的低血压。升压药物对恢复全身的血压，同时对维持肾内的血流量和肾功能是非常有益的。应用多巴胺 $1 \sim 5 \ \mu g/ (kg \cdot min)$ 可以在不改变收缩压的情况下增加肾血流量。如果容量纠正后，全身血压还持续偏低，则可加大多巴胺剂量 $5 \sim 20 \ \mu g/ (kg \cdot min)$。对于肾前性急性肾衰竭应停用降压和利尿药。

三、肾性急性肾损伤

肾性 AKI 是指由各种原因导致的肾单位和间质、血管损伤所致，包括肾缺血和肾毒性物质导致的急性肾小管坏死（ATN）、肾小球疾病、急性间质性肾炎、肾血管疾病和肾移植排异反应等。对于不同病因的肾实质疾病引起的急性 AKI，其治疗方法及强度完全不同。急进性肾炎常常需要强化免疫抑制治疗，而对于药物或感染相关性急性间质性肾炎及急性肾小管坏死，及时祛除病因则非常重要。

（一）急性肾小管坏死

绝大多数需要住院治疗的肾性 AKI 是由 ATN 所致。发生 ATN 的易感人群包括：既往有基础肾疾病、高血压、糖尿病、心血管疾病、高龄等患者。ATN 的病因多种多样，可发生于感染、应用某些药物、接触某些毒物等之后。

但总的来说，ATN 的病因可分为两大类：一类是各种因素导致的肾血流灌注不足和缺血；另一类是各种类型的肾毒素直接或间接导致肾小管上皮中毒性损伤而发生 ATN。常见的内源性和外源性肾毒性物质见表6-4。

表6-4　常见内源性和外源性肾毒性物质

1. 内源性肾毒性物质

（1）肌红蛋白：横纹肌溶解

（2）血红蛋白：急性溶血如自身免疫性溶血、血型不合输血反应、阵发性夜间血红蛋白尿、烧伤、热休克

（3）尿酸及钙、高尿酸血症、严重高钙血症、多发性骨髓瘤、溶瘤综合征

（4）磷及代谢物结晶

2. 外源性肾毒性物质

（1）微生物及代谢毒素：金黄色葡萄球菌、G^- 杆菌、军团菌、汉坦病毒等

（2）肾毒性药物：氨基糖苷类、多肽类、头孢类（第1、第2代）、两性霉素 B、环孢素 A、利尿药、造影剂、中药等

（3）其他：重金属、化学毒素、农药、杀虫剂、生物毒素

1. 临床表现

由于病因不同，ATN 患者的临床特征不同。脱水和休克可同时出现，但尿量以及 AKI 在静脉补液后无改善，这与肾前性 AKI 不同。不同于慢性肾衰竭的是，精神改变及胃肠道症状等尿毒症表现在 AKI 中并不常见。ATN 的临床表现及肾功能减退程度与其肾脏低灌注的程度和持续时间有关，其临床预后存在很大差异。目前倾向于将 ATN 的临床过程对应于其病理生理过程而分为 3 期：起始期、持续期和恢复期。

（1）起始期：又称肾前性氮质血症。由于肾的低灌注，肾小球滤过率下降致原尿减少、速度减慢，尿素氮、水和钠的重吸收相对增加，从而引起血尿素氮升高，尿量减少和尿比重增加。血肌酐水平轻微升高。此期患者无明显临床症状或者仅表现轻微的有效循环血容量不足。

（2）维持期：一般持续 1~2 周，也可长达数月。肾中毒者所致急性肾小管坏死持续时间较短，缺血性因素所致者则持续时间较长。此期首先表现为尿量改变及氮质血症，血肌酐升高，肾小球滤过率下降，逐渐出现水、电解质和酸碱平衡紊乱及各种并发症，出现消化道症状、贫血、高血压、心力衰竭和心律失常，神经系统症状如意识淡漠、嗜睡等。其中水过多、高钾血症和代谢性酸中毒如果处理不及时可能带来致命性后果。

（3）恢复期：此期患者尿量开始进行性增多。一般少尿或无尿患者尿量超过 500 mL/d 时，即进入临床上的恢复期。部分患者尿量大于 2 500 mL/d，并可持续数周或更长时间。恢复期患者尿毒症症状逐渐改善，但仍可出现水、电解质紊乱及各种并发症，少数患者仍有体质虚弱、乏力等表现。

2. 诊断

ATN 的诊断需要在确诊 AKI 的基础上进行，并排除肾小球、肾间质和肾血管疾病所致的肾性 AKI。一般可找到引起 ATN 的病因，如肾缺血或者中毒。静脉滴注甘露醇或生理盐水并不能增加尿量，有时应用呋塞米或小剂量多巴胺 [1~5 μg（kg·min）] 可使少尿转为多尿（少尿型肾衰竭转为多尿型肾衰竭）。尿液检查时尿比重常偏低或固定于 1.005~1.015。可见肾小管细胞及颗粒管型。尿渗透压也降低（<350 mOsm/L），尿/血浆渗透压比值 <1∶1。如果尿潜血阳性必须考虑到血红蛋白尿或肌红蛋白尿的可能。超声检查双肾增大或者大小正常。中心静脉压常常正常至轻度升高。

3. 治疗

ATN 的治疗主要强调维持机体的水、电解质和酸碱平衡，保证重要脏器如肾的血液灌注，防治并发症，促进肾功能恢复。

（1）支持治疗。

1）尽早纠正可逆病因：积极处理创伤、出血、心血管疾病等病因；控制感染；纠正血容量不足；及时停用影响肾血流灌注或肾毒性药物。

2）维持水、电解质和酸碱平衡：如果静脉补液或滴注甘露醇并无效果，则应立即减少液体入量。补液遵循量出为入的原则。每日液体入量 = 前一日的显性失水量 + 不显性失水量 − 内生水量。必须密切监测血钾，以及早发现高血钾。发生高血钾症时可给予以下措施：①静脉滴注 5% 碳酸氢钠 200~250 mL，促进钾离子向细胞内转移；②10% 葡萄糖酸钙 10~20 mL 静脉缓慢注射（大于 5 分钟）；③50% 葡萄糖溶液 50 mL 加普通胰岛素 6 U 缓慢静脉注射；④口服离子交换树脂（15~30 g，每日 3 次）。

3）肾的替代治疗：AKI 时肾功能在短时间内快速减退，机体无法产生足够代偿反应，有时会出现威胁生命的严重并发症。肾的替代指征包括：严重高钾血症，$K^+ > 6.5$ mmol/L 或及出现严重心律失常，急性肺水肿且利尿效果不好，严重代谢性酸中毒，动脉血 pH < 7.2，且由于急性左心衰竭和体液容量过多而不能给予足量碱剂时。血液透析或腹膜透析的及时应用可预防或纠正酸中毒、高钾血症或液体超负荷等。血液透析可间断或持续进行（连续性动静脉血液滤过或连续性静静脉血液滤过技术）。一般可用经皮中心静脉插管建立

血管通路。在重症监护病房持续透析治疗更适用于血流动力学不稳定的患者。与血液透析相比，腹膜透析有更好的安全性和易操作性，不需使用抗凝药。在心、胸、血管等手术后并发AKI，患者存在血流动力学不稳定状态、又不宜全身抗凝的情况下，可选择腹膜透析作为过渡。但腹膜透析对水和溶质的清除可能不足，引起高血糖，并有较多的蛋白质丢失。

（2）营养治疗：AKI 时应补充足够营养保证能量需要［20～30kcal/（kg·d）］，促进受损细胞的修复和再生。可静脉补充葡萄糖、脂肪乳、必需氨基酸、维生素等，从而纠正和降低伴有急性肾小管坏死的机体分解代谢的严重性。危重病患者的血糖控制要求6.1～8.3 mmol/L。

（二）肾小球和肾微血管疾病、急性间质性肾炎

原发性或继发性肾小球疾病都可能导致 AKI 发生，如急性或急进性肾小球肾炎、狼疮性肾炎、ANCA 相关性小血管炎、过敏性紫癜性肾炎、溶血尿毒症综合征等。血栓性血小板减少性紫癜、弥散性血管内凝血等微血管病变也会导致 AKI 发生。急性间质性肾炎是一种以肾间质的急性炎症和水肿为病理特征，伴有急性肾小管功能障碍的肾损伤。引起急性间质性肾炎的病因包括：药物、感染特发性自身免疫性疾病，其中药物是最主要的病因。

1. 临床表现与诊断

（1）症状和体征：详细地询问病史可获得非常重要的诊断信息。肾小球及微血管疾病多有前驱感染或者系统性疾病史。如咽喉痛和上呼吸道感染、腹泻等。急性过敏性间质性肾炎多有明确的用药史，可引起急性间质性肾炎的常用药物包括：非甾体抗炎药、青霉素、头孢菌素、环丙沙星、利福平、乙胺丁醇、异烟肼、磺胺类、大环内酯类、四环素、万古霉素、雷尼替丁、利尿药等。部分患者可出现发热、皮疹等药物过敏反应。引起 AKI 的系统性疾病如过敏性紫癜、系统性红斑狼疮等，多有其他系统损害，体格检查需注意相关体征。人类免疫缺陷病毒（HIV）感染也可以出现 HIV 肾病导致的 AKI。一般来说，肾盂肾炎很少出现 AKI，除非伴有脓毒血症、梗阻或孤立肾患者。

（2）辅助检查。

1）血液检查：急进性肾小球肾炎的免疫学检查异常主要有抗-GBM（抗肾小球基底膜抗体，Ⅰ型）和 ANCA（抗中性粒细胞胞质抗体，Ⅲ型）阳性，Ⅱ型患者的血循环免疫复合物及冷球蛋白可呈阳性，血清 C3 降低。急性间质性肾炎可有血嗜酸粒细胞升高、红细胞沉降率加快、IgE 升高等。特异血清免疫学检查可以提示某些系统性疾病，如系统性红斑狼疮。在溶血性尿毒症综合征中，外周血涂片中常出现血小板减少和红细胞的形态结构变异。

2）尿液分析：在肾小球及微血管性 AKI 时，尿沉渣分析可见变形红细胞、红细胞管型，尿蛋白多大于 1～3 g/d，尿钠大多 <20 mmol/L。间质性肾炎时，尿沉渣可见白细胞、嗜酸粒细胞及管型，尿蛋白可呈阳性，尿钠大多 >30 mmol/L。

3）肾活检：可以显示肾小球肾炎、急性间质性肾炎或肾小球毛细血管血栓（溶血性尿毒症综合征）分别所特有的变化。对于急进性肾小球肾炎，光镜下以广泛（50% 以上）的肾小球囊腔内有大新月体形成（占肾小球囊腔 50% 以上）为主要特征。急性间质性肾炎光镜下可见肾间质水肿，弥漫性淋巴细胞和单核细胞浸润，散在嗜酸性粒细胞浸润，偶见肉芽肿，而肾小球及肾血管正常。

（3）X 线表现：造影剂检查应尽量避免，因其造成肾损伤。基于上述原因，超声显像最适合排除梗阻问题。

2. 治疗

总的来说，治疗目的在于控制感染，清除体内抗原、毒性物质和药物，抑制自身免疫，清除自身免疫性抗体，降低炎症应答。对于急进性肾小球肾炎，需要针对急性免疫介导性炎症病变进行强化治疗。强化治疗包含药物（甲泼尼龙、环磷酰胺）治疗或短时间应用血浆置换。对于 AKI 达到透析指征者，需要肾的替代治疗。

（三）肾血管性疾病

常见的肾血管疾病导致的急性 AKI 包括动脉血栓性疾病、夹层动脉瘤、恶性高血压、肾静脉血栓等。对于 60 岁以下的患者，如果没有接受过经血管的操作或造影检查，一般很少出现血栓性疾病。夹层动脉瘤和恶性高血压通常临床诊断比较清楚。快速评估肾动脉血流情况的方法需要动脉造影或其他非造影血流检查（如磁共振或多普勒超声）。急性肾静脉血栓多发生于肾病综合征、肾细胞癌、肾外伤的肾病患者，常伴有下腔静脉血栓形成，出现下腔静脉阻塞综合征、严重腰痛和血尿。对导致 AKI 的血管性因素及早治疗是必要的。

四、肾后性急性肾损伤

肾后性 AKI 是指急性尿路梗阻，双侧尿路梗阻或孤立肾单侧尿路梗阻均可致肾后性 AKI，约占 AKI 的 5%。由于老年男性患者前列腺疾病及肿瘤疾病的高发，肾后性 AKI 在该类人群中较多见。患者可有血尿、腰痛、腹痛和尿毒症的症状。患者可能既往有腹部、盆腔手术史，肿瘤病史和局部放疗病史等。

下腹部手术后的 AKI 应考虑尿道与输尿管梗阻的可能性。双侧输尿管梗阻的原因有：①腹膜或腹膜后肿瘤侵犯，伴有肿块或结节；②腹膜后纤维化；③结石；④术后或创伤后的尿路梗阻。对于孤立肾，输尿管结石可产生整个尿路梗阻而引起 AKI。

（一）诊断

1. 症状和体征

肾区疼痛和紧张感经常出现。如果手术导致输尿管损伤，可发生尿液自伤口渗出。由于液体超负荷，水肿也可出现。腹胀及呕吐可由肠梗阻引起。

2. 辅助检查

尿检查无重要意义。如果插管后出现大量尿液，则可以诊断并治疗下尿路梗阻。

3. X 线表现

放射性核素检查可显示尿液渗漏现象，对于梗阻患者，可见同位素在肾盂的蓄积。超声检查常可发现肾盂积水的上部集合系统扩张现象。

4. 器械检查

膀胱镜与逆行肾盂造影可显示输尿管梗阻。

（二）治疗

治疗原则为尽快解除梗阻。

（荆孝东）

第二节 慢性肾衰竭

各种原因导致的慢性肾的结构与功能障碍（美国肾病基金会 2002 年公布肾损害时间超过 3 个月），或者不明原因的 GFR < 60 mL/（min·1.73 m²）超过 3 个月，称为慢性肾疾病（CKD）。慢性肾衰竭（CRF）是指由各种慢性肾疾病引起的进行性肾功能减退及与此相关的临床症状和代谢紊乱组成的综合征。慢性肾疾病的干预治疗一般参考 GFR 指标进行，见表 6-5。

表 6-5 慢性肾疾病的临床处理原则

分期	肾的状态	GFR 水平（mL/min）	措施
	危险性增加	≥90	系统性检查，去除危险因素
1	肾损害，GFR 正常或增加	≥90	诊断和治疗，治疗伴随疾病，减缓疾病的进展，降低心血管危险因素
2	肾损害，GFR 轻度降低	60~89	评估进展状态，延缓 CKD 的进展
3	GFR 中度降低	30~59	减慢 CKD 进展，检查和治疗并发症
4	GFR 严重降低	15~29	综合治疗，检查和治疗并发症
5	肾衰竭	<15	肾的替代治疗

我国慢性肾疾病的患病率为 10.8%，预计慢性肾疾病患者为 1.195 亿人。随着人口老龄化和高血压、糖尿病等患病率增加，慢性肾疾病的患病率将进一步上升，估算我国目前终末期肾病（ESRD）患者在 100 万~200 万人。慢性肾疾病发展的严重与快慢往往很难预测，目前已是人类生存的重要威胁之一。

一、病因和发病机制

多种疾病与终末期肾病有关，包括原发性肾疾病（如肾小球肾炎、肾盂肾炎、先天发育不良）及继发性肾疾病（如糖尿病性肾病或系统性红斑狼疮）。继发于脱水、感染及高血压等综合因素，常使慢性肾疾病患者病情迅速进展。在美国，慢性肾疾病的首要病因为糖尿病，其次是高血压、肾小球疾病。根据以往对我国接受透析治疗的终末期肾疾病患者登记显示，我国慢性肾疾病的首位病因是肾小球肾炎。2016 年 9 月北京大学发表在《新英格兰医学杂志》的一篇论文评估了我国 CKD 在 2010—2015 年的变化趋势。研究表明，随着糖尿病患病率在我国的不断攀升，糖尿病已成为我国慢性肾疾病的首要病因。

慢性肾疾病的发病机制，目前认为与肾小球高滤过、肾单位高代谢、肾组织上皮细胞表型转化作用及一些细胞因子（如 TGF-β、IL-1、单个核细胞趋化蛋白-1、血管紧张素 Ⅱ、内皮素-1）等多种因素相关。多种因素的作用下肾小球硬化不断发展，肾小管萎缩，肾间质纤维化，而最终出现尿毒症症状。

在慢性肾疾病时，肾对物质的清除率降低，许多物质包括外源性（如食物）或内源性代谢终产物（如组织的分解代谢）在体内潴留。尿毒症患者体内超过 200 种物质的水平较正常人明显升高。其中部分物质与尿毒症代谢紊乱或临床表现密切相关，称为尿毒症毒素。对于尿毒症症状和机体多系统损害，目前认为主要与尿毒症毒素有关。通常根据尿毒症毒素分子量的大小，将尿毒症毒素分为小分子物质（分子量 < 500 Da）、中分子物质（分子量为 500 ~ 10 000 Da）和大分子物质（分子量 > 10 000 Da）。小分子物质主要包括尿素、酚类、胍类、胺类、吲哚类等。中大分子物质主要包括甲状旁腺激素、核糖核酸酶、β 微球蛋白、脂质氧化终产物修饰的蛋白质等。此外，慢性肾疾病时肾分泌内分泌激素如红细胞生成素（EPO）、骨化三醇缺乏，将导致肾性贫血和肾性骨病。某些营养素如蛋白质、元素铁、L-肉碱等的缺乏，可加重营养不良、贫血、消化道症状、免疫力低下等。

二、临床表现

由于残存肾功能的适应作用，在 80% 的肾单位丧失之前或者 GFR 小于 25 mL/min 以前，慢性肾疾病患者可无任何临床表现或仅仅出现轻度的生化异常。慢性肾疾病中期以后常出现的症状有瘙痒、全身不适、疲劳、健忘、性欲下降、恶心及易疲劳感等，这些症状往往轻重不一。而到了晚期尿毒症阶段，患者将出现严重酸中毒、贫血、消化道出血、急性心力衰竭等严重临床症状。有肾疾病家族史且青春期前发病的患者，往往主诉发育不良。多个系统损害的症状可同时出现（系统性红斑狼疮）。多数患者出现容量依赖性或肾素依赖性高血压。但是，如果患者有明显尿钠丢失倾向（如髓质囊肿病），血压可以正常或偏低。由于贫血与代谢性酸中毒，呼吸和脉搏可加快。临床表现还有尿毒症臭味、心包炎、扑翼样震颤的神经系统症状表现、精神改变及周围神经病变等。触诊可及的肾，常提示多囊肾。眼底镜检查常显示高血压或糖尿病性视网膜病变。一些遗传性肾脏病如 Alport 综合征除肾的表现外，多伴有感音神经性耳聋及眼部病变（前圆锥形晶状体、黄斑周围点状和斑点状视网膜病变、视网膜赤道部病变）。

三、诊断

（一）辅助检查

1. 血液检查

多表现为正红细胞性贫血。出血时间的异常，常反映出血小板机能异常。当 GFR 降至 30 mL/min 以下时，血电解质及矿物质代谢异常变得很突出。体内缓冲碱储备减少及肾泌酸功能下降可引起进展性酸中毒，表现为血碳酸氢盐下降，以及代偿性呼吸过度通气。在轻至中度慢性肾衰竭患者，可表现为肾小管性酸中毒（正常阴离子间隙的高氯血症性代谢性酸中毒）。当 GFR < 25 mL/min 时，磷酸、硫酸等酸性代谢产物因肾排泄障碍而潴留，可发生高氯血症性（或正氯血症性）高阴离子间隙性代谢性酸中毒。除非 GFR < 5 mL/min，一般高钾血症并不常见。在间质性肾疾病、尿酸肾病及糖尿病性肾病中，伴有高钾血症的高氯代谢性酸中毒（Ⅳ型肾小管酸中毒）会经常出现。多种因素可引起高磷血症与低钙血症。高磷血症是由于肾排磷减少引起的。肾衰竭时由于 1, 25 $(OH)_2$ 维生素 D_3 减少，肠道吸收钙的能力下降，参与了低钙血症的发生。导致低钙血症的其他因素还包括磷的潴留、骨骼对 PTH 的高钙血症作用发生抵抗等。高血磷、低血钙和活性维生素 D_3 缺乏是引起继发性甲状旁腺功能亢进的 3 个重要环节。在慢性肾疾病中，尿酸可升高，但很少引起尿酸结石或痛风。

2. 尿常规检查

不同种类的肾疾病尿量各不同。尿中水和盐丢失与多囊性肾病和肾间质病变类型有关。

当 GFR 低于正常的 50% 时，尿量通常有减少。每日盐丢失倾向较固定，尿量减少很快会出现钠潴留。尿检查可见单核细胞（白细胞），有时可见宽的蜡样管型，但通常尿检查并不见有特异性。蛋白尿多少不一。

（二）影像学表现

对肾功能减退的患者应避免造影剂的检查。超声检查在肾的大小及皮质厚度测量及肾穿刺定位中有重要作用。双肾明显缩小支持慢性肾疾病的诊断。骨骼 X 线可显示生长延迟、骨软化（肾性佝偻病）或纤维化骨炎，并可出现软组织或血管钙化。

（三）肾活检

除了非特异性间质纤维化及肾小球硬化外，肾脏活检并无重要意义。中膜增厚、弹性纤维断裂、内膜增厚等血管改变可能继发于尿毒症高血压或由于原发的肾小动脉硬化所致。由于出血风险较大，经皮或开放肾活检的死亡率较高。

四、治疗

（一）内科治疗

慢性肾疾病患者在进展至终末期肾衰竭之前，应重视内科治疗，尽量延缓病程的进展速度。非手术治疗方法包括低蛋白饮食、限钾、限磷及饮食中维持钠平衡，防止体内低钠或高钠，因此应经常密切监测体重变化。在中度酸中毒时，应用碳酸氢钠是有效的。贫血的治疗是应用重组红细胞生成素。保持钙磷平衡是防止尿毒症骨病和继发甲状旁腺功能亢进的关键。磷结合剂、钙剂和维生素 D 的使用有助于维持此种平衡。表 6-6 列出肾脏保护的综合措施。

表 6-6　肾保护的综合措施

重点	目标	措施
血压控制	<130/80 mmHg（尿蛋白 <1.0 g/d） <125/75 mmHg（尿蛋白 >1.0 g/d）	ACEI 血管紧张素受体阻滞剂 Ca^{2+} 通道拮抗剂 袢利尿药 β 受体阻滞剂 血管扩张药
减少尿蛋白	<0.5 g/d	ACEI 血管紧张素受体阻滞剂
控制血糖	HbA1C <7%	控制饮食 口服降糖药 注射胰岛素
限制蛋白摄入	0.6~0.8 g/（kg·d）	饮食指导
降血脂	LDL-C≤100 mg/dL	他汀类药 降三酰甘油药
贫血治疗	Hb >12 g/dL	促红细胞生成素铁剂

续表

重点	目标	措施
生活方式	保持合适体重 忌烟 加强运动	抗抑郁药
钙磷代谢控制	血清钙（2.1~2.5 mmol/L） 血清磷（CKD3~5期0.87~1.45 mmol/L） 血清磷（CKD5d期1.13~1.78 mmol/L）	限制磷的摄入 磷结合剂（碳酸钙、醋酸钙、盐酸思维拉姆、碳酸镧） 补充维生素D

（二）透析治疗

慢性肾衰竭建议开始透析的标准：①少尿（＜200 mL/12 h）；②无尿（＜50 mL/12 h）；③高钾血症（＞6.5 mmol/L）；④严重酸中毒（pH＜7.1）；⑤氮质血症（BUN＞30 mmol/L）；⑥明显的脏器水肿（特别是肺）；⑦尿毒症性脑病；⑧尿毒症性心包炎；⑨尿毒症性神经病变/肌肉病变；⑩严重血钠异常（Na^+＞160 mmol/L或者＜115 mmol/L）。

1. 腹膜透析

腹膜透析是可选择的一种透析方式，在不能进行血液透析的情形下（如血管通路不能建立）可选择该方式。不断改进的、柔软的腹膜透析管可反复灌洗腹腔。相对于血液透析，腹膜透析对小分子物质（如肌酐和尿素）的清除少于血液透析，但对于大分子物质清除较充分，因此，可达到良好的治疗效果。间歇性腹膜透析（IPD）、持续循环式腹膜透析（CCPD）及持续性不卧床腹膜透析（CAPD）等透析技术都是可行的。CAPD是目前全世界最常应用的腹膜透析方式，需用1~2 L的透析液每天交换3~5次，24小时不间断透析，其对中大分子物质的清除要优于IPD。随着腹膜透析连接管路的改进，细菌污染及腹膜炎的发生率大幅度下降。

腹膜透析的相对禁忌证：①腹部大手术后早期，或术后有肠粘连、肠梗阻者；②腹腔内脏外伤；③膈疝和腹内疝；④腹壁置管区及其附近皮肤感染；⑤腹腔内恶性肿瘤、多囊肾、妊娠；⑥严重肺部病变伴有肺功能不全；⑦不合作或精神病患者。

2. 血液透析

目前利用半透膜原理的维持性血液透析治疗在临床得到了广泛应用。血液透析时将患者动脉血由透析器的动脉端引进透析器，经透析膜作用后净化的血液由透析器静脉端流出，进入静脉再返回机体。血流速为200~300 mL/min，每次透析约4小时。维持性血液透析的血管通路主要有自体动静脉内瘘、移植内瘘（包括大隐静脉或人工合成材料血管）及带袖套的中心静脉插管（通过外科手术置入或放射线下插入）。自体动静脉内瘘是目前最理想的永久性血管通路，一般多采用桡动脉和其邻近的头静脉在腕关节上方做血管吻合。带袖套的中心静脉导管的应用及皮下导管池系统的出现是近年来血管通路技术的重要进展，这种设计明显延长了导管使用寿命，平均使用寿命为18~24个月。

透析器是血液透析治疗的关键部分，由透析膜及其支持结构构成。透析器有不同的形状，目前以中空纤维型透析器最为常用。在透析过程中，通过弥散、对流和超滤等作用，血液中各种可透过溶质进行交换或排出，达到清除体内代谢废物和纠正水、电解质和酸碱平衡的目的。

血液透析的相对禁忌证：①休克或收缩压低于 80 mmHg；②大手术后 3 天内或有严重出血倾向；③严重贫血（HGB < 50 g/L）；④冠心病合并严重心功能不全、心律失常；⑤晚期肿瘤患者；⑥不合作或精神病患者。

慢性透析常见并发症包括感染、骨病、操作失误、贫血及心理障碍等。长期透析的患者易发生动静脉粥样硬化性疾病。目前认为，慢性尿毒症患者尽管接受了透析治疗，仍可发生失用性综合征、心肌病变、多发神经病变、继发性透析相关性淀粉样变，因此应及时进行肾移植，同时尽量避免双侧肾切除，因为手术可增加患者输血的机会。对于透析患者的肾切除，只有当患者出现顽固性高血压、感染性逆流、多囊肾出血及疼痛时才考虑进行。透析患者，有时会患透析获得性肾囊肿病。这些患者需密切监视，以防肾细胞癌发生。

（三）肾移植

随着免疫抑制技术与基因匹配技术的发展，肾移植有逐渐取代血液透析的趋势。由于免疫抑制剂的发展，肾移植的效果有目共睹。

（荆孝东）

第七章

膀胱疾病

第一节　细菌性膀胱炎

一、急性细菌性膀胱炎

1. 病因

急性细菌性膀胱炎的高发人群包括 4 种，即学龄期少女、育龄妇女、男性前列腺增生者、老年人。膀胱炎由多种因素引起。①膀胱内在因素，如膀胱内有结石、异物、肿瘤和留置导尿管等，破坏了膀胱黏膜防御能力，有利于细菌的侵犯。②膀胱颈部以下的尿路梗阻，引起排尿障碍，失去了尿液冲洗作用，残余尿则成为细菌生长的良好培养基。③神经系统损害，如神经系统疾病或盆腔广泛手术（子宫或直肠切除术）后，损伤支配膀胱的神经，造成排尿困难而引起感染。

膀胱感染的途径以上行性最常见，发病率女性高于男性，因女性尿道短，尿道外口解剖异常，常被邻近阴道和肛门的内容物所污染，即粪便—会阴—尿路感染途径。性交时摩擦损伤尿道，尿道远段 1/3 处的细菌被挤入膀胱；也可能因性激素变化，引起阴道和尿道黏膜防御机制障碍而导致膀胱炎。另外阴道内使用杀精子药会改变阴道内环境，致使病菌易于生长繁殖，成为尿路感染的病原菌。

男性前列腺精囊炎、女性尿道旁腺炎也可引起膀胱炎。尿道内应用器械检查或治疗时，细菌可随之进入膀胱。最近青少年男性膀胱炎发病率有增高趋势，主要危险因素是包皮过长、性伴侣患有阴道炎症，以及男性同性恋者。下行性感染是指膀胱炎继发于肾感染。膀胱感染亦可由邻近器官感染经淋巴传播或直接蔓延所引起，但临床较少见。

膀胱炎致病菌由革兰阴性杆菌引起者多见，占 70% 以上。在革兰阴性杆菌中，以大肠埃希菌为主，占 80%；其他还有副大肠埃希菌（哈夫尼亚菌、枸橼酸杆菌、亚利桑那沙门菌以及无定型变形杆菌）、克雷伯杆菌、产气肠杆菌、铜绿假单胞菌、变形杆菌、肺炎杆菌等。革兰阳性菌引起的感染较少见，占 20%，其中包括葡萄球菌（金黄色葡萄球菌、表皮葡萄球菌）、链球菌、粪链球菌等。其他少见的病原菌有沙雷菌、类杆菌、产碱杆菌、Banitratum、Mina-Herella、酵母菌、白色念珠菌、新型隐球菌等。

2. 病理

在急性细菌性膀胱炎早期，膀胱黏膜充血水肿，白细胞浸润，可有斑片状出血，以膀胱三角区和尿道内口处最明显。后期的膀胱黏膜脆性增加，易出血，表面呈颗粒状，局部有浅表溃疡，内含渗出物，但一般不累及肌层，经抗生素治疗后可不留痕迹。

镜下所见，除黏膜水肿外，还有黏膜脱落，毛细血管明显扩张，白细胞浸润可延伸至肌层。

3. 临床症状

急性细菌性膀胱炎可突然发生或缓慢发生，排尿时尿道有烧灼痛、疼痛多出现在排尿终末，痛感在会阴部或耻骨上区，亦可向股部、腰骶部放射。若同时有尿潴留则为持续性胀痛或尿频，往往伴尿急（多与尿痛同时存在），尿频严重时类似尿失禁。

少数极度尿频和尿痛患者伴有膀胱尿道的痉挛，患者极为痛苦，但并无全身感染的表现。如体温升高则表示肾或其他器官也有炎症。尿浑浊，尿液中有脓细胞，有时出现血尿，常在排尿终末时明显。耻骨上膀胱区有轻度压痛。

女性患者急性细菌性膀胱炎发生在新婚后，称为"蜜月膀胱炎"。急性细菌性膀胱炎的病程较短，如及时治疗，症状多在 1 周消失。

4. 诊断

急性细菌性膀胱炎的诊断，除根据病史及体征外，需做中段尿液检查，尿液中常有大量脓细胞和红细胞。将尿液涂片行革兰染色检查，初步明确细菌的性质，同时行细菌培养、菌落计数和抗生素敏感试验，为治疗提供更准确的依据。急性膀胱炎的患者血液中白细胞计数可升高。

急性细菌性膀胱炎时忌行膀胱镜检查。

5. 鉴别诊断

（1）急性细菌性膀胱炎需与急性肾盂肾炎鉴别：后者除有膀胱刺激症状外，还有寒战、高热等全身症状和肾区叩痛。少数女患者急性细菌性膀胱炎时伴有膀胱输尿管反流，因感染上行致急性肾盂肾炎，但在成年人比较少见。

（2）急性细菌性膀胱炎需与结核性膀胱炎鉴别：结核性膀胱炎发展缓慢，呈慢性膀胱炎症状，对抗生素治疗的反应不佳，尿液中可找到抗酸杆菌，结核菌素试验阳性，尿 pH 提示酸性尿者，均应考虑膀胱结核。尿路造影显示患侧肾有结核所致改变。

（3）急性细菌性膀胱炎需与间质性膀胱炎鉴别：后者尿液清晰，极少部分患者有少量脓细胞，无细菌，膀胱充盈时有剧痛，胆碱能抑制药、解痉药、肌松药治疗后症状缓解，尿培养阴性。耻骨上膀胱区可触及饱满而有压痛的膀胱。

（4）急性细菌性膀胱炎需与嗜酸性膀胱炎鉴别：临床表现与一般膀胱炎相似，区别在于前者尿中有嗜酸粒细胞，并大量浸润膀胱黏膜。

（5）急性细菌性膀胱炎需与腺性膀胱炎鉴别：腺性膀胱炎常经久不愈，好发于女性，经抗感染治疗后镜下血尿及尿频常无改善，主要依靠膀胱镜检查和活体组织检查。

6. 治疗

急性细菌性膀胱炎需卧床休息，多饮水（每日 2 000 mL 左右），避免刺激性食物（如辛辣食物及酒类），热水坐浴可改善会阴部血液循环，减轻症状。用碳酸氢钠或枸橼酸钾等碱性药物，可降低尿液酸度，缓解膀胱痉挛。

黄酮哌酯盐（泌尿灵）100 mg，口服，每天 3 次，可解除痉挛，减轻排尿刺激症状。

根据尿液细菌培养结果，选用敏感抗生素。喹诺酮类为广谱抗生素，对多种革兰阴性、阳性菌均有效，耐药菌株少，是目前治疗单纯性细菌性膀胱炎的首选药物。单纯性急性细菌性膀胱炎国外提倡单次剂量或 3 日疗程，目前采用最多的治疗方案是 3 日短程疗法，避免不必要的长期服药而产生不良反应，但要加强预防复发的措施。若症状不消失，尿脓细胞继续存在，培养仍为阳性应考虑细菌耐药或有感染的诱因，要及时调整更换合适的抗生素，延长应用时间以期早日达到彻底治愈。急性细菌性膀胱炎也可应用中成药银花泌炎灵片，每次 4 片，每天 3 次，口服，配合喹诺酮类抗生素则疗效更理想。

急性细菌性膀胱炎经及时而适当治疗后，都能迅速治愈。

预防和预后：要注意个人卫生，使致病细菌不能潜伏在外阴部。由于性生活后引起女性膀胱炎，建议性交后和次日早晨用力排尿；若同时服磺胺药物或呋喃妥因，也有预防作用。

二、慢性细菌性膀胱炎

慢性细菌性膀胱炎是以革兰阴性杆菌（如大肠埃希菌）为主的非特异感染引起的膀胱壁慢性炎症性疾病。女性多见，各年龄均可发病，尤其多见于中老年人。

1. 病因

常见病因有尿道狭窄、膀胱颈梗阻、尿道膀胱结石、异物、肿瘤及生殖系感染等，在女性可由尿道口梗阻、前庭大腺脓肿、处女膜伞、尿道口处女膜融合等引起。也有因为急性细菌性膀胱炎未彻底治疗或多次发生再感染而转变为慢性细菌性膀胱炎。

慢性细菌性膀胱炎常为继发感染，多并发于其他病变，在机体抵抗力下降时可急性发作。

2. 病理

慢性细菌性膀胱炎的病理变化与急性细菌性膀胱炎大致相似，但黏膜充血较轻，出血和渗出较少，化脓性变化较广泛，黏膜苍白变薄，有的呈颗粒状或束状，表面不平，有小结节和小梁形成。黏膜溃疡较浅，边缘不规则，基底呈肉芽肿状，可有假膜样渗出物覆盖，或有尿盐附着。少数病例因膀胱壁纤维化致膀胱容量缩小。

3. 临床症状

慢性细菌性膀胱炎的症状大致与急性细菌性膀胱炎类似，但程度较轻，通常无明显体征，或出现非特异性体征。肉眼血尿少见。特点为持续性、反复性的膀胱刺激征，尿液浑浊，病程较长。

4. 诊断

慢性细菌性膀胱炎作为一个独立的疾病是很少见的，常继发于泌尿生殖系的其他病变，对慢性细菌性膀胱炎的诊断，需详细进行全面的泌尿生殖系统检查，以明确有无慢性肾感染。男性患者需除外包皮炎、前列腺精囊炎，女性患者应排除尿道炎、尿道憩室、膀胱膨出等，还应做妇科检查，排除阴道炎、宫颈炎和尿道口处女膜伞或处女膜融合等情况。尿液浑浊，尿液分析可发现有意义的菌尿症，尿培养一般为阳性，但脓尿少见。

膀胱镜检查表现为膀胱黏膜失去其正常的浅橘黄色光泽，变成黯红色。较严重的水肿呈高低不平外观。更严重时黏膜僵硬，失去弹性。慢性细菌性膀胱炎症引起的溃疡底部较浅，表面有脓性分泌物覆盖，溃疡周围有明显充血。

慢性细菌性膀胱炎需与以下几种疾病进行鉴别。

（1）结核性膀胱炎：对抗生素治疗的反应不佳，尿液中可找到抗酸杆菌，尿路造影显示患侧肾有结核所致改变。

（2）间质性膀胱炎：患者尿液清澈，极少部分患者有少量脓细胞，无细菌，膀胱充盈时有剧痛，耻骨上膀胱区可触及饱满而有压痛的膀胱。

（3）嗜酸性膀胱炎：临床表现与一般膀胱炎相似，区别在于前者尿中有嗜酸性粒细胞，并大量浸润膀胱黏膜。慢性细菌性膀胱炎与腺性膀胱炎的鉴别诊断，主要依靠膀胱镜检查和活体组织检查。

5. 治疗

（1）对症处理。

（2）消除原发病变，如尿路梗阻、结石、异物、肿瘤及生殖系感染等。

（3）选择有效、敏感的抗生素进行治疗。

（4）保持排尿通畅，增加营养，提高机体免疫力。

（5）对久治不愈或反复发作的慢性细菌性膀胱炎，在感染控制后则需要做详细全面的泌尿系检查。对神经系统疾病引起的尿潴留和膀胱炎，根据其功能障碍类型，进行治疗。针对妇科疾病，如阴道炎、宫颈炎和尿道口处女膜伞或处女膜融合等进行有效治疗。

（6）根据细菌培养结果选择敏感抗生素加入生理盐水行膀胱内间歇冲洗，每次冲洗500 mL，每6小时一次，连续冲洗，7~9天为1个疗程。也可连续冲洗2~3个疗程，疗效满意。方法是：膀胱内置入F16号三腔气囊尿管，尿管的出水管道连接无菌尿袋，进水管道连输液器接头，滴速为每分钟30滴。

（7）中药治疗：①银花泌炎灵片（吉林华康制药），4片，口服，每天3次；②三金片3片，口服，每天3次。该病的基本预防措施同急性细菌性膀胱炎。预防和治疗原发病甚为重要。如能清除原发病灶，解除梗阻，并对症治疗，多数病例能获得痊愈，但病程较长。

（杨守东）

第二节　出血性膀胱炎

出血性膀胱炎是指某些药物或化学制剂在尿中产生对膀胱的急性或慢性的损伤，导致膀胱广泛的炎症性出血。本病是一种多病因的并发症，常见于肿瘤患者治疗过程中，多因抗肿瘤药物的毒性或过敏反应，盆腔高剂量照射引起的放射损伤所致，另外还见于某些病毒感染，如腺病毒、流感病毒感染等。

一、病因

引起膀胱出血的因素如下。

1. 药物毒性反应

如烷化剂、白消安、噻替哌、苯胺、甲苯胺衍生物、环磷酰胺等，可直接刺激膀胱黏膜上皮，引起出血性膀胱炎。这种毒性反应，不但与药物作用时间和浓度呈正相关，而且与给药途径及方法关系密切。环磷酰胺（CTX）和白消安（BUS）联合化疗引起膀胱炎的危险性相对更高。甲喹酮、乌洛托品、避孕栓、苯胺和甲苯胺等长期或过量使用或接触也可以直接或间接地引起出血性膀胱炎。

2. 放射性损伤

盆腔全量放疗时有 20% 的患者膀胱受累。放射线对膀胱的急性损伤首先是膀胱黏膜的炎症改变，引起黏膜糜烂、溃疡或坏死出血。

3. 病毒感染

Ⅱ型腺病毒感染可以引发膀胱刺激症状及肉眼血尿，也见于某些流感病毒感染等。

4. 全身疾病

类风湿关节炎和 Crohn 病可并发系统性淀粉样变，膀胱的继发性淀粉样变可引起明显血尿。

5. 大量尿潴留

有大量尿潴留时突然大量导尿，引发膀胱出血的报道。

二、临床表现

出血性膀胱炎主要表现如下。

1. 突发性血尿

血尿突然发生，并伴有尿频、尿急、尿痛等膀胱刺激症状，严重者又伴有贫血。膀胱镜检查可见膀胱容积变小，黏膜充血、水肿、溃烂或变薄，血管壁变脆，部分患者可见出血部位。

2. 顽固性血尿

反复发作性血尿，或血尿持续，经久不愈。并常伴有尿频、尿急、尿痛等症状。

有时因反复出血、膀胱内形成血凝块，或阻塞输尿管口，引起急性或慢性尿潴留。膀胱镜检查可见膀胱容积缩小，膀胱挛缩，膀胱壁弹性消失，黏膜充血水肿，溃疡坏死或血管扩张出血。

三、诊断

（1）诊断出血性膀胱炎之前应注意以下 4 点情况。

1）注意膀胱内出血是否因肾、输尿管和膀胱结石、膀胱肿瘤等常见疾病所致。

2）当儿童出现膀胱刺激症状而尿培养阴性时，应考虑到病毒感染或误服对泌尿系统有毒性的药物的影响。

3）青年人出现血尿要考虑到工作是否常接触有害的化学品。

4）老年人出现血尿要排除泌尿系统肿瘤或前列腺增生症。

（2）当患者出现膀胱、尿道刺激症状并血尿时医生应考虑进行以下检查。

1）尿常规检查：可有镜下血尿，甚至肉眼血尿。

2）膀胱镜检查：膀胱镜检查及活检是确定诊断最可靠的方法，可看到膀胱内有不同程度炎症改变，甚至可以观察到出血部位，两侧输尿管开口排出的尿液是清亮的。

3）肾功能检查：如肌酐、尿素氮、尿酸等的检查。

4）结核抗体及尿抗酸杆菌检查。

四、治疗

各种原因引起的出血性膀胱炎治疗方法基本相同，主要是止血，根据血尿的程度可选用下列处理方法。

1. 清除膀胱内血块

清除膀胱内血块是治疗出血性膀胱炎的第一步，若血块松软，可在病床旁进行，可留置管腔较大的多孔导尿管，用蒸馏水或生理盐水反复冲洗抽吸，冲洗时最好选用 20 mL 以上容量注射器，进水时用力推注，才能用水柱打碎血块；而抽吸时要缓慢些，防止快速抽吸时血凝块阻塞尿管。若血凝块较坚韧，且大而多，则需以尿道插入电切镜方能清除血凝块。当膀胱内血凝块冲洗干净后，应观察膀胱内出血部位，如有活动性出血点，则可立即行电凝止血，并同时行膀胱内灌注药物止血。

2. 止血药物的应用

止血药物包括氨基己酸、酚磺乙胺、卡巴克络、维生素 K 等，通过增强血小板黏附功能，或增强毛细血管对损伤的抵抗力，减少毛细血管通透性，使受伤的毛细血管端回缩而止血等发挥作用。增压素 0.4 U/min 的速度静脉滴注治疗膀胱大出血，效果较理想。

3. 局部用药

（1）凝血酶：1 000~4 000 U 用蒸馏水或生理盐水 20~30 mL 配成溶液，每 2~4 小时膀胱内注射一次。多数患者经 2~3 次灌注后，出血即可得到控制。

（2）硝酸银：用蒸馏水配制成 0.5%~1% 溶液，每 10~20 分钟向膀胱内灌注一次，有些患者需多次灌注，疗效可靠，能使 70% 膀胱出血停止。

（3）去甲肾上腺素：用 8 mg/100 mL 去甲肾上腺素冲洗膀胱可止血，冲洗后血压可增高，脉搏加快，但不影响治疗，不损伤黏膜。

4. 冰水膀胱冲洗

用冰水连续冲洗 24~48 小时，可以治疗放射性膀胱炎的出血。据报道，此法成功率为92%。冰水有收缩，蛋白凝固，故可止血。

5. 高压氧治疗

由于高压氧可以提高血管损伤组织的修复能力，促使血尿停止。因此，最近有人采用高压氧治疗因放、化疗引起的出血性膀胱炎。方法是：在高压氧舱中 3 kPa 压力下，吸入100% 氧气 90 分钟为一次治疗，每周 5~6 次，共 20 次。

6. 外部加压器

这是一种可用于骨盆区进行充气压迫止血的器械（目前尚未进入国内市场），适用于血流动力学不稳定的盆腔急性大出血，曾用来治疗难于控制的膀胱大出血。据报道，该疗法的临床治疗效果较好。

7. 手术止血

手术止血只限于非手术治疗无效情况下，方可考虑行切开膀胱清除血凝块，电凝或用化学药品烧灼止血。若不能达到目的，则可行双侧髂内动脉结扎。

五、预防

1. 系统保护药

在化疗过程中，注意选用泌尿系统保护药巯乙基磺酸钠辅助治疗。推荐方法为开始化疗时给药一次，按 80 mg/kg 计算，化疗后 4 小时和 8 小时各给药一次。

2. 黏膜保护药

在放疗前或放疗期间应用对膀胱黏膜有保护作用的戊聚糖多硫酸钠，即使在膀胱炎出现以后应用，也可减轻症状和出血。

3. 注意事项

化疗前详细阅读药物说明书，了解药物毒理，避免使用对膀胱黏膜有刺激的药物。

4. 病因治疗

如前列腺增生、泌尿系结核、泌尿系结石及泌尿系肿瘤的及时治疗等。

（杨守东）

第八章

输尿管疾病

第一节　输尿管凝结物

　　输尿管凝结物是泌尿系统的常见疾病，发病年龄多为 20～40 岁，男性略多于女性。其发病率占上尿路凝结物的 65%。其中 90% 以上是继发性凝结物，即凝结物在肾内形成后降入输尿管。原发于输尿管的凝结物较少见，通常并发输尿管梗阻、憩室等其他病变。所以输尿管凝结物的病因与肾凝结物基本相同。从形态上看，由于输尿管的塑形作用，凝结物进入输尿管后常形成圆柱形或枣核形，也可由于较多凝结物排入，形成凝结物串俗称"石街"。

　　解剖学上输尿管的 3 个狭窄部将其分为上、中、下 3 段。①肾盂输尿管连接部。②输尿管与髂血管交叉处。③输尿管的膀胱壁内段，此 3 处狭窄部常为凝结物停留的部位。除此之外，输尿管与男性输精管或女性子宫阔韧带底部交叉处以及输尿管与膀胱外侧缘交界处管径较狭窄，也容易造成凝结物停留或嵌顿。过去的观点认为，下段输尿管凝结物的发病率最高，上段次之，中段最少。但最新的临床研究发现，凝结物最易停留或嵌顿的部位是输尿管的上段，占全部输尿管凝结物的 58%，其中又以第 3 腰椎水平最多见；而下段输尿管凝结物仅占 33%。在肾盂及肾盂输尿管连接部起搏细胞的影响下，输尿管有节奏的蠕动，推动尿流注入膀胱。因此，在凝结物下端无梗阻的情况下，直径 <0.4 cm 的凝结物有 90% 可自行降至膀胱随尿液排出，其他情况则多需要进行医疗干预。

一、临床表现

1. 疼痛

　　上中段凝结物引起的输尿管疼痛为一侧腰痛和镜下血尿，疼痛性质为绞痛，向耻区、睾丸或阴唇部放射，当凝结物停留在某一部位无移动时，常引起输尿管完全或不完全梗阻，尿液排除障碍，引起肾积水，出现腰部胀痛、压痛和肾区叩击痛。当凝结物随输尿管蠕动或尿流的影响而发生移动时，表现为典型的输尿管绞痛。上段输尿管凝结物一般表现为腰区或胁腹部突发锐利的绞痛，并可向耻区、睾丸或阴唇部放射。中段输尿管凝结物常表现为中、下腹的剧烈疼痛。下段输尿管凝结物引起的疼痛通常位于耻区，并向同侧腹股沟区放射。当凝结物位于输尿管膀胱连接处时，可表现为耻骨上区的绞痛，伴有尿频、尿急、尿痛等膀胱刺激征。男性疼痛还可放射至阴茎头。

2. 血尿

90%的患者可出现镜下血尿。输尿管凝结物急性绞痛发作时，可出现肉眼血尿。输尿管完全梗阻时也可无血尿。

3. 感染症状

输尿管凝结物引起梗阻可导致继发性感染，引起尿频、尿急、尿痛，甚至畏寒、发热。

4. 恶心、呕吐

输尿管与胃肠有共同的神经支配，输尿管凝结物引起的疼痛常引起恶心、呕吐等剧烈的胃肠道症状。

5. 无尿

无尿比较少见，一般发生于双侧输尿管凝结物或孤立肾的输尿管凝结物完全梗阻时，也可见于一侧输尿管凝结物梗阻，反射性对侧肾分泌功能减退。

6. 排石

部分患者以排尿时发现凝结物就诊。排石的表现不一，从肉眼可见的凝结物颗粒到浑浊的尿液，常与治疗的方式及凝结物的成分有关。

7. 其他

肾移植术后输尿管凝结物的患者，由于移植物在手术过程中神经、组织受到损伤，发生凝结物后一般无明显的症状，多在移植术后随访过程中超声探查时发现。妊娠后子宫增大，压迫输尿管，导致尿液排出受阻可并发凝结物，其中以妊娠中晚期并发输尿管凝结物多见。临床表现主要有腰腹部疼痛、恶心呕吐、膀胱刺激征、肉眼血尿和发热等，与非妊娠期相似，多以急腹症就诊。

体征：输尿管凝结物绞痛的患者，痛苦面容，卧位，辗转反复变换体位。输尿管上段凝结物可表现为肾区和胁腹部压痛和叩击痛，输尿管走行区可有深压痛；若伴有尿外渗时，可有腹膜刺激征。输尿管凝结物梗阻引起不同程度的肾积水，可触到腹部包块。

二、诊断

完整的输尿管凝结物的诊断应包括：①凝结物自身的诊断，包括凝结物的部位、数目、大小、形态、成分等；②并发症的诊断，包括感染、梗阻及肾损害的程度等；③病因学的评价，通过对病史、症状和体检后发现，具有泌尿系统凝结物或排石病史，出现肉眼或镜下血尿，或运动后输尿管绞痛的患者，应进行以下检查确诊。

三、实验室和影像学检查

1. 尿液检查

尿常规检查可发现镜下血尿，运动后血尿具有一定的意义，若伴有感染时可出现脓尿。肾绞痛时可有结晶尿。尿培养及药敏试验可确定感染的病原菌并指导合理应用抗生素。

2. 血常规

白细胞计数常升高，当白细胞总数 $> 13.0 \times 10^9/L$ 时常提示继发感染。血电解质、尿素氮、肌酐水平是评价肾功能的重要指标，可反映输尿管梗阻导致肾积水引起肾功能损害的程度，指导治疗方案的制定。

3. B超

B超是一种简便无创的检查方法，是目前最常用的输尿管凝结物的筛查手段。B超可以了解凝结物以上尿路的扩张程度，间接了解肾皮质、肾实质和集合系统的情况。B超能同时观察膀胱和前列腺，寻找凝结物形成的诱因及并发症。

4. 尿路平片（KUB平片）

尿路平片可以发现90%非X线透光凝结物，能够大致地确定凝结物的位置、形态、大小和数目，并且通过凝结物影的明暗初步判断凝结物的化学性质。因此，可以作为凝结物检查的常规方法。在尿路平片上，不同成分的凝结物显影程度依次为草酸钙、磷酸钙和磷酸铵镁、胱氨酸、含尿酸盐凝结物。单纯性尿酸凝结物和黄嘌呤凝结物能够透过X线，胱氨酸凝结物的密度低，后者在尿路平片上的显影比较淡。最近还有研究者采用双重X线吸光度法检测凝结物矿物质含量和密度。并在依据两者数值评估凝结物脆性的基础，为碎石方法的选择提供重要依据。一般认为当凝结物平滑肌细胞（SMC）>1.27 gm时，应采用PCNL或URSL等方法，而不宜选择ESWL。

5. 静脉尿路造影（IVU）

静脉尿路造影应该在尿路平片的基础上进行，其价值在于了解尿路的解剖，发现有无尿路的发育异常，如输尿管狭窄、输尿管瓣膜、输尿管膨出等。确定凝结物在尿路的位置，发现尿路平片上不能显示的X线透光凝结物，鉴别KUB平片上可疑的钙化灶。此外，还可以初步了解分侧肾的功能，确定肾积水程度。在一侧肾功能严重受损或使用普通剂量造影剂而肾不显影的情况下，采用加大造影剂剂量或延迟拍片的方法往往可以达到肾显影的目的。在肾绞痛发作时，由于急性尿路梗阻往往会导致肾排泄功能减退，尿路不显影或显影不良，进而轻易诊断为无肾功能。因此建议在肾绞痛发生2周后，梗阻导致的肾功能减退逐渐恢复时，再进行IVU检查。

IVU的禁忌证主要包括：①碘剂过敏、总肾功能严重受损、妊娠早期（3个月或以内）、全身状况衰竭者为IVU绝对禁忌证；②肝功能不全、心脏功能不全，活动性肺结核、甲状腺功能亢进症、有哮喘史及其他药物过敏史者慎用；③肾功能中度受损者、糖尿病、多发性骨髓瘤患者肾功能不全时避免使用。如必须使用，应充分水化减少肾功能损害。

6. CT扫描

随着CT技术的发展，越来越多的复杂泌尿系统凝结物需要做CT扫描以明确诊断。CT扫描不受凝结物成分、肾功能和呼吸运动的影响，而且螺旋CT还能够同时对所获取的图像进行三维重建，获得矢状或冠状位成像，因此，能够检查出其他常规影像学检查中容易遗漏的微小凝结物（如直径<0.5 mm的微凝结物）。关于CT扫描的厚度，有研究者认为，采用3 mm厚度扫描可能更易发现常规5 mm扫描容易遗漏的微小的无伴随症状的凝结物，因而推荐这一标准。而通过CT扫描后重建得到的冠状位图像能更好地显示凝结物的大小，为凝结物的治疗提供更为充分的依据，但这也将增加患者的费用。CT诊断凝结物的敏感性比尿路平片及静脉尿路造影高，尤其适用于急性肾绞痛患者的确诊，可以作为B超、X线检查的重要补充。CT片下，输尿管凝结物表现为凝结物高密度影及其周围水肿的输尿管壁形成的"框边"现象。近期研究发现，双侧行肾CT值相差5.0 HU以上，CT值较低一侧常伴随输尿管凝结物导致的梗阻。另外，凝结物的成分及脆性可以通过不同的CT值（HU单位）改变进行初步的评估，从而对治疗方法的选择提供参考。对于碘过敏或存在其他IVU禁忌证

的患者，增强 CT 能够显示肾积水的程度和肾实质的厚度，从而反映肾功能的改变情况。有的研究认为，增强 CT 扫描在评价总肾和分肾功能上，甚至可以替代放射性肾脏扫描。

7. 逆行（RP）或经皮肾穿刺造影

造影属于有创性的检查方法，不作为常规检查手段，仅在静脉尿路造影不显影或显影不良以及怀疑是 X 线透光凝结物、需要做进一步的鉴别诊断时应用。逆行性尿路造影的适应证包括：①碘过敏无法施行 IVU；②IVU 检查显影效果不佳，影响凝结物诊断；③怀疑凝结物远端梗阻；④经输尿管导管注入空气作为对比剂，通过提高影像反差显示 X 线透光凝结物。

8. 磁共振水成像（MRU）

磁共振对尿路凝结物的诊断效果极差，因而一般不用于凝结物的检查。但是，磁共振水成像能够了解上尿路梗阻的情况，而且不需要造影剂即可获得与静脉尿路造影同样的效果，不受肾功能改变的影响。因此，对于不适合做静脉尿路造影的患者（如碘造影剂过敏、严重肾功能损害、儿童和妊娠妇女等）可考虑采用。

9. 放射性核素显像

放射性核素检查不能直接显示泌尿系凝结物，但是，它可以显示泌尿系统的形态，提供肾血流灌注、肾功能及尿路梗阻情况等信息，因此对手术方案的选择以及手术疗效的评价具有一定价值。此外，肾动态显影还可以用于评估体外冲击波碎石对肾功能的影响情况。

10. 膀胱镜、输尿管镜检查

输尿管凝结物一般不需要进行膀胱镜检查，其适应证主要有：①需要行 IVU 或输尿管插管摄双曝光片；②需要了解碎石后凝结物是否排入膀胱。

四、鉴别诊断

尿路凝结物和腹膜后及腹腔内病理状态引起的症状相似，应该与急腹症进行全面的鉴别诊断，包括急性阑尾炎、异位或未被认识的妊娠、卵巢囊肿蒂扭转、憩室病、肠梗阻、有或无梗阻的胆囊凝结物、消化道溃疡病、急性肾动脉栓塞和腹主动脉瘤等。体检时应该检查有无腹膜刺激征。

五、治疗

目前治疗输尿管凝结物的主要方法有非手术治疗（药物治疗和溶石治疗）、体外冲击波碎石（ESWL）、输尿管镜（URSL）、经皮肾镜碎石术（PCNL）、开放性手术及腹腔镜手术。大部分输尿管凝结物通过微创治疗，如体外冲击波碎石和（或）输尿管镜、经皮肾镜碎石术治疗均可取得满意的疗效。输尿管凝结物位于输尿管憩室内、狭窄段输尿管近端的凝结物以及需要同时手术处理先天畸形等凝结物病因导致微创治疗失败的患者，往往需要行开放性或腹腔镜手术取石。

对于凝结物体积较小（一般认为直径＜0.6 cm）可通过水化疗法，口服药物排石。较大的凝结物，除纯尿酸凝结物外，其他成分的凝结物，包括含尿酸铵或尿酸钠的凝结物，溶石治疗效果不佳，多不主张通过口服溶石药物溶石。对于 X 线下显示低密度影的凝结物，可以利用输尿管导管或双 J 管协助定位试行 ESWL。尿酸凝结物在行逆行输尿管插管进行诊断及引流治疗时，如导管成功到达凝结物上方，可在严密观察下行碱性药物局部灌注溶石，此方法较口服药物溶石速度更快。

关于 ESWL 和输尿管镜碎石两者在治疗输尿管凝结物上哪种更优的争论一直存在。相对于输尿管碎石术而言，ESWL 再次治疗的可能性较大，但其拥有微创、无须麻醉、不需住院、价格低廉等优点，即使加上各种辅助治疗措施，ESWL 仍然属于微创的治疗方法。另外，越来越多的学者认为，输尿管镜是一种在麻醉下进行的能够"一步到位"的治疗方法。有多篇文献报道了输尿管镜和 ESWL 之间的对照研究，对于直径 < 1 cm 的上段输尿管凝结物，意见较一致，推荐 ESWL 作为一线治疗方案；而争论焦点主要集中在中、下段输尿管凝结物的治疗上。对于泌尿外科医生而言，对患者具体选择何种诊疗方法最合适，取决于经验及所拥有的设备等。

1. 保守治疗

临床上多数尿路凝结物需要通过微创的治疗方法将凝结物粉碎并排出体外，少数比较小的尿路凝结物可以选择药物排石。

（1）排石治疗的适应证：①凝结物直径≤0.6 cm；②凝结物表面光滑；③凝结物以下尿路无梗阻；④凝结物未引起尿路完全梗阻，停留于局部少于 2 周；⑤特殊成分的凝结物，对尿酸凝结物和胱氨酸凝结物推荐采用排石疗法；⑥经皮肾镜、输尿管镜碎石及 SWL 术后的协助治疗。

（2）一般治疗方法。

1）饮水：每日饮水 2 000 ~ 3 000 mL，昼夜均匀。

2）适当运动。

（3）常用药物。

1）α 受体阻滞药：α 受体阻滞药可松弛输尿管平滑肌而起排石和解痉作用能够促进凝结物排出，缩短排石时间。临床上多选择高选择性的 $\alpha_1 A$ 受体阻滞药坦索罗辛（哈乐）。

2）碱性枸橼酸盐：包括枸橼酸钾、枸橼酸钠、枸橼酸钾钠、枸橼酸氢钾钠和枸橼酸钾镁等，推荐用于尿酸凝结物和胱氨酸凝结物的溶石治疗，尿酸凝结物维持尿液 pH 在 6.5 ~ 6.8，胱氨酸凝结物维持尿液 pH 在 7.0 以上。枸橼酸氢钾钠对三聚氰胺所致凝结物的排石效果确定，建议尿液 pH 维持在 6.9 左右。可以用于所有含钙凝结物。

3）钙离子通道拮抗药：硝苯地平阻断钙离子通道，也能使输尿管平滑肌松弛，对促进排石有一定作用。

4）别嘌醇：用于尿酸凝结物和高尿酸尿症草酸钙凝结物者。

（4）中医中药：中医药治疗遵循祛邪不伤正，扶正不留邪，祛石在先、扶正善后、标本兼顾的原则。常见 4 个证型：湿热下注、气滞血瘀、肾气亏虚、肾阴亏虚。治则以清热利湿通淋为主，根据兼证的不同，辅以理气、活血化瘀等药物。临床使用应随症加减，灵活运用。

1）中成药：尿石通具有清热利湿、通淋排石的功效，尤其对输尿管下段凝结物效果较好。五淋化石丸有通淋利湿、排石镇痛的作用，对 SWL 及 URS 术后碎石排出有一定疗效。

以腰腹痛为主者，宜选用五淋化石丹、尿石通等；以膀胱刺激征为主者，可选用尿石通、八正合剂等。

2）汤剂：常用的经典方有八正散、石韦散等，肾气亏虚者加金匮肾气丸，肾阴亏虚加六味地黄丸。

（5）注意事项：治疗时间以 4 周为宜，如症状加剧或 4 周后无效则应改用其他疗法。

2. 体外碎石

体外冲击波碎石术（ESWL），可对大多数输尿管凝结物行原位碎石治疗即可获得满意疗效，并发症发生率较低。但由于输尿管凝结物在尿路管腔内往往处于相对嵌顿的状态，其周围缺少一个有利于凝结物粉碎的液体环境，与同等大小的肾凝结物相比，粉碎的难度较大。因此，许多学者对 ESWL 治疗输尿管凝结物的冲击波能量和次数等治疗参数进行了有益的研究和探讨。以往的观点认为冲击波能量次数越高治疗效果越好。但最近，有研究表明，当凝结物大小为 1～2 cm 时，低频率冲击波（SR 60～80 次/分钟）、较高频率（FR 100～120 次/分钟）效果更好。这样一来，相同时间下冲击波对输尿管及周围组织的损伤总次数减少，因而出现并发症的概率随之降低。

ESWL 疗效与凝结物的大小、凝结物被组织包裹程度及凝结物成分有关，大而致密的凝结物再次治疗率比较高。大多数输尿管凝结物原位碎石治疗即可获得满意的疗效。有些输尿管凝结物需放置输尿管支架管通过凝结物或留置于凝结物的下方进行原位碎石；也可以将输尿管凝结物逆行推入肾盂后再行 ESWL 治疗。但 ESWL 的总治疗次数应限制在 3 次以内。对直径＜1 cm 的上段输尿管凝结物首选 ESWL，＞1 cm 的凝结物可选择 ESWL、输尿管镜（URSL）和经皮肾镜碎石术（PCNL）；对中、下段输尿管凝结物可选用 ESWL 和 URSL。当凝结物嵌顿后刺激输尿管壁，引起炎症反应，导致纤维组织增生，常可引起凝结物下端输尿管的梗阻，影响 ESWL 术后凝结物排出。因此对于凝结物过大或纤维组织包裹严重，需联合应用 ESWL 和其他微创治疗方式（如输尿管支架或输尿管镜、经皮肾镜碎石术）。

随着计算机技术和医学统计学以及循证医学的发展，研究者在计算机软件对输尿管凝结物 ESWL 术预后的评估方面进行了有益的探索。Gomha 等将凝结物部位、凝结物长度、宽度、术后是否留置双"J"管等数据纳入了人工神经网络和 logistic 回归模型系统，对比两者在输尿管凝结物 ESWL 术后无凝结物生存情况方面的预测能力。结果显示，两者在 ESWL 有效患者的评估中均具有较高价值，两者无明显差别。但对于 ESWL 碎石失败的输尿管凝结物患者 ANN 的评估效果更好。

3. 经输尿管镜微创治疗

20 世纪 80 年代输尿管镜应用于临床以来，输尿管凝结物的治疗发生了根本性的变化。新型小口径硬性、半硬性和软性输尿管镜的应用，与新型碎石设备如超声碎石、液电碎石、气压弹道碎石和激光碎石的广泛结合，以及输尿管镜直视下套石篮取石等方法的应用，极大地提高了输尿管凝结物微创治疗的成功率。

（1）适应证。输尿管镜取石术的适应证包括：①输尿管中、下段凝结物；②ESWL 失败后的输尿管上段凝结物；③ESWL 术后产生的"石街"；④凝结物并发可疑的尿路上皮肿瘤；⑤X 线透光的输尿管凝结物停留时间超过 2 周的嵌顿性凝结物。

（2）禁忌证。输尿管镜取石术的禁忌证包括：①不能控制的全身出血性疾病；②严重的心肺功能不全，手术耐受差；③未控制的泌尿道感染；④腔内手术后仍无法解决的严重尿道狭窄；⑤严重髋关节畸形，摆放截石位困难。

（3）操作方法。

1）输尿管镜的选择：输尿管镜下取石或碎石方法的选择，应根据凝结物的部位、大小、成分、并发感染情况、可供使用的仪器设备、泌尿外科医生的技术水平和临床经验以及患者本身的情况和意愿等综合考虑。目前使用的输尿管镜有硬性、半硬性和软性3类。硬性和半硬性输尿管镜适用于输尿管中、下段输尿管凝结物的碎石取石，而输尿管软镜则多适用于肾以及输尿管中、上段凝结物特别是上段的碎石及取石。

2）手术步骤：患者取截石位，先用输尿管镜行膀胱检查，然后在安全导丝的引导下，置入输尿管镜。输尿管口是否需要扩张，取决于输尿管镜的直径和输尿管腔的大小。输尿管硬镜或半硬性输尿管镜均可以在荧光屏监视下逆行插入上尿路。输尿管软镜需要借助一个10～13 F的输尿管镜镜鞘或通过接头导入一根安全导丝，在其引导下插入输尿管。在入镜过程中，利用注射器或液体灌注泵调节灌洗液体的压力和流量，保持手术视野清晰。经输尿管镜发现凝结物后，利用碎石设备（激光、气压弹道、超声、液电等）将凝结物粉碎成0.3 cm以下的碎片。对于小凝结物以及直径＜0.5 cm的碎片也可用套石篮或取石钳取出。目前较常用的设备有激光、气压弹道等，超声、液电碎石的使用已逐渐减少。钬激光为高能脉冲式激光，激光器工作递质是包含在钇铝石榴石（YAG）晶体中的钬，其激光波长2 100 nm，脉冲持续时间为0.25 ms，瞬间功率可达10 kW。钬激光具有以下特点：①功率强大，可粉碎各种成分的凝结物，包括坚硬的胱氨酸凝结物；②钬激光的组织穿透深度仅为0.4 mm，很少发生输尿管穿孔，较其他设备安全；③钬激光经软光纤传输，与输尿管软、硬镜配合可减少输尿管创伤；④具有切割、汽化及血液凝固等功能，对肉芽组织、息肉和输尿管狭窄的处理方便，出血少，推荐使用。但在无该设备的条件下，气压弹道等碎石设备也具有同样的治疗效果。最近还有研究人员在体外低温环境中对移植肾进行输尿管镜检及碎石，从很大程度上降低了对移植肾的损伤。

3）术后留置双"J"管：输尿管镜下碎石术后是否放置双"J"管，目前尚存在争议。有研究者认为，放置双"J"管会增加术后并发症，而且并不能通过引流而降低泌尿系统感染的发病率。但下列情况下，建议留置双"J"管：①较大的嵌顿性凝结物（＞1 cm）；②输尿管黏膜明显水肿或有出血；③术中发生输尿管损伤或穿孔；④伴有输尿管息肉形成；⑤术前诊断输尿管狭窄，有（无）同时行输尿管狭窄内切开术；⑥较大凝结物碎石后碎块负荷明显，需待术后排石；⑦碎石不完全或碎石失败，术后需行ESWL治疗；⑧伴有明显的上尿路感染，一般放置双"J"管1～2周。如同时行输尿管狭窄内切开术，则需放置4～6周。如果留置时间少于1周，还可放置输尿管导管，一方面降低患者费用，另一方面有利于观察管腔是否通畅。

留置双"J"管常见的并发症及其防治主要有以下7点。①血尿，留置双"J"管可因异物刺激，致输尿管、膀胱黏膜充血、水肿，导致血尿。就诊者多数为肉眼血尿。经卧床、增加饮水量、口服抗生素2～3天后，大部分患者血尿可减轻，少数患者可延迟至拔管后，无须特殊处理。②尿道刺激症状，患者常可出现不同程度的尿频、尿急、尿痛等尿路刺激征，还可能同时伴有下尿路感染。这可能与双"J"管膀胱端激惹膀胱三角区或后尿道有关，口服解痉药物后，少部分患者症状能暂时缓解，但大多患者只能待拔管后完全解除症状。③尿路感染，输尿管腔内碎石术可导致输尿管损伤，留置双"J"管后肾盂输尿管蠕动减弱，易引起膀胱尿液输尿管反流，引起逆行性上尿路感染。术后可给予抗感染处理。感染严重者在明确为置管导致的前提下可提前拔管。④膀胱输尿管反流，留置双"J"管后，膀胱输尿管抗反流机制消失，膀胱内尿液随着膀胱收缩产生与输尿管的压力差而发生反流，因此，建议置管后应持续导尿约7天，使膀胱处于空虚的低压状态，防止术后因反流导致上尿路感染或尿瘘等并发症。⑤双"J"管阻塞引流不畅，如术中出血较多，血凝块易阻塞管腔，导致引流不畅，引起尿路感染。患者常表现发热、腰痛等症状，一旦怀疑双"J"管阻塞应及时予以更换。⑥双"J"管移位，双"J"管放置正确到位，很少发生移动。双"J"管上移者，多由于管末端圆环未放入膀胱，可在预定拔管日期经输尿管镜拔管；管下移者，多由于上端圆环未放入肾盂，还可见到由于身材矮小的女性患者双"J"管长度不匹配而脱出尿道的病例。可拔管后重新置管，并酌情留置导尿管。⑦管周及管腔凝结物生成，由于双"J"管制作工艺差别很大，部分产品的质量欠佳，表面光洁度不够，使尿液中的盐溶质易于沉积。此外，随着置管时间的延长，输尿管蠕动功能受到的影响逐渐增大。因此，医生应于出院前反复、详细告知患者拔管时间，有条件的地方可做好随访工作，普通双"J"管时间一般不宜超过 6 周，如需长期留置可在内镜下更换或选用质量高的可长期留置型号的双"J"管。术后适当给予抗感染、碱化尿液药物，嘱患者多饮水，预防凝结物生成。一旦凝结物产生，较轻者应果断拔管给予抗感染治疗；严重者可出现凝结物大量附着，双"J"管无法拔除。此时可沿双"J"管两端来回行 ESWL 粉碎附着凝结物后，膀胱镜下将其拔出。对于形成单发的较大凝结物可采用输尿管镜碎石术后拔管，还可考虑开放手术取管，但绝不可暴力强行拔管，以免造成输尿管黏膜撕脱等更严重的损伤。

4）输尿管镜碎石术失败的原因及对策：与中、下段凝结物相比，输尿管镜碎石术治疗输尿管上段凝结物的清除率最低。手术失败的主要原因为：输尿管凝结物或较大碎石块易随水流返回肾盂，落入肾下盏内，输尿管上段凝结物返回率可高达 16.1%。一般认为直径 > 0.5 cm 的凝结物碎块为碎石不彻底，术后需进一步治疗。对此应注意以下两点。①术前、术中预防为主：术前常规 KUB 定位片，确定凝结物位置。手术开始后头高臀低位，在保持视野清楚的前提下尽量减慢冲水速度及压力。对于中、下段较大凝结物（直径≥1 cm）可以采用较大功率和"钻孔法"碎石以提高效率，即从凝结物中间钻洞，贯穿洞孔，然后向四周蚕食，分次将凝结物击碎。然而对于上段凝结物或体积较小（直径 <1 cm）、表面光滑、质地硬、活动度大的凝结物宜采用小功率 [<1.0 J/（8 ~ 10）Hz，功率过大可能产生较大碎石块，不利于凝结物的粉碎，而且易于凝结物移位]、细光纤、"虫噬法"碎石，即用光纤抵住凝结物的侧面，从边缘开始，先产生一个小腔隙，再逐渐扩大碎石范围，使多数凝结物碎块 <0.1 cm。必要时用"三爪钳"或套石篮将凝结物固定防止凝结物移位。凝结物松动后较大碎块易冲回肾内，此时用光纤压在凝结物表面，从凝结物近端向远端逐渐击碎。②如果手术时看不到凝结物或发现凝结物已被冲回肾内，这时输尿管硬镜应置入肾盂内或换用输尿管软镜以寻找凝结物，找到后再采用"虫噬法"碎石。如肾积水严重或凝结物进入肾盏，可用注射器抽水，抬高肾，部分凝结物可能重新回到视野。

5）肾和上段输尿管具有一定的活动性，受积水肾和扩张输尿管的影响，凝结物上、下段输尿管容易扭曲、成角，肾积水越重，角度越大，输尿管镜进镜受阻。具体情况如下。①输尿管开口角度过大，若导管能进入输尿管口，这时导管尖一般顶在壁内段的内侧壁，不要贸然入镜，可借助灌注泵的压力冲开输尿管口，缓慢将镜体转为中立位，常可在视野外侧方找到管腔，将导管撤后重新置入，再沿导管进镜；无法将导管插入输尿管口时，可用电钩切开输尿管口游离缘，再试行入镜。②输尿管开口、壁内段狭窄且导丝能通过的病例，先用镜体扩张，不成功时再用金属橄榄头扩张器进行扩张，扩张后入镜若感觉镜体较紧，管壁随用力方向同向运动，不要强行进镜，可在膀胱镜下电切输尿管开口前壁 0.5 ~ 1.0 cm 扩大开口，或先留置输尿管导管1周后再行处理。③凝结物远端输尿管狭窄，在导丝引导下保持视野在输尿管腔内，适当增加注水压力，用输尿管硬镜扩张狭窄处，切忌暴力以防损伤输尿管壁。如狭窄较重，可用钬激光纵向切开输尿管壁至通过输尿管镜。④凝结物远端息肉或被息肉包裹，导致肾积水，肾功能较差，术后凝结物排净率相对较低。可绕过较小息肉碎石，如息肉阻挡影响碎石，需用钬激光先对息肉进行汽化凝固。⑤输尿管扭曲，选用7F细输尿管和"泥鳅"导丝，试插导丝通过后扭曲可被纠正；如导丝不能通过，换用软输尿管镜，调整好角度再试插导丝，一旦导丝通过，注意不可轻易拔除导丝。若无法碎石，可单纯留置双"J"管，这样既可改善肾积水，又能扩张狭窄和纠正扭曲，术后带双"J"管ESWL或1个月后再行输尿管镜检。中、上段纡曲成角的病例，可等待该处输尿管节段蠕动时或呼气末寻找管腔，并将体位转为头低位，使输尿管拉直便于镜体进入，必要时由助手用手托起肾区；若重度肾积水造成输尿管迂曲角度过大，导管与导丝均不能置入，可行肾穿刺造瘘或转为开放手术。

4. 经皮肾镜治疗（PNL）

绝大部分输尿管凝结物能够通过SWL或输尿管镜取石术治疗，但这两种方式的成功率极大程度上取决于凝结物远端输尿管的通畅与否，输尿管狭窄、扭曲均影响治疗效果。考虑到顺行经皮肾途径下，输尿管镜仅能到达$L_{4\sim5}$水平，因此输尿管中、下段凝结物不考虑行PNL治疗。在新版《尿石症诊断治疗指南》中，除尿酸凝结物首选溶石治疗以外，其他成分的输尿管上段凝结物在治疗选择上，依次考虑原位或上推后SWL、输尿管（硬镜或软镜）取石术、PNL。

（1）输尿管凝结物PNL治疗的适应证：①输尿管上段L_4横突水平以上的凝结物；②SWL无效或输尿管镜逆行失败的输尿管上段凝结物，包括尿流改道患者；③凝结物长径在1.0 cm以上。息肉包裹、梗阻较重；④并发肾凝结物、肾盂输尿管连接部梗阻等需要顺行经皮穿刺肾造瘘（PCN）一并处理者。

（2）禁忌证：①未纠正的全身出血性疾病；②严重心脏疾病或肺功能不全，无法耐受手术者；③未控制的糖尿病或高血压；④凝结物近端输尿管扭曲严重者；⑤服用抗血液凝固药物者，需要停药2周，复查血液凝固功能正常者才能安排手术。输尿管凝结物PNL治疗操作方法基本同于肾凝结物PNL治疗方法，由于输尿管细长，内镜的选择一般为输尿管镜，因此输尿管上段凝结物PNL治疗多选择微造瘘PNL（MPNL）。

（3）手术步骤：逆行插入输尿管导管至凝结物处，防止碎石过程中凝结物下移，同时也可以逆行造影或注水协助X线或B超定位穿刺。一般选择中上肾盏的背组盏穿刺，穿中目标肾盏后，引入导丝，扩张后建立经皮肾通道，放入内镜寻找到肾盂输尿管连接部，将操作鞘推入输尿管上段。随后入镜至凝结物所在的部位，使用碎石器击碎、取出凝结物后，留置双"J"管以及肾造瘘管引流。

输尿管上段凝结物引起上尿路梗阻，输尿管上段以及集合系统扩张积水，利于经皮肾穿刺，PNL治疗成功率高，有报道显示PNL治疗输尿管上段凝结物，凝结物清除率为90%～100%，尤其是长径>1 cm的嵌顿性输尿管上段凝结物，PNL治疗的成功率明显高于SWL，或URL。

5. 腹腔镜手术治疗

（1）适应证和禁忌证：①直径>1.0 cm的凝结物，经体外冲击波碎石术（ESWL）无效或输尿管镜取石失败的输尿管上段凝结物，尤其是单个凝结物。输尿管严重纡曲，不宜行输尿管镜碎石；②凝结物嵌顿致输尿管严重梗阻、输尿管黏膜水肿、凝结物周围息肉包裹或并发上尿路感染等；③有腹部或腰部手术史，腹腔或后腹腔严重粘连或有其他腹腔镜手术者不易行腹腔镜手术治疗。

术前准备：术前常规行 KUB 定位、IVU 和肾图等了解患肾功能，留置尿管。

（2）手术方法。

1）经后腹腔途径腹腔镜输尿管切开取石术步骤如下。①麻醉和体位：采用气管内插管全身麻醉，健侧卧位。②套管针（Trocar）位置和后腹腔的建立：在腋中线第 12 肋下 1 横指切开皮肤 1.5~2 cm，钝性分离肌肉，用钳尖刺破腰背筋膜进入后腹腔腔隙，用手指将腹膜向前推开后，置入水囊，注水 500 mL 扩张后腹腔腔隙，水囊扩张 5 分钟后取出。再次经切口伸入手指，探查扩张后的间隙，并在手指引导下，分别在锁骨中线髂前上棘水平、肋腰点分别插入 10 mm、5 mm Trocar，术中如需要可在锁骨中线肋弓下增加 1 个 5 mm Trocar，切口内插入 10 mm Trocar。③分离输尿管：检查后腹腔，如扩张不满意，可继续将腹膜从前腹壁下游离，肾旁脂肪较多者可先切除取出体外。沿腰方肌外缘切开与其相连的圆锥外侧筋膜，进入肾筋膜后层与腰方肌、腰大肌之间的间隙，在此层将行输尿管随肾筋膜一起游离翻向腹侧。在腰大肌前切开肾筋膜后层，找到输尿管。腹腔镜下常可发现输尿管凝结物所在部位增粗，用钳夹时质地较硬可以证实是凝结物。④切开输尿管、取出凝结物：术者左手用无创抓钳固定凝结物及输尿管，用电钩或胆管切开刀切开凝结物上 2/3 输尿管壁，见到凝结物后可用电钩剜出凝结物或用取石钳取出凝结物。凝结物可经下腹壁 10 mm Trocar 取出，如较大，可先置入拾石袋，待手术结束时，再经下腹壁 Trocar 处切口取出。⑤放置输尿管内支架管、缝合输尿管壁：检查输尿管切口处有无炎性肉芽组织，并将其切除送检。然后置入双"J"管于输尿管作内支架，用 3-0 无创可吸收线间断缝合输尿管切口。生理盐水冲洗手术野，并将气腹压降到 5 mmHg，检查无出血，经 10 mm Trocar 放置腹膜后引流管。

2）经腹腔途径腹腔镜输尿管切开取石术。患者取 60°侧卧位，在脐水平腹直肌外缘切开皮肤，长约 3 cm，钝性分离进入腹腔后，插入 10 mm Trocar。注入 CO_2 建立气腹，压力为 12 mmHg。电视监视下，分别于锁骨中线髂前上棘水平、锁骨中线肋弓下插入 5 mm、10 mm Trocar。必要时可在腋中线肋弓下插入 5 mm Trocar，供助手协助暴露。

沿 Toldt 线切开侧腹膜，将结肠翻向内侧。切开肾筋膜，从腰大肌前方找到输尿管和凝结物后，按前法进行操作。

手术前也可留置输尿管导管，以便术中容易寻找输尿管，但要注意插管时不要将凝结物推入肾盂。术后保证输尿管支架管引流通畅，或者用缝线连续缝合关闭侧腹膜切口。

（3）术后处理：术后 24 小时引流物少于 10 mL，可拔除腹腔或腹膜后引流管。术后第 2 天拔除尿管，术后 1 周左右患者可以出院。双"J"管可在术后 1 个月后拔除。

6. 妊娠并发输尿管凝结物的治疗

妊娠期输尿管凝结物是指从妊娠开始到分娩结束期间妊娠妇女发生的输尿管凝结物。输尿管凝结物的发生率约为肾凝结物的 2 倍，占上尿路凝结物的 2/3，74% 为磷酸钙凝结物，26% 为草酸钙凝结物；24%~30% 病例孕前有尿凝结物病史。腰部或腹部疼痛是妊娠症状性输尿管凝结物最常见的症状之一，发生率为 85%~100%。妊娠输尿管凝结物大多发生在妊娠中、晚期（妊娠 14~34 周），凝结物位输尿管中、上段占 58%，输尿管下段占 42%，妊娠期输尿管凝结物的主要临床症状包括腰痛、镜下血尿、尿路感染和发热等。

选择诊断输尿管凝结物的方法必须同时考虑对孕妇及胎儿的安全性，大多数研究证实，超声检查仍是诊断输尿管凝结物第一线的检查方法，对妊娠期输尿管凝结物的诊断准确率为24%～80%。普通超声诊断妊娠输尿管凝结物准确率偏低的原因主要是由于超声难于准确鉴别输尿管生理性与病理性梗阻的区别，与普通超声相比，彩色多普勒超声通过对肾血流的检测，可提高生理性与病理性输尿管梗阻鉴别的准确性。此外，运用改变阻力指数经阴道超声对提高输尿管下段凝结物诊断准确率、在中晚期妊娠应用限制性静脉尿路造影诊断输尿管凝结物准确率可达100%，磁共振尿路成像技术在鉴别诊断生理性与病理性输尿管梗阻方面有较高的准确性。

大多数症状性妊娠输尿管凝结物通过解痉、镇痛、抗感染治疗可得到缓解，70%～80%妊娠期输尿管凝结物可自行排出，需要进行外科干预治疗的病例为10%；外科干预治疗的指征是较难控制的肾绞痛、持续发热和因疼痛造成子宫收缩诱发先兆流产等。由于外科干预对妊娠期妇女与胎儿存在的潜在危害性尚不十分清楚，大多数专家认为，妊娠期输尿管凝结物的治疗以非手术治疗较妥，间苯三酚具有高选择性缓解痉挛段平滑肌作用，可较为安全的应用于妊娠期输尿管凝结物所致肾绞痛的治疗。输尿管镜取石技术可作为妊娠症状性输尿管凝结物备选治疗方案，据当前文献报道，较少发生产科与泌尿科并发症。原因是妊娠期输尿管存在生理性扩张，在进行输尿管镜操作时，一般不需要行输尿管被动扩张。多中心研究认为，输尿管镜技术可适用于妊娠任何时期、任何部位的输尿管凝结物治疗，单次取石成功率可达91%，总的凝结物清除率为89%，输尿管损伤、尿路感染、流产等病例报道较少见。术后留置输尿管导管至少72小时，有利于缓解输尿管凝结物梗阻所至疼痛、发热等症状。

对于病情较复杂的妊娠输尿管凝结物，采取输尿管置管引流或经皮穿刺肾造瘘引流是比较稳妥的治疗方法。但是，放置输尿管双"J"管引流需要反复更换导管，可能导致尿路继发性感染或凝结物形成。因此，当梗阻因素解除、感染控制后应尽早拔除双"J"管。SWL、PNL和开放性手术等技术较少在妊娠合并输尿管凝结物处理中使用。

7. "石街"的微创治疗

"石街"为大量碎石在输尿管与男性尿道内堆积没有及时排出，堆积形成"石街"，阻碍尿液排出，以输尿管"石街"为多见。输尿管"石街"形成的原因有：①一次粉碎凝结物过多；②凝结物未能粉碎为很小的碎片；③两次碎石间隔时间太短；④输尿管有炎症、息肉、狭窄和凝结物等梗阻；⑤碎石后患者过早大量活动；⑥ESWL引起肾功能损害，排出碎石块的动力减弱；⑦ESWL术后综合治疗关注不够。如果"石街"形成3周后不及时处理，功能恢复将会受到影响；如果"石街"完全堵塞输尿管，6周后肾功能将会完全丧失。

在对较大的肾凝结物进行ESWL之前常规放置双"J"管，"石街"的发生率明显降低。对于有感染迹象的患者，给予抗生素治疗，并尽早予以充分引流。通过经皮肾穿刺造瘘术置肾造瘘管通常能使凝结物碎片排出。对于输尿管远端的"石街"可以用输尿管镜碎石以便将其最前端的凝结物击碎。总之，URSL治疗为主，联合ESWL、PCNL是治疗复杂性输尿管"石街"的好方法。

8. 双侧输尿管凝结物的治疗原则如下

双侧上尿路同时存在凝结物占泌尿系凝结物患者的15%，传统的治疗方法一般是对两侧凝结物进行分期手术治疗，随着体外碎石、腔内碎石设备的更新与泌尿外科微创技术的进步，对于部分一般状况较好、凝结物清除相对容易的上尿路凝结物患者，可以同期微创手术治疗双侧上尿路凝结物。

双侧上尿路凝结物的治疗原则如下。①双侧输尿管凝结物，如果总肾功能正常或处于肾功能不全代偿期，血肌酐值 $<178.0\ \mu mol/L$，先处理梗阻严重一侧的凝结物；如果总肾功能较差，处于氮质血症或尿毒症期，先治疗肾功能较好一侧的凝结物，条件允许，可同时行对侧经皮肾穿刺造瘘，或同时处理双侧凝结物。②双侧输尿管凝结物的客观情况相似，先处理主观症状较重或技术上容易处理的一侧凝结物。③一侧输尿管凝结物，另一侧肾凝结物，先处理输尿管凝结物，处理过程中建议参考总肾功能、分肾功能与患者一般情况。④双侧肾凝结物，一般先治疗容易处理且安全的一侧，如果肾功能处于氮质血症或尿毒症期，梗阻严重，建议先行经皮肾穿刺造瘘，待肾功能与患者一般情况改善后再处理凝结物。⑤孤立肾上尿路凝结物或双侧上尿路凝结物致急性梗阻性无尿，只要患者情况许可，应及时外科处理，如不能耐受手术，应积极试行输尿管逆行插管或经皮肾穿刺造瘘术，待患者一般情况好转后再选择适当治疗方法。⑥对于肾功能处于尿毒症期，并有水、电解质和酸碱平衡紊乱的患者，建议先行血液透析，尽快纠正其内环境的紊乱，并同时行输尿管逆行插管或经皮肾穿刺造瘘术，引流肾脏，待病情稳定后再处理凝结物。

9. 腹腔镜碎石术后并发症及处理

腹腔镜碎石术并发症的发生率与所用的设备、术者的技术水平和患者本身的条件等因素有关。

（1）近期并发症及其处理。

1）血尿：一般不严重，为输尿管黏膜挫伤造成，可自愈。

2）胁腹疼痛：多由术中灌注压力过高造成，仅需对症处理或不需处理。

3）发热：术后发热 $>38\ ^{\circ}C$ 者，原因如下。①术前尿路感染或肾积脓。②凝结物体积大、凝结物返回肾盂内等因素增加了手术时间，视野不清加大了冲水压力。体外研究表明压力 $>35\ mmHg$ 会引起持续的肾盂静脉、淋巴管反流，当存在感染或冲洗温度较高时，更低的压力即可造成反流。处理方法：①针对术前尿培养、药敏结果应用抗生素，控制尿路感染。如术前怀疑肾积脓，先行肾造瘘术，二期处理输尿管凝结物以避免发生脓毒症。②术中如发现梗阻近端尿液浑浊，应回抽尿液，查看有无脓尿并送细菌培养和抗酸染色检查，呋喃西林或生理盐水冲洗，必要时加用抗生素。尽量缩短手术时间，减小冲水压力。

4）黏膜下损伤：放置双"J"支架管引流 1~2 周。

5）假道：放置双"J"支架管引流 4~6 周。

6）穿孔：为主要的急性并发症之一，小的穿孔可放置双"J"管引流 2~4 周，如穿孔严重，应进行输尿管—输尿管端—端吻合术等进行输尿管修复。

7）输尿管黏膜撕脱：为最严重的急性并发症之一，应积极手术重建（如自体肾移植、输尿管膀胱吻合术或回肠代输尿管术等）。

8）尿漏：一般 1 周左右能自行停止，如漏尿量大、时间长，多有输尿管支架阻塞，应注意保持通畅。如支架管拔除后出现持续腹痛或腰痛，多为尿漏所致，应尽快施行输尿管插管引流。

（2）远期并发症及其处理：输尿管狭窄为主要的远期并发症之一，其发生率为 0.6% ~ 1%，输尿管黏膜损伤、假道形成或者穿孔、输尿管凝结物嵌顿伴息肉形成、多次 ESWL 致输尿管黏膜破坏等是输尿管狭窄的主要危险因素。远期并发症及其处理如下。

1）输尿管狭窄：输尿管狭窄（激光）切开或狭窄段切除端—端吻合术。

2）输尿管闭塞：如术后发生输尿管狭窄，视具体情况可采用输尿管镜扩张或输尿管镜内切开、输尿管气囊扩张术，必要时输尿管狭窄段切除端—端吻合术。下段闭塞，应行输尿管膀胱再植术。

3）输尿管反流：轻度者随访每 3 ~ 6 个月行 B 超检查，了解是否存在肾积水和（或）输尿管扩张；重度者宜行输尿管膀胱再植术。

（郭　勇）

第二节　输尿管炎

一、急性输尿管炎

急性输尿管炎多伴发于急性下尿路感染或急性肾盂肾炎累及输尿管。病理改变表现为黏膜下大量嗜酸性粒细胞浸润。临床主要表现为两侧腹肋部酸胀，可有血尿，并可引起输尿管狭窄。

（一）病因

病原菌多为杆菌，也有厌氧菌感染的报道。有国外文献报道厌氧菌感染可引起输尿管的急性化脓性炎症并且可导致输尿管的急性坏死，若炎症破坏输尿管壁，则可引起输尿管周围积脓和尿外渗。临床上单纯的输尿管急性炎症比较罕见，在免疫缺陷人群如接受器官移植患者、AIDS 患者等，有文献报 BK 病毒复活引起的输尿管炎和 CMV 病毒感染引起的输尿管炎，且症状多无特异性。嗜酸性输尿管炎多发于有过敏体质或过敏遗传背景人群。

（二）临床表现和诊断

临床上很少做出单纯急性输尿管炎的诊断，因其多伴发于急性肾盂肾炎和膀胱炎，其临床表现多为肾盂肾炎或膀胱炎的症状，可出现腰部酸胀、尿频、尿急，及发热、无力等局部症状和全身症状。影像学资料对诊断有帮助，尤其炎症累及输尿管周围组织或穿孔引起尿外渗时。病毒感染性输尿管炎的诊断上要依赖血清免疫学检查，并结合患者的特殊既往史，由于发病罕见，因此常不能早期诊断。

（三）治疗

急性输尿管炎的治疗主要是针对病因的治疗。如有输尿管梗阻则应及时采取措施引流肾盂积水，在有输尿管坏死穿孔的情况下，采取手术探查和外科治疗是有必要的。据文献报道，嗜酸性输尿管炎，糖皮质激素治疗效果比较好。

二、慢性输尿管炎

慢性输尿管炎分为原发性和继发性两大类。继发性输尿管炎多为梗阻的结果，临床上相对比较常见。这类输尿管炎多继发于输尿管凝结物、放疗、输尿管肿瘤、腹腔炎症等，且多针对原发病的治疗，不作为本节重点介绍内容。原发性输尿管炎是一种原因不十分清楚的节段性非特异性输尿管炎症，文献仅见20余例报道，且以女性下尿路易感人群为多见。

（一）病因和病理

原发性输尿管炎的病因目前尚不清楚，可能与既往的下尿路感染有关。有报道患有慢性前列腺炎和膀胱炎的病例，均可导致该病的发生。也有研究证实尿路上皮下层解剖学上的连续性可以阻止细菌从膀胱黏膜到肾黏膜下层的通路这一作用。有学者认为其病因可能与机体的免疫功能有关。资料显示，男女发病比例为 1 : 1，发病机会均等。

原发性非特异性输尿管炎多发于输尿管中、下段，上段比较少见。Mininberg 将肉眼观察病变分为 3 型。

（1）带蒂或无蒂的炎症组织突入输尿管腔内。

（2）管腔内出现结节状肿块。

（3）管壁出现弥漫性浸润，其长度为 2.5 ~ 13 cm。光镜下观察输尿管壁呈深浅不一的炎性细胞浸润，以淋巴细胞、成纤维细胞为主，毛细血管丰富，黏膜常充血或溃疡；病变早期即可在黏膜下层、平滑肌层和输尿管周围出现钙化。此外，还可有黏膜上皮增生或非典型增生，Brunn 巢形成，平滑肌、血管、纤维组织增生。依增生特点有 4 种特殊类型：①囊性输尿管炎；②滤泡性输尿管炎；③肉芽肿性输尿管炎；④腺性输尿管炎。

（二）诊断

非特异性输尿管炎临床无特异性表现，可表现为腰肋部疼痛、尿频、血尿等，因此临床极易误诊。临床上有腰肋部疼痛、尿频、血尿等，在排除结核、凝结物及肿瘤后，可结合影像学资料和输尿管镜检考虑本病的可能性。输尿管镜下取组织活检或通过手术探查和病理切片可确诊。

（三）治疗

非特异性输尿管炎的治疗目前多主张手术治疗。如有条件，建议在输尿管切片或冷冻切片活检鉴别基础上决定手术方式。病变比较局限的，多主张节段性切除。切除后可行输尿管断端吻合，输尿管膀胱吻合，膀胱肌瓣代输尿管吻合术等。狭窄较长者，可考虑用阑尾、小肠行替代治疗；若病变累及全长，炎症轻者，可考虑长期留置双"J"管，定期更换，辅以抗感染激素治疗，必要时可考虑终身肾造瘘，梗阻重者，可考虑自体肾移植，但应慎重。

（郭　勇）

第三节　输尿管狭窄

一、病因

引起输尿管狭窄的常见原因包括缺血、手术或非手术创伤，输尿管周围纤维化以及先天性畸形等。

对输尿管狭窄进行恰当的病情评估和治疗对保护肾功能以及排除恶性肿瘤有着十分重要的意义。尽管输尿管移行细胞癌的典型 X 线表现为输尿管管腔内的充盈缺损或典型的酒杯征，但上述表现也可见于良性狭窄。此外，诸如宫颈癌、前列腺癌、卵巢癌、乳腺癌和结肠癌的远处转移也可出现输尿管的狭窄。虽然并不清楚输尿管狭窄在人群中的发病率，但是，输尿管凝结物以及对凝结物的相关处理是导致输尿管狭窄的危险因素。罗伯特及其研究小组对 21 位诊断为嵌顿性输尿管凝结物的患者进行评估发现，凝结物嵌顿时间 > 2 个月的患者发生狭窄的概率为 24%。任何经输尿管的内镜操作都有可能造成输尿管狭窄的发生。随着输尿管腔镜技术的进步，体积更小、顺应性更强且视野更清晰的设备不断涌现，这类腔内操作引起的损伤不断下降，并且长期并发症的发生率已降至 1% 以下。其他造成输尿管良性狭窄的原因包括放射损伤、腹主动脉瘤、感染（如结核及血吸虫病）、子宫内膜异位症、创伤，包括经腹和经会阴手术。原因不明的输尿管狭窄患者应当进行 CT 检查以排除输尿管内恶性肿瘤或输尿管外部病变的压迫。

二、诊断方法和介入操作适应证

静脉肾盂造影和逆行造影能确定输尿管狭窄的位置和长度。此外，对病因尚未确定的患者可经输尿管镜进行组织活检。腔内超声是一种备选方法，它能够帮助描绘狭窄的特征并指导治疗，但通常并不选用。肾图能够了解分肾功能及评价功能性梗阻时肾单位的情况。在治疗前对肾功能进行评估是非常重要的，因为腔内泌尿外科操作要获得理论上的成功率至少需要同侧肾 25% 的肾单位功能良好。输尿管狭窄的诊断一旦成立，介入性操作的适应证包括排除恶性疾病、挽救肾功能、反复发作的肾盂肾炎与功能性梗阻有关的疼痛。

1. 输尿管支架

输尿管支架对治疗绝大多数输尿管狭窄疗效确切，尤其是对腔内狭窄。总之，可以选择腔内输尿管狭窄进行内镜下治疗，而对于输尿管的腔外压迫选择经皮引流及手术治疗的方式更为妥当。不宜实施完全修复的患者或预后较差的患者，可以考虑长期应用支架或周期性改变支架的位置。必须对长期留置支架的患者进行监测，尤其是输尿管外压性狭窄的患者，因为不能达到长期通畅引流的目的。也可在输尿管中放置两根支架以保持尿路通畅，避免单个支架不能提供足够通畅引流的情况。

2. 逆行球囊扩张

逆行性扩张治疗输尿管狭窄已经成为历史。这一技术疗效不确切且通常需要定期反复扩张。20 世纪 80 年代初期，血管造影和血管球囊技术被引入到泌尿外科领域，球囊扩张联合临时腔内支架技术成为了一种被认可的治疗方式。对于任何一个输尿管狭窄的患者，介入治疗的适应证包括严重的功能性梗阻。禁忌证为活动性感染或狭窄长度 > 2 cm，因为在这种情况下单独使用扩张治疗的成功率极低。

如果使用经尿道途径容易通过狭窄部位，可以考虑逆行途径。通常，在监视器下先行逆行肾盂造影以明确狭窄的部位和长度。再将一根软头导丝通过狭窄处到达肾盂。如果先置入一根顶端开口的导管到达狭窄部位，在导管引导下可以比较容易地放置亲水的软头导丝。将顶端开口的导管沿导丝放到狭窄部位，有利于进一步放置气囊导管。比较困难的情况下放置导丝的技术已有详细描述。

此时，撤出导管，用一 4 cm 长、5~8 mm 宽的球囊代替，在监视器下，将球囊在合适的位置穿过狭窄处将导管置于狭窄处，然后开始扩张球囊。球囊的中部应该位于狭窄部分，在球囊扩张的过程中狭窄逐渐消失。扩张 10 分钟以后，排空气囊并将其退出。导丝原位不动用来引导支架，支架放置 2~4 周。随访的影像学检查包括静脉肾盂造影、超声或肾图。一般在支架取出 1 个月后进行，每 6~12 个月重复 1 次。偶尔单独应用监视器控制不能达到狭窄处，此时，可在输尿管镜直视辅助下放置导丝，此后就能按照上述的方法继续进行。此外，可将排空的球囊放入输尿管镜中，在直视下行球囊扩张。

3. 顺行球囊扩张

有些时候，不可能通过逆行方式穿过狭窄部分。对于这些病例，可在监视器下通过顺行方式放置，联合应用或不联合应用直接顺行输尿管显像。建立经皮肾造瘘引流，对于并发感染和肾功能减退的患者，单用该手术能够治疗感染，同时使肾功能恢复到基线水平。手术完成以后，经皮穿刺的孔道可以作为监视器或输尿管内镜的引导途径。下面的过程类似于逆行途径。在监视器的引导下，应用顺行对比剂确定狭窄的部位和长度。通过顺行途径进行造影，可以确定狭窄的位置和长度。并通过此途径放入带有扩张球囊的软头导丝使其通过狭窄处，然后扩张球囊，直到狭窄段消失。在导丝引导下退出球囊并放入临时支架，同时保留肾造瘘管。在 24～28 小时内进行肾造口摄片以确保临时支架是否位于合适的部位，这时就可以拔除肾造瘘管。当然，也可通过临时或永久性的支架维持经皮肾造瘘通路，以便进行间断引流。

4. 内镜输尿管切开术

从输尿管狭窄治疗的角度讲，腔内输尿管切开术是球囊扩张这一微创治疗方式的延伸。对于球囊扩张，如果球囊通过顺行或逆行的方式顺利进入并穿过狭窄段，那就意味着操作成功。推荐逆行途径，因为较之顺行途径，其创伤较小。该操作可在输尿管镜监视下进行，也可通过电视引导采用热导丝切断球囊导管。通常推荐核素肾图随访 3 年以上，以发现晚期手术失败的病例。

（1）逆行性输尿管镜途径：首先，在电视监视下开始操作。如果软质导丝或亲水性的导丝能够通过狭窄段，这一途径就可行。如果单用电视监控不能让导丝通过狭窄段，可在直视下将球囊放在半硬性或可弯折的输尿管镜的前端，将球囊送入狭窄段。随后，退出输尿管镜。但为了安全起见，导丝仍要留在原位，不要退出。然后插入输尿管镜，从导丝的侧方到达狭窄部位。

内镜输尿管镜切开位置的选择要考虑到所涉及输尿管位置的功能。总的来说，下端输尿管狭窄处切开选择前正中位，注意保护髂血管。相反，上段的输尿管狭窄选择从侧方或后侧方切开，同样要远离大血管。

输尿管切开术可以采用冷刀、电切刀，或使用钬激光。无论采用何种切开方式，都是切开从输尿管腔内到输尿管周围脂肪组织的全层。近端到远端，内镜下输尿管切开术必须包括 2～3 mm 的正常输尿管组织。对于某些病例，必须在球囊扩张辅助下到达并穿过输尿管狭窄段。在内镜切开后，可能仍需要球囊扩张来扩大切口。在内镜切开术完成之后，留在输尿管内的导丝则用来引导放置支架。总的来说，应当考虑采用管腔较粗的支架，因为这类支架能提高某些病例的治疗效果。与之类似，Wolf 及其同事发现在腔内输尿管切开术后向输尿管内注射曲安西龙对患者有益。肾上腺皮质激素和其他的生物反应调节剂在未来治疗输尿管狭窄方面会起到一定作用。

（2）烧灼导丝球囊切开：这一技术主要用于处理肾盂输尿管交界处狭窄所导致的梗阻。手术过程需要在电视监视下安全地将导丝穿过狭窄区域。这一手术可以通过顺行或逆行的方式进行，利用造影剂对球囊进行标记。在近侧输尿管处的狭窄应当从后侧方切开，而远侧的狭窄则应从前正中处切开。X 线透视引导的 cautery wire 球囊应当远离大血管，比如在髂骨水平的输尿管。对于任何形式的内镜下操作，能否成功地应用这一技术主要取决于所涉及狭窄段的长度和血供。

（3）顺行途径：如果在输尿管镜下采用逆行的方式不能成功到达狭窄部位，就应当采用顺行途径。任何并发感染和肾功能受损的情况下首先应行肾切开导管引流术。经皮途径能够扩大切口，从而允许输尿管镜在输尿管镜套筒内顺利通过。然后，操作的过程就可参照逆行手术的过程。出于安全考虑，在操作过程中，必须在输尿管旁边放置一根导丝，一端通过狭窄段，远端在膀胱内卷曲。

（4）联合顺行/逆行途径：极罕见的情况下，输尿管狭窄伴完全闭塞，导丝无法通过，更不必说后续的球囊扩张或输尿管镜下输尿管内切开术。

已经看到对此类病例采用顺行逆行联合入路的报道。梗阻部位可通过同时顺行联合逆行肾盂造影方法加以确定。输尿管镜可以同时经顺行和逆行方法进入，而输尿管狭窄的远、近端可以经 X 线透视检查定位。然后在 X 线透视直视控制下，用一根导丝从输尿管的一端，穿通到达另一端管腔。对于完全闭塞的输尿管段，用导丝的坚硬头经逆行途径穿过半硬式输尿管镜，一般较容易完成。假设无法置入半硬式输尿管镜，输尿管软镜甚至末端开放式的输尿管导管可从上下两个方向起到稳定导丝的作用。在此过程中"循光切开"技术是有帮助的。在内镜和透视引导下尽可能将输尿管远、近端对齐并将一端的输尿管镜光源关闭。借对侧输尿管镜的光线辅助切开恢复输尿管的连续性，用导丝尖端、微小电凝电极或钬激光将狭窄段重置套管。一旦用导丝穿通操作完成，随后将支架送入并留置 8～10 周。关于治疗输尿管狭窄的其他泌尿外科腔内入路，成功率与狭窄段长度呈反相关。尽管成功率不确定，但尿流的再通，哪怕是依赖于支架长期放置，都能够提高特定的高危患者的生活质量。

5. 开放手术修复

在进行任何外科修复前，非常有必要对输尿管狭窄的性质、定位和长度进行详细评估。术前的专科检查，包括静脉肾盂造影（或顺行肾盂造影）和逆行肾盂造影（如有适应证）。其他的检查应个体化，如核素肾图评估肾功能，输尿管镜、输尿管冲刷术除外肿瘤等。然后再根据这些资料，为患者安排合适的外科治疗方法。

6. 开放的输尿管吻合术

输尿管吻合术适用于输尿管损伤范围在 2 cm 以内者。另外，下段输尿管狭窄最佳的处理是下段输尿管再建术或输尿管—膀胱吻合术。在移植病例，供者的输尿管狭窄可以通过输尿管吻合术吻合到正常的受者输尿管。由于吻合口处张力常导致狭窄形成，所以只有输尿管损伤范围在 2 cm 以内者，才可以行输尿管—输尿管端—端吻合术。而是否有足够的输尿管移动度供输尿管断端无张力吻合，经常在手术时才能决定。

外科切开方式的选择取决于输尿管狭窄的水平。侧方切开适用于上段输尿管，Gibson 切开或低位中线切开适用于中段和下段输尿管。如果患者的医源性输尿管损伤来自先前的经 Psannenstiel 切口的外科手术，输尿管的重建可能需用相同的切口。在这种情况下，经 Psannenstiel 切口的输尿管毗邻解剖可能会很困难，需要将切口的侧部向头侧延长成曲棍球棒形状。除经腹腔手术输尿管损伤外常采用经腹膜外途径。

手术切开后，向中间牵拉腹膜即形成腹膜后间隙。因为输尿管横跨髂血管而很容易被辨认，在输尿管周围放置烟卷式引流或血管吊带可更易于无创操作，应尽量减少对输尿管的直接钳夹操作。并应小心保护输尿管外膜，因其外膜与血供密切相关。在输尿管的解剖和分离过程中，保持其足够的移动度，避免切除病变输尿管后产生张力。在火器伤中，应切除失活组织及其邻近看似正常的输尿管，避免因冲击波效应所导致的晚期缺血和狭窄形成。当输尿管的两端充分修剪至健康区域时，将其移动，正确定位，并将 5 ~ 6 mm 修剪成刮铲形，两侧输尿管段分别在180°方向进行修剪，如一端输尿管明显扩张，可将其斜行横断而不做刮铲形修剪以便与不扩张的输尿管段周径相匹配。将一根细的可吸收线穿过一侧输尿管端角部和另一侧尖部，缝线的两末端在输尿管腔外打结。将角部和尖部以同样的方法缝合并靠拢。将这两根缝线连续缝合相互系紧或以间断的方法缝合。在吻合完成之前放置双"J"输尿管支架管。从膀胱向输尿管切开处灌注亚甲蓝并观察其反流来验证放置在膀胱的远端支架管是否合适。腹膜后脂肪或网膜组织用于覆盖吻合口处。放置引流，留置气囊导尿管 1 ~ 2 天，如持续 24 ~ 48 小时引流量都非常少，则可拔除引流。如果在腹膜后途径下手术操作不能完整实施，确定外科引流液的性质就尤为重要，可通过检验引流液的肌酐水平来确定。如果无尿外渗存在，可将引流管拔除。双"J"输尿管支架管通常在术后 4 ~ 6 周通过内镜方法拔除。

无张力、密闭的输尿管吻合术成功率很高，超过90%。如果怀疑有尿漏，应首先行腹部 X 线片检查证实双"J"管的位置。因为有可能使尿漏加重，所以也应该检查吻合口近端的引流情况。由于直接引流可能使输尿管瘘口易于闭合，因此如果放置了负压引流管，则不应使用负压吸引。排泄或膀胱痉挛所致的反流也可能延长尿外渗时间，而 Foley 导管引流和抗胆碱药物却能解决此类问题。吻合口长期的尿外渗也许需要行肾造瘘术使近端尿路处于无尿状态以期吻合口尽快闭合。

7. 腹腔镜输尿管吻合术

腹腔镜手术可以治疗输尿管狭窄疾病。Nezhat 其同事首次报道了腹腔镜治疗子宫内膜异位症引起的输尿管梗阻。该病例在切除梗阻的输尿管部位后行输尿管部分切除吻合术并在吻合口放置了支架。他们撰写了一篇涉及 8 例腹腔镜输尿管吻合术患者的回顾性综述，在各自进行 2 ~ 6 个月不等的随访后，其中 7 位患者的吻合处仍旧通畅。然而，在世界范围内，此项手术的经验还相当有限。不过，如果拥有腹腔镜治疗的经验，对绝大多数输尿管梗阻长度较短的患者来说，这一术式的确是一项微创的治疗技术。

8. 开放的输尿管膀胱吻合术

成年人远端输尿管损伤或梗阻的长度若在 3 ~ 4 cm，仅行输尿管膀胱吻合术就能解决问题，而不必考虑下段输尿管再建术或膀胱瓣输尿管成形术（Boari 成形术）。可以使用低位正中切口、Psannenstiel 切口、Gibsonl 切口，通常腹膜外途径更为合适。输尿管在其穿过髂血管处容易识别，在梗阻水平横断输尿管并将远侧切除。输尿管近端要游离足够的长度，假设不存在张力，则直接行输尿管膀胱吻合术。否则还应该考虑采用下段输尿管再建术或膀胱瓣输尿管成形术。如果术后的反流在可接受的范围内，可行直接非隧道式吻合术。如果反流量较大，可在隧道式吻合的同时加行抗反流吻合。输尿管膀胱吻合术后可采用双"J"管支架和外科引流。

关于成人输尿管膀胱吻合术中反流性和抗反流性吻合问题已进行了探究，现已明确抗反流与否在对肾功能的保护以及狭窄复发两方面没有显著性差异。然而非反流性吻合术是否减少成人肾盂肾炎的风险还不确定。

9. 腹腔镜输尿管—膀胱吻合术

已有关于成功应用腹腔镜进行输尿管—膀胱吻合术的报道。在治疗远端输尿管狭窄时，腹腔镜输尿管—膀胱吻合术常采用经腹膜手术联合腹腔内的缝合技术。输尿管支架通常在开放性手术后放置。关于此项手术的经验仅限于文献当中。不过据报道术后的治疗效果良好，相对开放手术优势明显，术后发病率与其他腹腔镜泌尿外科手术无异。

10. 开放的下段输尿管再建术（psoas hitch）

下段输尿管再建术是桥接输尿管第三段缺失的有效治疗方法。然而向近端延伸到肾盂边缘的输尿管缺损通常不仅需要下段输尿管再建术。该手术适应证包括远端输尿管狭窄、损伤、输尿管膀胱吻合术失败术后。psoas hitch 也可与其他操作联用，如在更为复杂的尿路重建中与经输尿管输尿管吻合术联用。一般来说，我们把顺应性差且挛缩膀胱视为手术禁忌。除之前提到的术前影像学和内镜评估外，尿动力学检查能提供术前逼尿肌容积和顺应性的信息。如果预先存在膀胱出口梗阻或神经性功能障碍，应在术前治疗。

为了显露远侧输尿管，通常采用下腹正中切口或 Psannenstiel 切口，尽可能行腹膜外途径。在这样的方案中，能暴露腹膜后间隙，能游离膀胱的腹膜粘连、离断输精管和圆韧带后游离膀胱。牵拉后能显露同侧膀胱顶部到髂血管近端。分离对侧的膀胱上动脉能使膀胱更多地游离。同侧输尿管能在其与髂血管交叉处辨识，只游离病变部位表面组织。前方的膀胱切开术通常用垂直或斜行的方式，这样就可以使膀胱移位，更接近同侧输尿管。输尿管植入膀胱同侧上外腔内，行黏膜隧道无张力吻合术或无黏膜隧道无张力吻合术。同侧膀胱顶部用几根可吸收线缝合到腰小肌肌腱或腰大肌肌腱。在缝合时小心避免损伤生殖股神经和邻近的股神经。另外，腰大肌固定可在输尿管膀胱吻合术之前进行。在用可吸收线缝合切开的膀胱后常放置双"J"管。

与单纯输尿管膀胱吻合术相比，下端输尿管再建术能多提供 5 cm 的长度。与膀胱瓣输尿管成形术相比，下端输尿管再建术操作简单且发生血管损伤和排尿困难的风险降低。在成人和儿童行下段输尿管再建术的输尿管膀胱吻合术的成功率 > 85%。并发症罕见，包括尿瘘、输尿管梗阻、小肠损伤、髂血管损伤和尿脓毒症。

11. 腹腔镜下段输尿管再建术

已有在腹腔镜下成功行下段输尿管再建术的报道。术前常规放置输尿管支架，手术通常经腹腔内途径完成。总的说来，文献中这样的手术临床经验相当有限。迄今为止基于短期和中期的随访，有经验的外科医生治疗后临床效果是满意的，与开放手术相同。

12. 开放的膀胱瓣—输尿管成形术

当病变输尿管部分太长或输尿管活动性受限不能行无张力的输尿管吻合术时，膀胱瓣—输尿管成形术可能是另一种有效的方式。1894 年 Boari 第一次报道在犬科类动物中使用了该技术。膀胱瓣能重建桥接 10 ~ 15 cm 的输尿管缺损，螺旋膀胱皮瓣在某些情况下能到达肾盂，尤其是右侧。与下段输尿管再建术一样，需术前评价膀胱功能，另外还有输尿管评估。如存在膀胱出口梗阻和神经源性功能障碍，应在术前进行治疗。若膀胱容积偏小，可能膀胱瓣成形困难或不够行膀胱瓣成形术，就要术前考虑另一种治疗方法。

在膀胱瓣成形过程中，虽然正中切口优先而且能较容易地到达上输尿管，但是也可以行 Psannenstiel 切口，离断膀胱粘连和脐韧带游离膀胱。对侧膀胱的蒂离断和结扎，能使膀胱获得向同侧更大的移动度，包括膀胱上动脉的同侧的膀胱蒂能保留。受影响的输尿管仔细游离，认真保护其血供，然后切除病变的节段。辨识同侧膀胱上动脉及其分支后，后外侧膀胱瓣来自这根血管。膀胱瓣斜行和膀胱前壁交叉，瓣的基底宽度至少 > 4 cm 且瓣尖端宽度至

少 >3 cm。如果准备行无反流吻合术，瓣的长度必须等于估计的输尿管缺损加上 3 ~ 4 cm。而且瓣长度和基底宽度的比例 >3 ∶ 1，能减少瓣缺血。

建立膀胱瓣后，用几根可吸收线将瓣的远端固定在腰小肌肌腱或腰大肌肌腱上。输尿管通过后面瓣内小开口放置入内，行远段输尿管末端铲状裁剪后无张力黏膜对黏膜反流吻合。另外还可以行无反流隧道吻合术。然后瓣前面用可吸收线缝合和形成管道。此外，输尿管外膜可缝合在瓣的远端然后皮瓣基底缝合在腰大肌上。

报道膀胱瓣—输尿管成形术治疗的患者数量少，但是如果瓣血供保护得好，结果仍然是好的。很显然，最常见的并发症是由于缺血或吻合口张力过大而导致的狭窄复发。假性憩室也有报道，但非常少。

13. 腹腔镜膀胱瓣—输尿管成形术

临床实践中已出现一些通过腹腔镜完成 Boa 成形术的案例。Kavoussi 及同事曾报道 3 例经腹腔入路远端输尿管狭窄成形术的成功案例。应用与开放手术相同的方法制作膀胱成形片，并在无张力、无尿液的条件下，通过支架完成其与输尿管的吻合。手术时间为 120 ~ 300 分钟，失血量介于 400 ~ 600 mL。其中 2 个患者在术后 3 天内出院，另 1 患者因艰难梭菌性结肠炎住院 13 天。术后 6 个月随访中，影像学检查提示吻合口畅通。这篇文章并未提到输尿管远端狭窄的长度。但根据其中 1 位作者的经验，腹腔镜 Boari 成形术可顺利完成 8 ~ 12 cm 输尿管缺失的成形，效果可与开放性手术媲美。

14. 肾移动

肾移动最早于 1964 年报道，该术式可为上段输尿管缺失提供足够的吻合长度，也可以减少输尿管修补后的张力。可经腹通过肋缘下、中线或旁正中切口以显露肾和合适的输尿管水平。打开筋膜，完全游离肾，以肾蒂为轴，向下内方旋转肾。然后用数针可吸收线将肾下极固定在腹膜后的肌肉上。应用这种方法，可增加近 8 cm 的额外长度。肾血管，特别是肾静脉，限制了肾移动的范围。为解决这个问题，可以切断肾静脉，将其与下腔静脉在更低的位置吻合，但临床应用很少。

15. 导管辅助的输尿管切开术

Davis 导管辅助的输尿管切开术在本章前面已有叙述。由于更加有效的外科方法的发展，这种术式仅作为历史加以描述。导管辅助的输尿管切开术常用于狭窄段太长而不能行传统输尿管输尿管吻合或输尿管新膀胱吻合的患者，狭窄段的长度可在 10 ~ 12 cm。作为这种术式的创新，同时进行少量口腔黏膜移植有较好的效果。

16. 经输尿管输尿管吻合术

Higgins 在 1934 年最早描述了经输尿管输尿管吻合术。在处理输尿管狭窄时，这种方式可以用于输尿管长度不足以与膀胱进行吻合的病例。唯一的绝对禁忌证是供侧输尿管长度不足，不能在没有张力的情况下连接对侧的受侧输尿管。另外，任何可能影响到供侧和受侧输尿管的疾病都属于相对禁忌证。绝对禁忌证还包括导致受侧或供侧输尿管长度不足的疾病。

相对禁忌证包括肾凝结物、后腹膜纤维化、尿路恶性肿瘤、慢性肾盂肾炎、腹—盆腔放疗等病史。受侧输尿管反流如果存在应该确定病因并同时治疗。因此，手术之前除了以前介绍的各种影像学及内镜检查外还应行静脉肾盂造影，以全面评价两个输尿管。

在进行经输尿管输尿管吻合术时，经腹膜正中切口多作为到达两侧输尿管的入路。游离结肠后，再游离病变输尿管，要保留供血的输尿管外膜，要分离到梗阻的近端水平。游离对侧结肠。受侧输尿管只有需要吻合的部分要暴露，一般选取病变输尿管切断处近侧 5 cm。在乙状结肠系膜下近肠系膜上动脉处打出一条通道，以防止输尿管与其缠绕。接下来供侧输尿管从这个通道被拉到对侧。受侧输尿管的游离应尽量最小化，这样可以尽量保留它血供的完整。受侧输尿管前内侧切开，同供侧输尿管修整成铲形的断端吻合，吻合可以用间断或连续可吸收线缝合，做到无张力，无渗漏。应该从供侧肾盂通过吻合口放置双"J"管到达膀胱，如果受侧输尿管直径够大，应该在受侧输尿管全长放置第 2 个双"J"管。

17. 开腹回肠代输尿管术

对于输尿管缺陷长度较长或缺失的外科处理，尤其是对于近端输尿管的处理是非常有挑战性的。应用带有尿路上皮的组织重建尿路是最好的方法，因为尿路上皮不但没有吸收作用，而且还有抗癌和抗感染的作用。其他组织也是输尿管修补的候选材料，用于当其他方法不能重建输尿管缺陷或膀胱不适于重建时，回肠被证明是一种满意的选择。另外，阑尾和输卵管已被证实并不适合做输尿管替代物。

Shoemaker 在 1909 年报道了第 1 例应用回肠代输尿管的女性泌尿系统结核患者。随后回肠代输尿管术对生理和代谢的影响在犬模型上被研究。一段自主蠕动回肠直接吻合在膀胱上后，反流和盆腔压力增高大多只在排尿时存在。膀胱内压的逆向传输由植入回肠的长度决定。回肠代输尿管术的一般禁忌证包括基础肾功能不全，血清肌酐 > 2 mg/dL，膀胱功能障碍或输出梗阻，炎性肠病或放射性小肠炎。

在外科手术之前，经常要做全肠道的机械和抗生素肠道准备。开腹选取正中长切口，同侧结肠游离，病变输尿管贴近正常的部分切断。如果整个上段输尿管都有病变，近侧吻合口可选在肾盂水平。输尿管病变的长度测量后，选取适当的远端回肠。选取的回肠节段应至少距回盲瓣 15 cm，在移植前要确保血供正常。肠系膜通常要比普通的回肠膀胱术分离得多以得到更好的游离度。有时会更适合用结肠来代替输尿管植入，手术原则两者类似。如果有瘢痕肾盂或肾内肾盂，则要行回肠肾盂吻合术。在这种情况下，切除肾下极实质的一部分对防止吻合口狭窄有帮助，同典型的输尿管肾盏吻合相似。小肠切断后，远端做标记以便分清肠道方向，然后剩余肠道做吻合以重建肠道的连续性。在结肠系膜上开一个窗，通过它将做移植的肠道移到旁边。在做右侧输尿管重建时，盲肠和升结肠也可作为移植的肠道，这样可以避免在肠系膜上开窗。肠道的蠕动方向要确保是顺行的，吻合口选在肾盂水平或下极肾盏以及膀胱。双侧输尿管替换需要选取在腹膜后行走、从一侧肾到对侧肾再到膀胱的一段肠道，或选取两段独立的肠道。

回肠代输尿管术的围术期并发症包括：早期尿外渗，尿囊肿形成，以及由于水肿、黏液栓子或肠袢打结引起的梗阻。回肠袢缺血坏死有可能发生，如果患者有急腹症表现时应当考虑到这种可能性。如果术前肾功能正常，很少发生明显的电解质紊乱和肾功能不全。患者出现日益加重的代谢紊乱伴有回肠袢的不断扩张，应进行有关膀胱尿道功能不全的检查。

18. 腹腔镜回肠代输尿管术

全世界做腹腔镜回肠代输尿管术的经验很少，但是这个术式看起来被寄予很大的希望。Gill 及其同事报道了 1 例成功的腹腔镜回肠代输尿管术，他们使用了经腹腔途径，打 3 个孔的方式。整个手术过程，包括缝合、打结，都是用体内腹腔镜技术完成。虽然整个手术历时 8 小时，但是同大多数其他腹腔镜手术方式一样，术后并发症率很低，住院时间也比较短。

19. 自体移植

1963 年，Hardy 为 1 名近端输尿管损伤患者做了第一例自体移植。从那开始，临床自体肾移植被用于解决多种问题，包括严重的输尿管狭窄或缺损。总体上，当对侧肾缺失或功能较差时，或其他方法修复替代输尿管不可行时，考虑应用自体移植。与在供者身上取肾进行活体异体肾移植一样，摘取肾时要尽量留取较长的血管。肾血管与髂血管吻合，重建肾的灌注。近端正常的输尿管同膀胱吻合。有时要选择同侧肾盂与膀胱直接吻合。

在治疗输尿管缺损的病例时腹腔镜技术也被成功应用于自体肾移植中。腹腔镜下肾切除步骤同其他任何典型的腹腔镜下供体肾切除一样，之后取出移植肾，在手术台上准备，再经标准开放技术的 Gibson 切口行同侧髂窝自体移植。腹腔镜自体肾移植被证明可以减少镇痛药的使用并能缩短恢复期，因为取肾不需要开腹手术那么大的上腹部或侧腹部切口。腹腔镜自体肾移植下肾切除多采用经腹腔途径入路，但是 Gill 及其同事也成功采用了经后腹膜途径的方式。

（郭　勇）

第四节　输尿管结核

输尿管结核多继发于肾结核，并且与肾结核合并存在，一般较容易明确诊断。最常见的受累部位是膀胱输尿管连接部，本病很少累及肾盂输尿管连接部，发生于输尿管中间 1/3 者更为少见。少数情况下累及整个输尿管。单纯输尿管结核罕见，且起病隐匿，早期诊断困难。

一、病理

输尿管感染结核菌后，输尿管黏膜、黏膜固有层及肌层首先被侵犯。结核结节在黏膜上形成表浅、潜行的溃疡。溃疡基底部为肉芽组织，纤维化反应最明显，使输尿管管壁增粗、变硬，逐渐变为条索状，最终输尿管完全闭锁。

二、诊断和鉴别诊断

1. 诊断

继发性输尿管结核主要在诊断肾结核的同时获得诊断，而单纯性输尿管结核的早期诊断关键是要重视泌尿系统结核这一常见病。除对有持续性、进行性加重的尿路刺激征患者要高度警惕外，对症状轻微、尿常规有持续异常者（常规抗生素治疗无效的尿液中白细胞增多）也要考虑到泌尿系统结核的可能。单纯性输尿管结核一般没有明显的尿路刺激征，但细心询问病史常有轻微的尿频、尿急、尿痛、血尿等症状并发或单独存在。

尿常规检查是一重要的诊断线索，如尿中有持续性红细胞和白细胞增多，酸性尿，普通抗感染治疗无效，要考虑输尿管结核的可能，应留晨尿找抗酸杆菌、尿结核分枝杆菌 PCR 检查和结核菌培养等，不能漏诊。

X 线检查是泌尿系统结核的重要诊断措施。单纯性输尿管结核早期 X 线检查因缺乏特异性影像学变化而不易被诊断，静脉肾盂造影常仅表现为病变段输尿管无造影剂滞留，呈"激惹"现象。有报道，诊断性抗结核治疗前后静脉肾盂造影的改变是诊断输尿管结核的最佳方法，而且治疗 2 周后是复查静脉肾盂造影合适的时机。

膀胱镜检查和逆行肾盂造影对诊断早期输尿管结核有帮助。由于并发膀胱慢性炎症导致膀胱黏膜充血水肿、糜烂出血等造成观察和插管困难，诊断价值不大。

2. 鉴别诊断

（1）泌尿系统慢性非特异性感染：肾输尿管结核患者的尿常规检查和慢性下尿路非特异性感染时都可有红细胞和白细胞增多，常都并发有尿频、尿急，临床上容易混淆。但是，慢性下尿路感染一般不伴有全身症状，且不会有酸性尿，尿沉渣抗酸染色阴性；而泌尿系统结核可有腰部酸胀、盗汗等全身症状，影像学检查能提供重要帮助。

（2）输尿管凝结物：输尿管凝结物常引起明显的腹部疼痛，可放射至腹股沟和股内侧，患者可有呕吐，不难鉴别。静脉肾盂造影或 CT 平扫可见输尿管扩张，并可见输尿管里有高密度影。

三、治疗

早期明确诊断的输尿管结核患者，如病变范围不大，病变轻微，可考虑置双"J"管后行抗结核治疗，有可能免于手术。

大部分输尿管结核需要手术治疗，切除病变段输尿管。①对于输尿管缺损在 10 cm 以上者，可行膀胱悬吊或膀胱壁瓣成形术。②输尿管缺损 >10 cm 时，可采用回肠代输尿管术。

手术时要充分切除病变的输尿管，保证吻合口的血供和无张力。适当延长输尿管支架管的留置时间是防止术后尿漏和再狭窄的重要措施。术后常规抗结核治疗 6 个月，并定期随访。

（邱　洪）

第五节　输尿管内异物

近年来随着上尿路手术及器械操作的不断增多，输尿管异物的发生也在不断增多。

一、进入途径

1. 手术

上尿路手术有时会将折断的缝合针遗留在输尿管内；盆腔手术结扎缝线可穿通输尿管腔形成异物；手术置入猪尾管术后膀胱端向上逆缩至输尿管内。

2. 输尿管器械操作

断裂的输尿管探条或导管、输尿管取石钳的金属端、输尿管取石篮的探条端和输尿管切开电极、输尿管导管、支架管、线状探子等由于操作不当或材料质地脆弱，难免将尖端折断而脱落到肾或输尿管内。

3. 外伤

子弹、弹片直接进入输尿管，多见于战时或特殊情况；也可能是异物，如碎片由肾流向输尿管；也有的是由机体的远处移来，但在这种情况下，应同时有其他组织和结构的创伤，并常具有更大的严重性。

4. 逆行途径

少数异物是由尿道口放入的，通过膀胱而进入输尿管，甚至到达肾盂，曾报道有牙签和草叶经尿道外口被放入而达输尿管，也曾报道在女性有动物毛发、针、体温计和稻草茎见之于输尿管内，这种情况称为"异物的逆行移动"，并认为只是在输尿管口有病变情况下才能发生，如管口闭锁不全有尿液反流等，在正常输尿管时不能发生的。

二、临床表现

一般无明显症状，也有部分患者是因异物造成尿路梗阻而发生肾区或输尿管部位疼痛，继而发生血尿、感染症状。盆腔手术遗留结扎线一般多在术后 1 周内患者出现明显腹痛或盆腔感染，甚至伤口漏尿后才被怀疑并经手术得到证实。在做输尿管器械操作时，发生部件断裂和失落患者体内一般是会立即发现的。断裂的输尿管探条、导管或端部或猪尾管被遗留在输尿管内，常不引起症状或只引起很少症状。不像膀胱内异物，感染常可不引起明显症状。也有部分输尿管异物患者较长时间无症状。

三、诊断

进行输尿管器械检查，如当时器械损坏折断遗留在输尿管内，一般均能被立即发现而取出，有时经过数月后才能发现。也有少数病例是异物造成尿路梗阻而发生肾区或输尿管部位疼痛。有很多输尿管异物患者长期无症状。X 线不透光的异物，如金属或木制材料可在 X 线片上显示出来。X 线透光的异物需要进行静脉尿路造影确定诊断，也可行逆行造影或磁共振水成像检查以明确诊断。造影应取前后位、斜位或侧位 X 线摄片，可显示异物形状、部位、有无梗阻及肾功能损害情况。诊断困难者需要经输尿管镜仔细检查。

四、治疗

经输尿管镜直视下用异物钳将异物取出是理想的治疗方法。部分处于输尿管内和部分处于膀胱内的异物，如断裂的输尿管探条或导管等可经膀胱镜检查行钳取摘除。玻璃管、体温表等异物，因表面光滑质地脆弱，用膀胱镜摘除较为困难，或异物较大、易碎、表面不光滑，镜取有困难时，则需手术切开输尿管取出。儿童因为不能采用较大号膀胱镜摘除异物，而只能采用切开膀胱摘取异物。有不少输尿管异物的患者常能自行将异物排出体外或排至膀胱内。因而一般都常先等待观察一段时间。如患者确实不能自行排出异物或将异物排至膀胱内，则再行耻骨上切开膀胱摘除异物。如异物能自行排至膀胱，则可按膀胱内异物处理。

（邱　洪）

第九章

阴茎损伤

阴茎损伤较少见。在受外力打击、骑跨等情况下，可以发生阴茎损伤。单纯的阴茎损伤较少见，阴茎损伤常伴有尿道损伤，而且表现类型复杂，各种类型处理的方法也不同。

第一节　阴茎损伤的病因与分类

一、病因

1. 直接暴力

阴茎勃起时，受到直接暴力（如打击、骑跨、被踢、挤压等）时，阴茎被挤于体外硬物或耻骨弓之间，易损伤，严重者可发生阴茎折断。

2. 锐器切割

阴茎被各种锐器切割而致。

二、分类

按有无皮肤损伤，可分为闭合性损伤和开放性损伤两种类型。

1. 闭合性损伤

（1）阴茎挫伤：各种暴力均可造成阴茎挫伤，引起皮下组织或海绵体损伤，皮下组织瘀血，皮肤水肿，严重时出现纺锤形血肿，多不伴有尿道损伤。

（2）阴茎折断：又称阴茎海绵体破裂、阴茎骨折，是严重的阴茎闭合性损伤。阴茎勃起时，受到直接外力作用，造成阴茎海绵体周围白膜及阴茎海绵体破裂，可伴发尿道损伤。多见于 20 ~ 40 岁的青壮年，在手淫、粗暴性交（以女性上位性交时多见）等情况易发生。

阴茎折断一般为单侧阴茎海绵体白膜横行破裂，左右侧发生率相近，一般不超过海绵体周径的 1/2，最常见的损伤部位是阴茎远端 1/3。10% ~ 20% 同时伴有尿道破裂，20% ~ 30% 可波及两侧甚至尿道海绵体。尿道海绵体破裂往往与阴茎海绵体损伤部位在同一水平。

（3）阴茎绞窄伤：常因好奇、性欲异常、精神失常或恶作剧等，将金属环、大号螺丝帽、线圈、橡皮筋等环状物套扎在阴茎上没有及时取下，或阴茎包皮上翻后没有及时复位导致包皮嵌顿，引起阴茎缩窄部末梢血液循环障碍，致组织水肿、缺血，严重时发生阴茎远端组织坏死。

（4）阴茎脱位伤：是指男性会阴部遭到挤压、阴茎在勃起时扭曲或在疲软时遭钝性暴力打击、过度牵拉或骑跨伤等时，或外力继续不停，可造成阴茎、尿道海绵体在冠状沟外与包皮发生环形撕裂，引起阴茎、耻骨韧带及周围组织撕裂，阴茎脱离其皮肤，脱位到腹股沟、耻骨下部、大腿根部或阴囊会阴部的皮下，与存留原位的包皮分离，空虚无物。

（5）阴茎坏疽：是外生殖器、会阴的感染性坏死性筋膜炎，分为干性坏疽、湿性坏疽，病变可局限于阴茎，也可累及阴囊，感染组织先后发生坏死、坏疽。

2. 开放性损伤

开放性阴茎损伤多数发生于刀割伤、刺伤、枪弹伤、卷入机器、牲畜咬伤及其他意外损伤；精神病患者的自伤或他伤也偶有发生。有时因粗暴的性行为发生包皮及其系带撕裂伤，造成包皮裂口和出血。

（1）阴茎离断伤：临床少见，1929 年 Ehrich 首次报道。较常见的原因是受到性伴侣的报复，或牲畜咬伤，致使阴茎远端往往缺损。按其损伤程度，阴茎离断伤可分成阴茎部分离断伤或阴茎完全离断伤。

（2）阴茎皮肤损伤：阴茎皮肤损伤的类型有阴茎干全部皮肤撕脱伤、阴茎部分皮肤撕脱伤、阴茎皮肤刺伤、切割裂伤、烧灼伤等。

阴茎头表面皮肤菲薄，无移动性，很少发生撕脱伤。而阴茎体皮肤薄而松弛，有疏松的皮下组织，其移动性很大，较易发生撕脱伤。阴茎皮肤撕脱伤发生于机器损伤时，阴茎皮肤可同衣裤一起被转动的机器拉扯，从 Buck 筋膜外分离撕裂甚至撕脱，常发生于阴茎根部，止于冠状沟，又称筒状撕脱伤。常伴有阴囊皮肤撕脱，由于阴茎深筋膜的保护，阴茎海绵体及尿道多不易受伤。

利器切割或弹片可造成阴茎皮肤切割伤或阴茎贯穿伤。

包皮系带撕裂的主要原因是阴茎皮肤受力超负荷，如手淫时动作过于剧烈；其次在新婚之夜，在性交时过于急躁而又凶猛，或因处女膜坚韧，或因阴道痉挛，在阴茎强行插入时，由于阻力的关系造成包皮牵拉包皮系带而引起包皮系带撕裂、包皮裂口和出血。包皮系带断裂多见于包皮系带过短或包皮过长者。

（王　飞）

第二节　阴茎损伤的临床表现

阴茎损伤随外力作用方向、作用力大小和损伤类型而各有特点，主要的临床表现包括疼痛、肿胀、局部出血、尿血、排尿障碍等，甚至有休克表现。

1. 阴茎挫伤

患者感觉阴茎疼痛且触痛明显，能自行排尿。轻者皮下组织瘀血形成青紫色瘀斑、阴茎肿胀；重者海绵体白膜破裂，形成皮下、海绵体或龟头肿胀，皮下出血及大小不等的血肿，使阴茎肿大呈纺锤形，疼痛难忍。若合并尿道损伤，则可见尿道流血或排尿障碍。

2. 阴茎折断

多发生于阴茎根部，可为一侧或双侧海绵体破裂。患者自己可感到局部组织破裂，在受伤的瞬间可听到阴茎部发出的响声，勃起的阴茎随即松软，血液由海绵体喷出至阴茎皮下，形成局部血肿，剧痛于活动时加重。局部肿胀，阴茎血肿，皮肤呈青紫色。若为一侧海绵体破裂，阴茎弯曲变形偏向健侧或扭曲，状如紫茄子。若出血形成较大的血肿压迫尿道时，可发生排尿困难。由于受阴茎筋膜限制，肿胀只限于阴茎部，若阴茎筋膜破裂，则血肿可扩至阴囊、会阴及下腹部。若并发尿道损伤，可有排尿困难，排尿疼痛，尿道口可见有血液流出，或发生肉眼性血尿。

3. 阴茎绞窄伤

可见阴茎上有套扎物，轻症者仅出现套扎物远端阴茎水肿、胀痛；如不解除病因，远端阴茎肿胀加重，继而发生缺血、坏死改变，如远端阴茎表面皮肤色泽变化、厥冷，疼痛加剧，感觉迟钝。当感觉神经坏死后，痛觉减弱。嵌顿处皮肤糜烂，同时伴有排尿障碍。

4. 阴茎脱位伤

一般表现为阴茎疼痛，周围软组织肿胀。局部特异体征有阴茎、尿道海绵体在冠状沟外与包皮发生环形撕裂，阴茎、耻骨韧带及周围组织撕裂，阴茎脱离其皮肤，于腹股沟、耻骨下部、大腿根部或阴囊会阴部的皮下可发现或触及脱位的阴茎，存留原位的包皮分离，空虚无物，伤后可出现尿失禁。阴茎脱位伤多伴有尿道外伤及尿外渗，有时即使无尿道撕裂或断裂，因尿道挫伤较重，也可有尿外渗及会阴部血肿。

5. 阴茎坏疽

阴茎或阴囊先后发生坏死和坏疽，局部表现为阴茎、阴囊组织呈急性蜂窝织炎改变，组织坏死，有大量渗出液。患者全身中毒反应明显，出现高热，伴有寒战、恶心，严重时可出现中毒性休克，如治疗不及时可死亡。

6. 阴茎离断伤

阴茎离断后，因失血较多，患者面色苍白、四肢冰凉、血压下降，出现休克现象。离断阴茎残端出血明显，且不易止血。离断远端如为外伤或动物咬伤则创面不整齐，挫伤明显。如为刀剪切割伤，则创面整齐，切割伤患者皮肤及皮下组织受伤不会出现大出血，仅局限血肿；若深达海绵体组织可导致严重出血甚至休克。

7. 阴茎皮肤损伤

阴茎皮肤损伤若发生于衣裤连同阴茎皮肤一起被卷入各种类型机器，由转动的机器绞缠而撕脱皮肤时，则表现为撕脱伤呈脱手套式，常同时累及会阴部皮肤。受累皮肤表现有部分撕脱或阴茎干全周皮肤撕脱。部分撕脱的皮片特点多以会阴部皮肤为顶点，阴茎根部或耻骨联合为基边的三角形，深达会阴浅筋膜与白膜之间，一般不累及较深的阴茎海绵体等；完全撕脱则导致阴茎体裸露。

阴茎皮肤切割伤患者表现为局部皮肤、皮下组织或海绵体裂开或断裂，切口呈多种形态，伤口整齐，如仅累及阴茎皮肤及皮下组织时一般不会发生大出血，仅有局限血肿。

包皮系带撕裂伤最常见的部位在靠近龟头前端处，这是由于系带前端固定在龟头，后端连于阴茎皮肤，可移动。包皮系带撕裂伤可导致痛性勃起、性快感下降等严重后果，同时出现包皮裂口。

（王　飞）

第三节 阴茎损伤的诊断

对阴茎损伤的诊断，一般根据外伤史及阴茎局部损伤情况，如皮肤瘀斑、裂口、出血、皮肤撕脱、阴茎肿胀、弯曲变形等表现，做出诊断一般不难。

1. 病史

有明确直接暴力史或锐器切割伤史，可出现阴茎局部疼痛、出血、肿胀畸形、缺损，严重者可出现休克。阴茎受到暴力打击及骑跨伤时，阴茎被挤压于硬物和耻骨之间，常引起不同程度的阴茎损伤，特别是在阴茎勃起时受暴力打击或粗暴性交，闻及明显响声，为白膜破裂所致，且有剧痛感，阴茎随之软缩，继而出现肿胀，此即发生阴茎折断。阴茎折断常合并排尿困难，尿道海绵体损伤时可于排尿时发现尿瘘。阴茎脱位伤时根据受伤情况及阴茎形状，即可判断。阴茎绞窄伤应根据阴茎上的环状物及皮肤缺血、肿胀、坏死，即可判断。开放性阴茎损伤时，阴茎可见创面。

2. 辅助检查

B超可确定阴茎白膜缺损处及阴茎折断者的破裂位置。阴茎海绵体造影可见海绵体白膜破损处有造影剂外溢。但是，该检查属有创性，且由于造影剂外渗，可引起严重的海绵体纤维化，以及一定假阴性率和假阳性率，目前已较少应用。

对于有明确病史和体征，即使B超不能明确诊断，也不可轻易行海绵体造影，而应手术探查。

当患者出现尿道滴血或排尿困难时，应想到尿道损伤的可能，应行逆行尿道造影检查，造影剂外溢可明确诊断。

（朱　莉）

第四节 阴茎损伤的治疗

阴茎损伤的治疗，应尽量保存有活力的组织，特别是海绵体，以利再植或再造，考虑性功能的恢复和排尿功能。术后应加强抗感染治疗，给予适量的雌激素，防止术后恢复期中阴茎勃起。

一、阴茎挫伤

无尿道损伤的轻度阴茎挫伤仅需适当休息、镇痛、阴茎局部抬高如用丁字带兜起阴囊和阴茎、预防感染、辅以理疗。

急性期24小时内仍有渗血时，可冷敷，2~3天后出血停止，用热敷促进血肿吸收，有肿胀者适当加压包扎。给予抗生素，以防止感染。

较严重的挫伤，如皮下继续出血，血肿增大，应穿刺或切开引流，放出积血，必要时结扎出血点，并轻轻挤压阴茎海绵体，以防止血肿机化。如就诊较晚，血肿液化或合并感染形成脓肿或气肿时，可切开引流或穿刺放脓。

二、阴茎折断

阴茎折断治疗原则是恢复阴茎海绵体的连续性，彻底清创，控制出血，防止海绵体内小梁间血栓形成。治疗上目前主张早期手术，以免血肿扩大，继发感染，形成纤维瘢痕，导致疼痛和阴茎成角畸形而影响性生活。治疗方法包括非手术治疗和手术治疗。

1. 非手术治疗

20 世纪 70 年代前多采用非手术治疗，包括镇静止痛、留置导尿管、阴茎加压包扎。局部先冷敷，24 小时后改热敷，并给予口服雌激素，静脉输注或口服抗感染药治疗；为防止纤维化，有些医师还给患者链激酶或胰蛋白酶，口服羟基保泰松等治疗。然而，这些治疗方法的效果却难以评价，而且阴茎肿胀消退缓慢，患者住院时间长，并发症高达 29%～53%，主要包括血肿扩大、继发感染形成脓肿、阴茎成角畸形、阴茎纤维化、局部遗留有瘢痕硬结及阴茎勃起不坚、阴茎勃起疼痛、性交困难、ED 等。因非手术治疗所导致勃起功能障碍等并发症发生率较高，目前多主张手术治疗。对于阴茎弯曲不明显、血肿轻微的患者或只有尿道海绵体损伤的患者，可以采取非手术治疗。

2. 手术治疗

手术不仅可以降低损伤后并发症的发生率，而且可以使患者阴茎功能早日恢复。一般术后 10 天内阴茎肿胀消退，术后性功能恢复良好。手术有传统的修复术式和改良的修复术式。

传统的修复术式采用环形脱套切口即距冠状沟 1 cm 处阴茎皮肤环形一周切口，并使其翻转至阴茎根部，清除血肿，术中可充分探查海绵体情况，显露损伤部位，有效清除血肿，结扎出血点，以免血肿机化形成纤维瘢痕导致阴茎勃起功能障碍、阴茎成角畸形而影响性生活。白膜破裂处用丝线或可吸收线间断缝合修补。该手术方法具有暴露充分、利于寻找白膜破口、同时修补双侧阴茎海绵体及尿道等优点，故对合并尿道损伤的患者采用此种方法较好。

改良的阴茎折断修复术是在阴茎根部结扎橡皮筋阻断血流后，在折断部位行半环形切开阴茎皮肤，挤出积血，清除血肿，找到白膜及海绵体破裂处，应用 3-0 号可吸收线间断缝合修补。手术的关键是确定海绵体破裂的具体部位，方法包括：阴茎血肿最明显处；阴茎弯曲变形的凸出处；触诊阴茎有明确、孤立包块或硬结处；术前彩超检查结果。术后往往会形成阴茎向折断缝合处背侧的弯曲。手术处理时间越晚，越难恢复阴茎原状，甚至导致阴茎勃起功能障碍。本术式克服了传统的环形冠状沟切口术式手术创伤大、时间长的缺点，值得推广应用。

三、阴茎绞窄伤

阴茎绞窄伤治疗原则是尽快去除绞窄物而不附加损伤，改善局部循环。处理的关键是尽快去除绞窄物。

对包皮嵌顿的治疗可先采用手法复位，如手法复位失败，再采用手术治疗。手法复位前，在包皮和阴茎头处涂无菌润滑剂，也可细针穿刺水肿处，复位后温盐水浸泡有利于水肿和炎症的消退。手术治疗要纵切横缝嵌顿的缩窄环，注意要切到足够的深度。

对软性绞窄物如丝线、橡皮筋、塑料环等可剪断去除，如被皮肤包埋，可在局部麻醉下从正常皮肤开始到水肿区做一纵行切口，即可切断。对绞窄物为钢圈、螺丝帽等硬性环圈可采取台钳夹碎或钢丝剪锯裂等措施。绞窄时间长，皮肤极度水肿、出血坏死者，可将坏死皮肤切除，创面用带蒂阴囊皮瓣移植或游离中厚皮片移植。对已造成阴茎坏疽者，则考虑择期行阴茎再造术。

金属环阴茎绞窄伤是常见的一种，根据金属材料和形状特征以及嵌顿的严重程度，所选方法有所不同。

1. 断环取出法

对薄而较软的金属环，可以采用专门剪刀将环切断两处。但是，金属越硬越不易切断。常有的工具有线锯、牙科砂轮等。操作时，由于金属切割金属要产生高温，故必须同时给予生理盐水降温，避免局部烧伤。

2. 减压取环法

消毒阴茎包皮，用一次性针头多处刺入包皮，再用纱布包好阴茎握在手中轻轻按摩，使包皮内积液经小孔渗出，包皮水肿消退。然后，用粗针头直刺阴茎海绵体内，抽吸出阴茎海绵体内的积血为 50～80 mL，阴茎体积明显缩小。最后，涂上液状石蜡，一手固定金属环，另一手在环上方，牵拉阴茎包皮向上移，即可取下完整的金属环。

3. 带子缠绷取环法

该方法适用于阴茎水肿不严重者。首先在水肿处切许多小切口，使组织中液体排出。然后取长而窄的布条，紧贴环之远端向龟头方向缠绕 2～3 cm，将布条近端从环和阴茎皮肤间送至环的近侧。此时，在缠好的布带表面涂润滑剂，术者边向远端缠绕，边向远端滑动金属环，并边松开近端之布条，直至环由远端脱下为止。

4. 手术法

如已有嵌顿远端阴茎皮肤坏死者，或金属环既不能摘除也不能切断，则应将金属环至冠状沟之间 Buck 筋膜表面的阴茎皮肤和皮下组织切除，这样金属环即可滑出。去除环状物后，必须估计阴茎体的坏死程度。行耻骨上造瘘引流尿液，局部彻底清洁，再涂抹磺胺米隆醋酸酯和磺胺嘧啶，每日 2 次。这种处理持续到坏死区分界线清楚为止。必要时，可行阴茎部分切除术。

全身使用抗生素抗感染。局部可注射透明质酸酶、肝素等，以防血栓形成。

四、阴茎脱位伤

阴茎脱位伤应及早清创、止血，去除血肿，将阴茎复位，并固定于正常位置。有尿道损伤者按尿道损伤处理，必要时行耻骨上造瘘。如阴茎复位困难或支持组织撕裂严重时，可进行手术复位，缝合支持韧带。

预后取决于早期发现和及时处理。因为这类患者常在严重挤压伤后发生，由于体检的疏忽，常未能及时发现，得不到及时处理。如能及时发现并明确诊断，将阴茎、尿道海绵体复位到袖筒式的包皮内，并行修复包皮，则预后良好。

五、阴茎坏疽

由于阴茎坏疽死亡率在 30% 左右，早期发现、清创、充分引流是关键。早期坏死组织与正常组织界限不清，较难区分，一般认为应先行适度清创术，必要时再重复清创。也有学者认为应反复多次进行彻底清创，包括坏死组织和可疑的正常组织。

早期控制感染，待坏死组织与健康组织界限明确时应尽快彻底清创，以防止坏死区域扩大，手术前可行阴茎海绵体 MRI 检查了解缺血坏死的深度，待创面较为"干净"时，采用皮瓣、植皮等方法修复创面，最好用带血管或带蒂皮瓣，因这种皮瓣抗感染力强、容易成活。部分患者可通过早期阴茎海绵体减压和高压氧进行治疗。

六、阴茎皮肤损伤

治疗方法根据阴茎皮肤损伤的范围、损伤程度和邻近皮肤状况而定。原则上伤后应立即修补，因延期修补会导致瘢痕形成、挛缩和生殖器畸形。处理前需仔细检查损伤范围、深度、阴茎海绵体、尿道海绵体是否完整，阴囊及阴囊内容物是否受累等。

首先应彻底清创，剪除无活力的组织。对阴茎皮肤缺损近侧有活力的组织要尽量保留，但远侧皮肤及包皮则须切除，即使有活力也要剪除至距阴茎头 2～3 cm 处，以防术后淋巴水肿。

1. 刺伤及切割伤

因其伤口不大，彻底清创后一期缝合，多可愈合。对于较少阴茎皮肤缺损者，清创后创缘皮肤稍作游离行无张力缝合。因阴茎皮肤血循环丰富，有利于伤口的愈合，故凡有活力的组织应尽可能保留。

2. 阴茎皮肤撕脱伤

对于阴茎皮肤部分撕脱伤者，先彻底清洗创面，尽可能清除污染坏死组织，保留有生机的皮肤及组织。若撕脱皮肤与正常组织相连，且色泽无明显变化者，可在清创时尽量保留，并将皮肤与皮下组织缝合。术后包扎要求恰到好处，不宜过紧，数天后撕脱皮肤便可以复活。因此对于阴茎皮肤缺损＜2/3、撕脱皮肤血液循环良好者，特别是年轻人，最好采用直接缝合。

如果创面已经发生感染，应将丧失生机的感染组织清除，每日更换 2 次湿敷料。待感染被控制，创面长出健康肉芽组织之后，于 5～7 天之内行成形手术。

阴茎皮肤缺损时，无论皮片移植还是将近侧皮肤延长覆盖创面，阴茎远端残留之皮肤必须切除直达冠状沟 3～5 mm 处，否则将来会形成象皮肿，影响外形及功能。

皮肤缝于阴茎背侧还是腹侧，尚无统一意见。缝于腹侧者外形近似于正常，唯恐日后瘢痕收缩产生腹曲；缝于背侧时，虽然外观差些，但却无上述之虑。术后阴茎保持背侧位，第 5 天换敷料，检查伤口。若阴囊完好，也可用阴囊皮肤做隧道状阴茎包埋，露出龟头，过 3～4 周后再与阴囊分离成形。也可采取带血管蒂阴囊皮瓣修复阴茎皮肤缺损，使其一期愈合。尿道内需留置导尿管引流尿液，防止尿液浸湿敷料而发生感染。

阴茎皮肤完全撕脱者，多伴有阴囊皮肤损伤或撕脱，则应切除后采用其他部位皮肤植皮。可采取大腿内侧、腹股沟区或下腹部带蒂皮瓣植皮，也可采取中厚皮片游离植皮。其中，以下腹部皮瓣较好。该处皮瓣具有移动性好、抗感染力强、成活率高，且术后半年即可恢复感觉。皮肤移植者皮肤对接处不宜对合成直角，以利于愈后的性生活，如皮片移植处位于海绵体缝合处，则应放置引流物，同时合理使用抗生素控制感染，提高移植皮肤的存活率。

皮肤撕脱伤的患者如伴有尿道损伤，应尽可能吻合尿道并保持阴茎形态，必要时施行耻骨上膀胱穿刺造瘘。

如同时伴有阴囊皮肤缺损者，因组织顺应性强、弹性大，即使缝合时有张力，也应将所剩皮肤缝于一起，包裹其内容。数月之后，阴囊即可恢复正常大小。阴囊皮肤全部丧失时，可暂时把两侧睾丸置于股内侧皮下浅袋内。据观察该处温度低于腹腔和腹股沟部位的温度，不会影响精子生成。尽管如此，对年轻患者仍应尽量行阴囊成形术为宜。

3. 阴茎皮肤烧灼伤

原则上先采取非手术治疗，在组织活力未能明确判断之前，积极预防或控制感染，待丧失生机组织分界明显后，可切除坏死组织，并立即植皮，必要时可行带蒂皮瓣植皮。

4. 阴茎切割伤

切割伤浅且未伤及海绵体白膜者，按一般软组织切割伤处理。切割伤深累及海绵体时，对因严重出血而致休克者，应及时采取防治措施，动脉出血者应立即缝合止血，海绵体渗血者，可连同白膜一起缝合压迫止血，并积极纠正休克。

5. 包皮系带撕裂伤

如包皮裂口不大、系带撕裂不严重、出血不多者，经局部清洗，包扎即可愈合。如裂口较大、系带撕裂严重、出血不止者应急诊手术缝合止血，术后一部分人伤口愈合良好；另一部分人可能愈合不佳，使系带处形成瘢痕或系带过短，可能造成以后阴茎勃起时弯曲或疼痛。

七、阴茎离断伤

阴茎离断伤的治疗包括阴茎的修复、恢复排尿功能及性功能等。其治疗效果因受伤部位、程度、缺血时间和治疗方法而异，迄今尚无统一的治疗方案，但均强调吻合血管的再植术。

对于出血性休克者，需立即给予输血补足血容量，纠正休克后再行手术处理。

牲畜咬伤所致阴茎损伤，远端往往缺失，而不能行再植术，对于此类患者由于阴茎血运丰富，愈合能力较强，应尽量保留残端尚有生机的组织，尤其是保存海绵体，以备做阴茎再造术。妥善处理尿道，可行耻骨上膀胱穿刺造瘘。对牲畜咬伤者还应注意对破伤风及狂犬病的防治。

1. 阴茎再植术

对所有阴茎离断伤，都应考虑行阴茎再植术。进行清创处理后，若阴茎离断时间短，边缘整齐，切下的阴茎未遭到进一步的破坏时，可及时施行阴茎再植手术。

应用显微外科技术吻合阴茎动脉及阴茎浅、深静脉，白膜和尿道，效果确切。阴茎离断后距再植的时间以 6 小时为"临界点"，但国内已有许多超过 6 小时再植成功的报道。离断阴茎体热缺血时间（25 ℃）小于 10 小时、冷缺血时间（0～4 ℃）小于 20 小时都有再植指征。故目前认为对阴茎离断伤，只要不是外伤严重或远端丢失，都应争取再植，不应随意放弃。如有尿道海绵体、部分皮肤或阴茎海绵体相连，则再植的成功机会明显增加。

手术时对离体部分阴茎应妥善处理，最好能在入院途中将离体部分保存于抗生素冰盐水中。患者入院后，应争取尽早手术，远端用盐水或林格液加抗生素、肝素冲洗液灌洗，不健康皮肤尽量清除，尽量用近侧皮肤或皮瓣行皮肤修复。仔细清创，尽量避免盲目结扎血管。行耻骨上造瘘。通过离断远端尿道插入 1 根 Foley 导尿管，再通过断离近端进入膀胱，使阴茎结构形成一直线。以尿管为支架，首先用 3-0 号肠线间断吻合尿道海绵体 4～6 针，勿穿透尿道黏膜，以促进肠线吸收，防止感染及尿漏，吻合后拔除尿管；其次缝合阴茎海绵体，为下一步吻合血管提供必要的稳定性；再应用显微外科技术用 10-0 号尼龙线显微吻合海绵体动脉，再吻合白膜，继而吻合阴茎背动脉、静脉及神经、浅筋膜、皮肤。可不必结扎或吻合阴茎深动脉，手术成功的关键是要保证一支海绵体动脉及阴茎背静脉吻合成功。术后阴茎背伸位宽松包扎，有利于静脉和淋巴回流，必须把吻合好的阴茎固定在身体的适当位置，避免受压和痛性勃起，术中及术后需广谱抗生素和抗凝血治疗。术后处理还包括扩血管药物的应用；营养外周神经药物的应用；局部保温；口服雌激素防止阴茎勃起等。

如伤口血管遭到进一步的破坏，无法进行动静脉吻合，单纯行清创缝合阴茎海绵体和尿道海绵体、Buck 筋膜和皮肤。虽然可以借助于远近两端海绵体来沟通血运使 3 个海绵体可能存活，但龟头和阴茎远端皮肤可能坏死。如阴茎远端皮肤缺损较多，而海绵体能得到再植，可于吻合后将阴茎包埋在阴囊皮下或行中厚皮片植皮。如阴茎缺失，创口应清创，一期缝合创面或用断层皮肤封闭创面。在伤后 1～3 个月再行带蒂管形皮瓣阴茎再建手术。可使患者站立排尿，如安装软骨或假体，还可性交。行阴茎再植术后可能发生一些并发症，其发生率由高到低依次为皮肤坏死、尿道狭窄、阴茎远端感觉不良、尿瘘、尿道坏死、阳痿。对于手术失败者，只能进行阴茎再造术。

由于阴茎的血液供应特点，未经吻合血管的再植阴茎是可以成活的。不完全离断的病例，即使仅有少数皮肤相连，其术后皮肤坏死发生率偏低；而完全离断的病例，较易发生皮肤坏死。手术吻合血管可以使皮下血液循环很快恢复，因此可以减少皮肤坏死；而不吻合血管者，其远端阴茎皮肤血供主要靠血流透过海绵体及皮下组织来提供，增加了皮肤缺血时间，导致皮肤坏死。另外，行血管吻合的病例其并发症发生率明显低于吻合海绵体和尿道的病例。所以，在阴茎再植术中应采用显微外科技术行血管吻合，减少皮肤坏死等情况。

对于婴幼儿阴茎离断伤，是否行血管神经吻合，尚无一致意见。由于婴幼儿血管神经纤细，吻合特别困难，一定程度增加了显微技术的难度。有报道未行血管神经吻合的婴幼儿阴茎再植术，术后阴茎勃起，皮肤感觉无异常，无排尿困难，效果较好，但缺乏远期随访报道。

2. 清创缝合术

于阴茎损伤严重，损伤时间太长，就诊医院的医疗技术力量确实不能实施阴茎再植术，则应先行清创缝合术，待以后择期行阴茎再造术。

3. 阴茎再造术

阴茎再造术可分为传统阴茎再造术和腹部双皮管阴茎再造术两类。

传统阴茎再造术包括利用腹部皮管阴茎再造、腹中部皮瓣阴茎再造、大腿内侧皮管阴茎再造等。传统阴茎再造术是一种技术复杂，需要分期完成的手术，其中某一次手术的失败都可能前功尽弃，因此这类手术需要由有经验的整形外科医生来完成。目前可应用显微外科进行阴茎再造，体表许多游离皮瓣的供区都可游离移植进行阴茎再造。可以进行游离移植或岛状移植阴茎再造的皮瓣很多，如前臂游离移植阴茎再造、下腹部岛状皮瓣移植阴茎再造、脐旁岛状皮瓣移植阴茎再造及髂腹股沟皮瓣移植阴茎再造等。

腹部双皮管阴茎再造术属于传统阴茎再造术，一般需历经皮管成形、皮管转移、尿道及阴茎体成形、支撑物植入等几个阶段，历时较长。但对于不适合用皮瓣法移植的病例，仍不失为是一种可供选择的方法。该术式分 4 期完成。

（1）第一期皮管成形术：于两侧腹壁各设计一皮管。左侧腹壁制备 1 条较大的斜行皮管，切口长 17~20 cm，宽约 8.5 cm；右侧腹壁制备一条较小的皮管，长 12~15 cm，宽约 4.5 cm。两条皮管的下端靠近耻骨联合部位，以便后期转移。

（2）第二期皮管转移术：在第一期手术后 3~4 周，切断大皮管上端，缝合腹壁创面。在距尿道外口 0.5 cm 处做一与皮管横断面相应大小的创面，将大皮管扭转一定角度并与尿道外口上方所做创面缝合。注意缝合后应使皮管缝合处位于侧方。

（3）第三期阴茎体和尿道成形术：于第二期手术后 5~8 周，经皮管夹压训练，确定有充分的血供建立后进行。切断大小皮管的下端，将两皮管靠拢，在两皮管的对合面上，从尿道口开始各做两条平行切口，直达皮管的游离端，大皮管平行切口宽约 1.5 cm，小皮条宽约 1.1 cm，做成尿道，使缝合后能包绕 16~18 号导尿管。将切口边缘两侧皮下略做分离并剪除多余的皮下组织，将相对的切口内侧缘以 3-0 号线做真皮层的缝合，形成新尿道。再将大小皮管的外侧缘各做相对缝合，形成阴茎。

（4）第四期阴茎头成形及支撑物植入术：于第三期手术后 3 个月进行。在修复再造阴茎末端做阴茎头时，可在阴茎背部及两侧，距末端约 4 cm 处做一 3/4 的环状切口，并削除宽约 0.5 cm 的表层皮肤，游离远端创缘，重叠于切除表皮部的创面上进行缝合。也可在阴茎体远端两侧各切除 1~1.5 cm 的 V 形皮肤，缝合后呈圆锥形酷似龟头。于再造阴茎根部一侧做一切口，在再造阴茎和尿道皮管之间分离一隧道，将阴茎海绵体残端劈开，以自体肋骨和硅胶作为支撑物，插入劈开的海绵体残端纵隔内并缝合固定。

对于阴茎损伤的预防，应尽可能避免暴力和锐器损伤阴茎。若为精神病患者应积极治疗好精神病，这是唯一的预防措施。

（朱　莉）

第十章

泌尿外科相关并发症

第一节　合并尿路结石的复杂性尿路感染

随着泌尿外科结石领域微创技术的高速发展，目前国内泌尿系统结石的治疗已经进入了一个全新的时代。尿路结石常合并尿路感染，但目前国内治疗尿路结石的现状是重手术、轻感染，而感染性并发症的出现往往会导致严重的后果，不但给术者带来惨痛的教训，更为患者带来极大的痛苦。虽然目前国内外泌尿学界对该领域的诊治十分关注，但在很多方面尚未达成一致意见。

一、流行病学

由于肥胖、糖尿病和代谢综合征发病率的增加，泌尿系统结石相关的尿路感染发病率逐年增加，与尿路结石相关的脓毒血症发病率近年可达 8.5%，严重的脓毒血症发病率达到 3.2%，死亡率达到 0.2%，相比而言，女性患者尿路结石同时合并感染的概率是男性的 2 倍。对肾脏完全性鹿角状结石而言，56% 为代谢原因，44% 为感染原因。鹿角状结石或高结石负荷、感染和尿路梗阻是单侧肾功能丢失的三大原因。尿路结石引起的梗阻也是气性肾盂肾炎以及黄色肉芽肿性肾盂肾炎的主要原因。

二、分类

1. 结石合并感染

通常为代谢性结石（含钙或非含钙结石）合并细菌侵袭而出现尿路感染。8%～24% 急性尿路结石发作患者同时合并尿路感染，平均 12.5% 的患者因为出现全身炎症反应综合征（SIRS）和尿源性脓毒血症需要急诊外科引流。急诊外科引流患者的危险因素包括患者的一般状况较差、高龄和女性患者，在这些患者中大肠埃希菌是主要致病菌，其他致病菌包括奇异变形杆菌、克雷伯杆菌和肠球菌，有些患者为几种细菌的混合感染，有些患者也可以分离出白色念珠菌。

2. 感染性结石

感染性结石是由尿路感染引起的结石。尿路感染通常由产尿素酶的特殊细菌引起，细菌在结石形成中起关键作用。感染性结石的成分通常包括：碳酸磷灰石和（或）尿酸铵和（或）鸟粪石。

随着尿路感染诊治水平的提高，近20年感染性结石的发病率逐年下降。感染性结石的发病与患者的性别、年龄相关，并且呈现明显的区域特点：在工业化国家，女性患者感染性结石的发生比例为3.2%～10.1%；在发展中国家发生比例有很大的区别，撒哈拉沙漠以南的非洲国家发生率高达42.9%，南美洲为13%，小亚细亚区域仅为2.7%。

感染性结石的形成与患者内在的代谢性异常无关，而是细菌代谢的结果，是由于产尿素酶细菌的尿液水解作用而形成。

感染性结石形成的危险因素包括尿路梗阻、留置尿路导管、神经源性排尿功能障碍、代谢膀胱以及远端肾小管酸中毒和髓质海绵肾。

三、临床评估

（一）症状

结石相关尿路感染临床表现多样，可从无症状菌尿、脓尿到下尿路症状以及非特异性的耻骨上区疼痛、腰痛、肋脊角压痛和发热，甚至到严重的急性梗阻性肾盂肾炎及尿源性脓毒血症。有将近一半的急诊腰痛患者证实是由输尿管结石引起的。

（二）尿液分析

1. 脓尿

脓尿对于认定泌尿系统结石相关的尿路感染作用有限，因为当存在输尿管完全梗阻时尿常规可能是正常的。发热、大量脓尿及女性患者大大增加了伴发有尿路感染的可能性。

2. 尿 pH 测定

感染性结石包含碳酸磷灰石和（或）尿酸铵和（或）鸟粪石提供了产尿素酶细菌存在的证据，尿素酶分解尿素增加铵离子生成从而产生碱性尿，在 pH 6.8 时碳酸磷灰石开始结晶，而鸟粪石仅仅在 pH ＞7.2 时开始沉积形成。

3. 尿培养

尿培养是必检项目。在复杂性尿路感染，有意义的菌尿被定义为中段尿培养菌落计数女性 ＞10^5 CFU/mL，男性 ＞10^4 CFU/mL，如果是导尿留取的尿标本 ＞10^4 CFU/mL 即可认为有意义的菌尿。阳性膀胱尿培养并不是总与结石培养和肾盂培养相关，对于梗阻性输尿管结石或感染性结石，中段尿培养及药敏试验对感染的预测作用较差。

单独的一项体检或实验室阳性结果不能可靠地预测尿路结石患者是否同时存在尿路感染，患者同时存在脓尿、发热和血白细胞升高增加了阳性尿培养的概率。

4. 影像学检查

影像学检查首先考虑男性患者，糖尿病患者，有反复发作尿路感染病史者，曾有尿路结石或尿路解剖异常患者，有尿路结石症状的患者，寒战、发热性尿路感染者，尿 pH ≥7.0 和（或）肾功能不全［估计肾小球滤过率≤40 mL/（min·1.73m³）］患者。

超声、腹部 X 线片、尿路造影和腹部、盆腔 CT 扫描是最常用的影像学检查方式。在北美，CT 平扫是肾/输尿管结石筛查的首选，尤其是考虑患者存在感染性疾病时。MR 尿路造影因为没有电离辐射可作为 CT 的替代检查，但是由于空间分辨率低于 CT 扫描，所以对发现尿路结石和小的尿路肿瘤的敏感性较低。

四、治疗

（一）结石合并感染

1. 抗菌药物治疗

国内最常见的革兰阳性菌尿路感染为肠球菌，针对革兰阴性菌治疗效果不满意时应予以考虑，常见的针对肠球菌的抗菌药物选择见表 10 – 1。

表 10 – 1 针对肠球菌的有效抗菌药物选择

氨苄西林或阿莫西林*
氨苄西林—舒巴坦或阿莫西林—克拉维酸*
±氨基糖苷类
万古霉素或替考拉宁
替吉环素（针对多重耐药的肠杆菌科和鲍曼不动杆菌以及万古霉素耐药的肠球菌）

注：*因屎肠球菌耐药率高，不适合屎肠球菌感染治疗。

2. 引流减压

尿路结石引起梗阻合并的尿路感染是对患者生命严重的威胁，患者可出现脓毒血症、肾积脓（肾实质的化脓性破坏）甚至死亡。尿路感染合并梗阻性尿路结石的患者需要立即行肾脏集合系统减压。对于肾脏集合系统的减压方式，逆行输尿管插管（RUC）和经皮肾造瘘同样有效（PCN），无论采用哪种方式，患者均可在减压后获得快速的恢复。具体采用哪种方式可能与患者的具体情况、手术医师的喜好以及结石特点有关，RUC 存在一定的失败率（20%），PCN 避免了全身麻醉，并且避免了在感染的尿路留置导管，针对一些病情较重的患者自然成了安全引流方式的首选。其他决定因素包括训练背景、干预时间间隔和患者的特异性因素如前列腺增生或下尿路解剖异常等。考虑到结石梗阻引起的肾盂尿和膀胱尿细菌培养的不一致性，在引流的同时应收集引流后的肾盂尿液重新进行细菌培养和药敏分析以指导临床抗菌药物的选择，并依据患者的疗效反应和药敏结果调整抗菌药物的应用。

（二）感染性结石

对感染性结石的治疗，单纯手术通常不能取得很好的疗效，要从以下 3 个要点进行治疗。

1. 清除结石

通过内镜手术或体外震波碎石尽可能清除结石并做结石成分分析是治疗感染性结石的第一步。

2. 抗菌药物治疗

感染性结石的患者在进行外科干预前后均应进行相应的抗菌药物治疗，抗菌药物治疗可以明显减少细菌负荷、降低脓毒血症的风险，抗菌药物治疗还能有效防止外科治疗后的结石复发和再次增长。

此类患者每次术后随访时均应进行尿标本细菌学检测，针对反复发作的尿路感染应基于药敏试验结果给予抗菌药物治疗。

3. 预防复发

所有具有感染性结石病史的患者都有很高的复发风险，可采用以下方式防止感染性结石的复发。

（1）生活或饮食方式的调整：增加液体摄入，每天至少 2 L。

长期低液体量摄入/低尿量排出与尿路感染反复发作有关，因此通过增加液体摄入而保证足够的尿量排出已被证实可以防止尿路结石复发。

（2）尿素酶抑制剂：乙酰氧肟酸（AHA）可以引起完全性的、不可逆的非竞争性尿素酶抑制，目前仅限于感染性结石患者存在手术禁忌时，联合抗菌药物应用。

（3）溶石治疗：溶肾石酸素（为含枸橼酸、葡萄糖酸、羟基碳酸镁、枸橼酸镁和碳酸钙的复合剂）溶石治疗可以作为感染性结石的二线治疗，文献报道成功率为 68% ~ 80%。

（4）尿液酸化：可应用甲硫氨酸，200 ~ 500 mg，每天 1 ~ 3 次或氯化铵，1 g，每天 2 ~ 3 次。

（5）尿液碱化：口服枸橼酸盐可以增加尿液枸橼酸盐水平，可用于防止鸟粪石结晶形成和聚集，但此药物有潜在的增加尿液 pH 的风险，不作为常规使用。

（三）泌尿系统结石术后发热和脓毒症

1. 定义

脓毒症被定义为感染引起全身炎症反应综合征（SIRS），SIRS 须具备以下 2 个或 2 个以上条件：体温 >38 ℃或 <36 ℃；心率 >90 次/分；呼吸频率 >20 次/分或 $PaCO_2$ <32 mmHg（<4.3 kPa）；外周血白细胞计数 $>12 \times 10^9/L$ 或 $<4 \times 10^9/L$。脓毒症通常发生在术后 6 小时内，即使术前使用了预防性抗菌药物并且术前的尿液是无菌的，此种严重并发症仍然会发生。

体外冲击波碎石术（ESWL）后有 23.5% 的患者出现菌尿，而有症状的尿路感染更多见于多发或复杂的鸟粪石结石患者，仅有 <1% 的患者菌血症后发展为脓毒血症。经皮肾镜术（PCNL）后发热的发生率为 10% ~ 39.8%，尿源性脓毒血症的发生率为 0.8% ~ 4.7%。输尿管镜患者术后发热和脓毒症的发生比率分别为 10.64% 和 1.13%。

不论感染性结石还是非感染性结石，感染来源皆为结石本身。不仅感染性结石能培养出细菌，草酸盐结石也能培养出细菌。在手术过程中，感染性结石或非感染性结石内高水平的内毒素（脂多糖类）被释放进入循环系统，随后触发免疫系统炎症应答反应，因尿路梗阻开放了肾盂淋巴和静脉的通路，这一过程被尿路存在的梗阻性疾病放大。细胞因子类如肿瘤坏死因子（TNF）、白介素类、干扰素类、激肽类、补体因子和一氧化氮均为尿源性脓毒血症的调节因子。

2. 危险因素

术后发热和尿源性脓毒血症的危险因素见表 10 - 2。

表 10 - 2　术后发热和尿源性脓毒血症的危险因素

患者状况	尿路解剖异常	结石特征	术前	术中
糖尿病	神经源性膀胱	结石负荷较大	既往同侧的 PCNL	阳性肾盂尿培养
体质较差	尿流改道	鹿角状结石	存在肾盂肾盏扩张	阳性结石培养
女性患者			术前存在肾造瘘	多次的肾穿刺
截瘫			术前阳性膀胱尿培养	输血

3. 治疗（依据 EAU Guidelines 2014）

（1）尿源性脓毒血症处理流程见图 10 - 1。表 10 - 3 列出了脓毒血症的治疗级别。

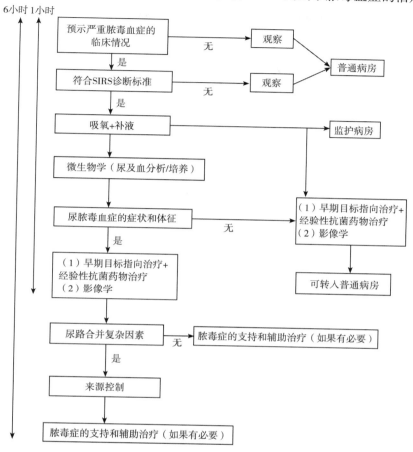

图 10 - 1　尿源性脓毒血症临床处理流程

表 10 - 3　脓毒血症治疗级别

病因治疗	（1）抗菌药物治疗
	（2）来源控制
支持疗法	（1）稳定血流动力学
	（2）气道及呼吸支持
辅助治疗	（1）糖皮质激素治疗
	（2）强化胰岛素治疗

（2）早期目标指向治疗，见表 10 - 4。

（3）初始的经验性治疗应使用广谱抗菌药物覆盖，并随时根据培养结果调整。使用抗菌药物的剂量和给药间隔对脓毒血症的患者非常重要，只要患者没有肾功能不全，通常要使用高剂量，抗菌药物必须在临床推测存在脓毒血症的 1 小时内应用（图 10 - 1），抗菌药物选择见表 10 - 5。

治疗疗程：退热或合并因素被控制/消除后 3~5 天。

（4）辅助治疗：可参照按循证医学证据方法编写的最近出版的 Surviving Sepsis Guidelines，该指南对脓毒症的最佳的治疗策略进行了描述和分级。

表 10 - 4　早期目标指向治疗

指标	数值
中心静脉压（CVP）	8~12 mmHg
平均动脉压（MAP）	65~90 mmHg
中心静脉氧（CVO_2）	≥70%
血细胞比容（HKT）	>30%
尿排出量	>40mL/h

表 10 - 5　抗菌药物治疗选择

头孢菌素（3a/b 代）	碳青霉烯
喹诺酮	±氨基糖苷类
抗假单胞菌的酰氨基青霉素/BLI	

（吴　奔）

第二节　导管相关尿路感染

对于短期置管引流尿液的情况，最好尽早拔除导管；也可以采用可能有效的抗菌导管，但要考虑费效比的问题。

对于长期置管引流尿液的情况，不论采用何种材质的导管，导管相关菌尿的出现还是不可避免，因此重点要放在预防有症状感染出现的方面。主要预防手段在于导管管理。为减少导管相关并发症，最佳的办法还是尽量减少不必要的置管，以及尽量缩短留管时间。

长期置管患者需要定期更换导管。更换导管的时间间隔到目前为止仍无明确时限，一般不宜超过所用导尿管说明书推荐的时限。长期置管后导管内外表面逐渐有细菌定植和生物膜形成，而新尿管是无菌的，因此，更换较长时间留置的尿管理论上可能获益。但更换导管是损伤性操作，可能带来外源性细菌植入，频繁进行导管更换不一定有好处。通常情况下是依据患者的耐受情况决定留置时间的长短：在留置尿管期间如果出现有感染症状、导尿管破损、结壳或尿液引流不畅等情况，均应该更换；当患者有发热症状，不能排除尿源性感染时，应进行导管更换并进行尿培养等相关检查和处理。

对于长期留管患者，菌尿必然发生。已有报道显示，进行膀胱冲洗不能降低导管相关菌尿的出现和患者的发热事件，冲洗操作可使引流系统和外界相通，增加环境病原体进入引流系统的机会，因此应尽量使引流系统封闭。长期留管的患者有生物膜形成，生物膜有较强的抗机械冲洗能力，因此不宜采用膀胱冲洗的方法来预防或辅助治疗导管相关感染。要保证患者有充足的水分摄入，通过增加尿量，利用自身尿流冲洗而不需开放引流系统；充足的尿液对健康也有利，低浓度尿也对预防结石有一定作用。

对于长期置管的患者，不同的置管方式优缺点不尽相同。经耻骨上膀胱造口置管的优点是可以减少尿道和生殖道并发症及感染的可能，对于阴茎能勃起且有性功能者，可以有性生活；但由于下腹有膀胱瘘口，护理较为不便。长期间歇导尿虽不能避免菌尿发生，但平时生活非常方便，应该是良好的选择。间歇导尿的缺点也是明显的：对于患者或者护理人员要求有一定医学知识，能执行每天数次的导尿操作，每天需要进行相对复杂的处理过程，并且需要消耗一定量的耗材，花费较高。对于下尿路无梗阻的尿失禁的患者，阴茎套引流有一定优势，在体内不用置管，但应注意长期放置阴茎套的皮肤损害问题，还需要定期检查有无下尿路梗阻发生。

有关导管材质，可以根据引流方式的不同进行选择。橡胶材质的宿主炎症反应和组织坏死相对最重，因此不宜作为长期置管的选择；乳胶材质其次，硅胶材料最小。对于间歇导尿，由于导管在引流后就拔除，导管在体内留存时间短，但需要每日多次进行，宜选用廉价管材如橡胶导管；如果不考虑费效比的问题，可选用有润滑涂层的导管以改善置管时的舒适性，并且使操作更容易。对于导管的型号，宜使用小号的导管以减少损伤。

（周树明）

第三节　泌尿生殖道植入物感染

一、人工尿道括约肌植入后继发感染

人工尿道括约肌植入后继发感染的发生率不足 2%。预置抗菌药物的植入物是否能降低感染的发生率仍然缺乏有效的临床证据支持。植入物植入后继发感染时对分泌物进行细菌培养发现革兰阳性细菌感染发生率比革兰阴性细菌更高，其中最多见的病原体为金黄色葡萄球菌及表皮葡萄球菌。

围术期处理对于预防植入物植入后继发感染非常重要。已经证实有效的方案包括：①进行植入手术前 5 天开始采用 4% 氯己定溶液 15 mL 每天擦洗腹部及会阴部皮肤 2 次；②术前至术后 24 小时内使用静脉抗菌药物进行预防性治疗，抗菌药物可以联合使用万古霉素和庆大霉素以充分覆盖可能导致感染的细菌谱，手术 24 小时后继续采用头孢菌素口服治疗 10 天；③手术开始前才进行备皮，备皮后立即使用聚维酮碘溶液消毒术野 2 遍；④在植入前采用 20 mg 庆大霉素、50 000 U 杆菌肽、1 L 生理盐水混合溶液充分清洗植入物；⑤术后一旦出现感染征象，立即开始口服抗菌药物治疗，若感染持续则入院静脉注射万古霉素治疗。如果效果仍不佳，则应手术取出植入物。

二、阴茎假体植入后感染

假体感染是阴茎假体植入术后最常见的并发症，发生率为 0.6% ~ 8.9%。病原微生物通常在首次手术中即侵入阴茎假体并导致感染，细菌一般来源于表皮，和手术医师及患者本身密切相关。发生感染的阴茎假体中有将近 80% 可发现表皮葡萄球菌，另外 20% 为革兰阴性菌，包括奇异变形杆菌、铜绿假单胞菌、大肠埃希菌等，细菌污染假体后会在假体表面形成生物膜而有效保护膜内细菌不受人体免疫系统及抗菌药物杀伤，这一过程在患者出现明显临床感染症状之前即发生，因移植失败而取出的阴茎假体中有接近 80% 表面可检测出细菌，但患者并无明显临床感染表现。阴茎假体感染的危险因素主要包括合并尿路感染、其他系统

感染继发血行播散、手术时间过长（如植入术同期行重建手术）以及术者经验不足。

　　阴茎假体感染需与手术切口处表浅皮肤感染鉴别。表浅皮肤感染局限于皮肤，通常在术后很快出现，使用抗菌药物治疗疗效确切。假体感染常在术后数月甚至数年出现，治疗上需手术干预，感染也可在术后数天内出现，此类情况与表浅皮肤感染难以鉴别。两者均可表现为手术切口处皮肤红肿，可伴有因术后水肿所致植入物周围波动感，患者主诉局部疼痛。在缺乏明确假体感染证据（如脓性分泌物、显著进行性水肿）时可予口服抗菌药物治疗，可作为诊断性治疗，如症状明显改善则考虑表浅组织感染可能，如停药后症状反复或加剧应考虑假体感染可能性大，需手术移除。

　　阴茎假体急性感染常在术后数天至数周内出现，全身反应明显，病情较重，典型体征包括发热（可伴寒战），阴囊或（及）阴茎红肿，植入物周围波动感，手术切口脓性分泌物，假体泵固定于阴囊壁。影像学推荐 CT 或 MRI 用于协助诊断假体感染。MRI 对于阴茎解剖成像的优势使其能够区别假体相关感染及其他原因引起的相似症状：如疼痛可能是由于假体过大、屈曲所致或是软组织感染所致。对于假体植入时间过短的患者，CT 鉴别术后水肿及感染较为困难。慢性假体感染常在术后数月出现，一般表现为阴囊及阴茎持续疼痛，全身症状不明显，血象正常。影像学对于诊断价值不大，但有助于手术方案制定。

　　目前阴茎假体感染的治疗通常采用补救性再植，即采用新的假体替换已感染假体。因植入物被血管稀少的致密纤维组织包裹，药物渗透性较差，同时由于细菌生物膜的存在，单纯应用抗菌药物疗效欠佳。当临床怀疑发生假体感染时应及时取出假体防止感染进展，细菌生物膜在阴茎假体取出后仍可持续存留，因此在补救性再植之前需彻底清洗假体。据报道保留尚未感染部件可能有助于补救性再植，但因细菌可沿装置管道迁移导致感染反复及加重，植入假体新部件也有可能激活生物膜内细菌，实际临床获益甚微。取出感染假体操作需迅速，否则可能造成感染加剧、阴茎组织水肿、坏死，最终导致脓毒症而危及生命。由复合物构成的假体再次植入后可成为细菌生物膜延展的附着物，据报道补救性再植的再次感染发生率高达 13%，推荐在移除感染假体后延长抗菌药物治疗疗程。近年也有研究显示在假体再植数周前向阴茎海绵体内填充由高纯度硫酸钙及妥布霉素、万古霉素构成的混合物既能保留阴茎内空间，同时降低感染发生率。

　　补救性阴茎假体再植需去除首次移植术中不可吸收缝线，必要时腹部另取手术切口，假体取出后需行细菌培养，移植物所在区域需充分灌洗，依次以万古霉素—庆大霉素溶液，过氧化氢溶液及碘伏进行灌洗。推荐抗菌药物及碘伏冲洗容器管道，避免使用过氧化氢溶液引起腹腔内损伤。使用喷水器进行灌洗可有效破坏并移除细菌生物膜。最后应以抗菌药物溶液反复灌洗以清除残留的过氧化氢溶液及碘伏。植入新假体之前应更换手术衣、手套，术野重新铺巾，假体无菌包装应避免过早打开。术后即刻予复方磺胺甲噁唑等组织穿透性较强的抗菌药物。据报道抗菌冲洗后仍有 25% 的患者会出现再植后组织内细菌生长，因此口服抗菌药物疗程应延长至 30 天。

　　补救性阴茎假体再植成功率超过 80%。再植术失败原因包括抗菌灌洗时间过短，病原菌毒性过强以及移植部位蜂窝织炎。蜂窝织炎者需在术前 3 天使用静脉抗菌药物治疗。如遇特殊情况可考虑延迟再植，有研究称在手术移出原假体部件后，在泵、容器及阴茎体内留置引流，再植术前 72 小时以抗菌液缓慢滴注灌洗后行延迟再植成功率与即刻再植相近。

　　新一代阴茎假体在设计上的改进主要包括抗菌涂层及亲水表面涂层，这一改进明显降低了假体感染率。抗菌涂层内注入有极低浓度的利福平及米诺环素，在术中及术后可有效预防细菌黏附且细菌耐药发生率极低。亲水涂层可使假体在植入前通过浸泡吸收指定抗菌药物，临床中更加实用。大规模长期研究报道新一代带涂层假体感染发生率在1%左右，较传统假体明显降低（2.5%～4.6%）。

阴茎假体感染预防措施如下。①术中静脉抗感染治疗：静脉滴注万古霉素及庆大霉素维持至24小时，万古霉素术前1小时起。②术后口服抗菌药物1～2周，如存在院内或院外MRSA感染，建议选用敏感抗菌药物。③严格控制血糖，术前需要控制尿培养为阴性。④皮肤条件较差者推荐术前洗浴。⑤氯己定溶液会阴消毒，切开前晾干3分钟。⑥术者手部严格消毒。⑦采用带涂层假体。⑧利福平/庆大霉素抗菌液浸泡植入物及冲洗伤口，切口多层缝合。

三、骶神经调节器术后感染

骶神经刺激（SNS），也称骶神经调节（SNM），是指利用介入手段将一种短脉冲的刺激电流连续施加 S_3 骶神经，以此剥夺神经细胞本身的电生理特性，人为地激活兴奋或抑制性神经通路，干扰异常骶神经反射弧，进而调节膀胱、尿道括约肌及盆底等骶神经支配的效应器官的行为，起到"神经调节"的作用。

SNM的绝对适应证目前主要包括难治性急迫性尿失禁、难治性尿频尿急综合征和非梗阻性的慢性尿潴留等，近年来适应证也在不断扩大。SNM手术方式主要包括双侧植入骶神经刺激器、骶骨椎板切除术并在双侧骶神经根放置包绕骶神经根的袖套式电极、分两阶段植入刺激器等。

感染是SNM植入的主要并发症之一，发生率为3%～10%。目前感染主要通过装置周围红、肿、热、痛等症状做出诊断。可检出的病原菌主要包括表皮葡萄球菌、金黄色葡萄球菌及铜绿假单胞菌等，表皮葡萄球菌感染很难诊断，大多只有轻微疼痛，甚至没有症状，有时只有在换电池时才发现。SNM植入术后感染主要的高危因素包括术前抗菌药物种类/疗程的使用和指征的选择如非梗阻性尿失禁等。至于SNM植入第一阶段测试时间的长短于装置感染是否有直接的关系尚有争议。

预防SNM植入术后感染主要包括以下3个方面。

1. 消毒方式的选择

术前皮肤切口刷洗10分钟可以有效地降低切口周围的感染。氯己定—酒精相比碘酊可以更有效的降低外科切口感染的发生率。但是否同样适用于SNM切口仍需进一步研究。

2. 预防性抗菌药物的应用

迄今为止国际上尚没有预防SNM术后感染的统一指南或共识。鉴于目前多数文献认为金黄色葡萄球菌是主要的病原菌之一，因此推荐应用头孢西丁等药物预防SNM术后感染，国内研究提出SNM术前30分钟静脉应用头孢西丁或左氧氟沙量、术中应用大量无菌蒸馏水冲洗骶孔穿刺部位及切口位置、静脉抗菌药物使用时间维持24～48小时的综合性抗感染措施，能够有效预防SNM术后切口局部感染。

3. 抗菌药物凝胶的使用

有研究认为在关闭伤口前使用抗菌药物凝胶在骶神经刺激器周围进行填埋可以有效地降低或避免术后感染的发生，也有一些研究得出了阴性甚至相反的结果，因此该方法是否有效仍需要进一步研究。

目前 SNM 疗法价格昂贵，一旦因术后感染导致植入物取出，不仅会造成严重的经济损失，而且会使患者丧失一种有效的治疗手段。因此预防 SNM 术后感染意义重大。

（弭爱凤）

第四节　肾损伤相关并发症

肾损伤患者在治疗早期就会出现一些并发症，据报道肾损伤并发症的发生率为 5% ~ 30%。接受肾修补缝合术的患者比肾切除、肾部分切除和保守治疗的患者更容易发生相关并发症。

一、尿外渗和尿性囊肿

持续性的尿液外渗伴尿性囊肿形成是最常见的肾损伤并发症，发生率约为 7%。发生尿性囊肿的临床表现为侧腹部的疼痛、尿量减少、发热。CT 检查可以确诊。

大部分的（75% ~ 85%）尿液外渗可以自然消退。而持续性的尿液外渗，可以通过置入输尿管支架或经皮穿刺引流解决。在出现尿性囊肿不断增大、发热、疼痛加剧、诱发肠梗阻、感染、瘘管形成等情况时，推荐进行尿液引流。如果不及时引流，肾周液体聚积（尿液或血液）会引起继发感染，从而形成脓肿或脓毒血症危及生命。通常情况下，经皮穿刺引流是有效的，但是如果脓肿形成腔室间隔，那么就需要开放手术彻底引流。

二、迟发性出血

迟发性出血通常发生在伤后的最初几天里，但是也可以发生在肾损伤数周后。这可能与肾血管损伤、伤后制动不严或合并感染等因素有关。通常情况下，迟发性出血常继发于动静脉瘘或假性动脉瘤。在采取保守治疗的Ⅲ、Ⅳ、Ⅴ级肾损伤患者中，迟发性出血的发生率可达 25%。当患者出现发热、进行性加重的侧腹部疼痛、贫血加重、腹部膨胀等情况时进行 CT 检查以明确是否有活动性出血。大部分的患者都可以通过肾动脉造影和选择性栓塞得到治疗。

三、术中损伤周围脏器

（一）十二指肠损伤

右肾门到肾盂输尿管交界处内侧，与十二指肠降部紧密相连。在右肾探查术中，操作不慎或局部粘连严重时容易损伤十二指肠，十二指肠损伤可导致严重后果，术中如出现应及时行十二指肠修补并留置持续胃减压管，术区充分引流，术后禁食等处理，严重的损伤和大量消化液污染时应行十二指肠造瘘术并联合胃肠外科医师会诊共同治疗。

（二）下腔静脉损伤

由于解剖上的毗邻关系，术中分离右肾静脉时易出现下腔静脉破损或撕裂伤，当肾蒂、输尿管与周围组织粘连或视野不清晰时钳夹和牵引肾蒂亦可能将部分下腔静脉壁钳夹在一起导致损伤。术中应特别注意检查肾蒂、肾盂输尿管和下腔静脉的解剖关系，切忌在视野不清的情况下盲目钳夹和牵拉。对于轻度的损伤可先用纱布局部加压填塞止血，然后用手指将下腔静脉向脊柱推挤压迫，同时做好充分的输血、抗休克准备（增加静脉输液通道），在充分吸引和显露后在无损组织钳或心耳钳钳夹下，在腔静脉破损部位用5-0血管缝合线对破损部位进行缝合修补，如切口范围暴露困难，应延长切口，充分暴露下腔静脉损伤处远端和近端正常静脉壁，再行修补。对于下腔静脉损伤严重或已完全离断，无法修补时，可去除损伤严重的部分血管或找到两断端，用心耳钳暂时阻断下腔静脉血流，损伤长度不大于2 cm，且端—端吻合无张力时，可采用端—端吻合重建；对于严重损伤的下腔静脉，在无法修补或断端吻合时，应考虑取相应口径人工血管进行移植重建。

（三）肾上腺损伤

肾切除术在游离肾内上方时，常撕裂肾上腺血管，由于左侧肾上腺中央静脉垂直汇入左肾静脉，因此左肾切除术中更易损伤肾上腺血管。肾上极粘连严重时，可能将肾上腺一并游离或撕裂，常被切除一部分或大部分。单侧肾上腺被切除后不会造成明显的影响，但如果损伤双侧肾上腺，则可能发生慢性肾上腺皮质功能不全，术后需长期补充皮质激素治疗。

（四）脾脏损伤

左肾损伤或血肿与周围粘连严重时，在游离肾时可撕裂脾脏，也可因拉钩用力过大，将脾脏拉裂，小的损伤可用直接电凝或缝扎的方式修补，严重的脾脏撕裂、难以控制的大出血等可行脾切除术。

（五）胸膜损伤

手术如选用经腰切口可能造成胸膜损伤，一般发生在切开肋间肌，或在游离肾上极扩大肋间隙时撕破胸膜，也有关闭切口缝合肋间肌时刺破胸膜。破损胸膜应及时予以修补，可同时用8F引流管插入破损处配合面罩加压呼吸排出胸腔内的空气，缝合完毕后予以拔除即可。胸膜脆薄，容易撕裂，可将胸膜连同膈肌做连续缝合。必要时做胸腔穿刺抽气，或胸腔闭式引流。

四、肾周脓肿

肾损伤后肾周脓肿发生率并不高，但持续性尿外渗和尿性囊肿往往是肾周脓肿发生的诱因。一般可在伤后5~7天出现高热、腰背部疼痛或胃肠道症状，结合CT或超声检查可明确诊断。治疗上主要采用经皮穿刺引流术，早期应用广谱抗生素，并注意将引流的脓液进行微生物学检查以指导进一步的药物选择。

五、肾性高血压

肾性高血压的发生率与肾损伤的严重程度直接相关，肾损伤后肾性高血压的平均发生率大约为5%。肾性高血压的发生机制是由于损伤和失活的肾受压、缺血，肾素—血管紧张素活性增强引起，临床上可通过选择性肾血管造影和肾素活性检测诊断。一旦出现肾性高血压，就需要早期药物治疗。如果药物控制效果不佳，可考虑行血管成形术、肾部分切除术或患肾切除术。

六、外伤后肾积水

肾损伤后的肾积水可继发于早期血肿对输尿管外部的压迫，也可发生于损伤后晚期由于炎症导致的腹膜后粘连，发生率为 1% ~ 3%。根据梗阻的严重程度和对肾功能的损害可选择留置输尿管导管引流、输尿管松解或肾切除术等。

（孙　刚）

第五节　肾移植术后并发症

肾移植受者体质一般较差，由于长期透析、高血清肌酐导致的恶心呕吐、食欲下降、低蛋白饮食、食量控制、消化和吸收能力降低等原因，往往存在贫血、低蛋白血症、营养不良等情况，对手术和各种打击的耐受力差，容易发生各种围术期并发症。加之术后短期内大量使用静脉糖皮质激素，术后必须长期服用较大剂量的免疫抑制剂等因素，机体的免疫力和抵抗力受到严重抑制，除了各种常见感染的发生率大大增加外，也容易发生各种少见的机会性感染。此外，各种药物之间相互作用，也容易发生各种药物不良反应和代谢综合征。移植医师应加强随访，根据肾移植受者受教育程度不同，做出个体化的随访策略，根据受者的临床表现和理化检查仔细甄别，做出及时合理的处理，提高移植肾和受者的长期存活。

一般来说，肾移植术后有可能发生的围术期、近期以及远期并发症有如下内容。

一、早期移植肾失功

很多原因会引起早期移植肾功能异常甚至失功能，如严重感染、严重的排斥反应、尿路梗阻、移植肾血管狭窄或血栓栓塞、免疫抑制剂的肾毒性等。通过仔细的体格检查、相关化验以及辅助检查，多数情况下可以明确移植肾功能异常的原因。临床常用的辅助检查有彩色多普勒超声和 CT 检查，可以明确是否存在移植肾急性排斥反应、尿路梗阻、肾周积液以及移植肾血管并发症等，通过测定环孢素和他克莫司血药浓度可以明确有无免疫抑制剂的肾毒性。应根据引起肾功能异常的原因采取相应的处理措施，如减少免疫抑制剂剂量、解除尿路梗阻、纠正移植肾血管狭窄、抗排斥治疗、抗感染治疗等，以期改善肾功能，若已明确移植肾无功能，则需要将移植肾切除。此并发症的重点在于尽快明确早期移植肾功能异常的原因并采取及时正确的治疗。

二、血管并发症

肾移植后，可以发生移植肾血管相关并发症以及下肢血管相关并发症。

（一）移植肾肾动脉狭窄

肾移植术后最常见的血管并发症是移植肾动脉狭窄，文献报道移植肾动脉狭窄发生率为 1.6% ~ 12%。大部分移植肾动脉狭窄发生于术后 3 年。发生移植肾动脉狭窄后的相关症状有顽固性高血压、肾功能逐渐减退以及在移植肾区可以听到血管杂音等，但移植肾区的血管杂音并不可靠。彩色多普勒超声检查肾动脉最高血流速度大于 250 cm/s，同时有湍流，应当考虑存在移植肾动脉狭窄，特征性的多普勒动脉波形消失也高度提示移植肾动脉狭窄。

计算机断层扫描血管造影（CTA）和磁共振血管造影（MRA）有助于诊断移植肾肾动

脉狭窄，CTA 和 MRA 虽然是无创检查，但血管造影仍旧是诊断移植肾肾动脉狭窄的金标准。在肾功能不良的患者，应当考虑到造影剂的肾毒性，可以采取检查前水化、适当利尿、使用低肾毒性造影剂等方法减少对移植肾功能的损害，甚至可以使用检查后短暂血液透析的方法。

很多因素会引起移植肾动脉内膜损伤、血液湍流，最后导致移植肾动脉狭窄，如供、受者动脉粥样硬化、血管吻合技术不好所导致的动脉吻合口扭曲和狭窄、供肾切取时动脉的过度牵拉、钳夹损伤、肾动脉过长或吻合方向错误导致的血管扭曲、供 – 受之间血管直径不匹配、供肾动脉的排斥反应、血管夹导致损伤动脉内膜、灌注插管导致损伤动脉内膜等，应尽量避免所有可能会引起移植肾动脉狭窄的因素。如果术后 1 个月发现移植肾动脉狭窄，可以采取手术治疗，但对手术技术要求比较高，需要有经验的外科医师手术。1 个月后，经皮腔内血管成形（PTA）是首选的方法，文献报道成功率为 84%。经皮腔内血管成形失败或血管成形无法到达的远端狭窄部位，手术或有可能成功，但对手术技术要求很高。纠正移植肾肾动脉狭窄的外科血管重建方法有：切除动脉狭窄段，直接吻合动脉、切除吻合口远端的动脉，直接端侧吻合、用自体大隐静脉或人工血管旁路、静脉片血管成形等。开放手术难度较高，文献报道成功率为 55%～92%，移植肾丢失率为 20%，死亡率为 5.5%。

（二）移植肾动脉血栓形成

移植肾动脉血栓形成最常见于儿童肾移植受者，如果受者之前有血栓性疾病倾向或血栓性疾病病史，则发生移植肾动脉血栓的风险会增加。移植肾动脉血栓也可发生于有血管病变的供肾或供肾动脉有多个小动脉需要在移植前进行复杂血管重建者（如马蹄肾、婴幼儿整块供肾者）。典型的移植肾动脉血栓形成发生于移植后 72 小时内。

肾移植手术时应仔细检查供肾动脉有无内膜损伤，若发现有损伤的动脉内膜，应去掉不好的内膜，用内膜正常的血管壁进行吻合，吻合时，用无损伤血管镊以及精细的血管吻合线进行内膜无损伤的吻合，切记要进行动脉全层的吻合。如果开放动脉血流以后供肾血流灌注不好，应再次阻断髂外动脉，拆开动脉吻合口，用低温肾脏保存液重新灌注肾脏后，再进行仔细吻合。在有血栓性疾病倾向或有血栓性疾病病史的受者，或在有动脉血栓形成风险的移植受者，在进行动脉吻合以前，可以给予 1000 IU 肝素，动脉吻合结束开放血流前，用肝素盐水充满动脉，术后每天持续给予每小时 100 IU 肝素泵入，出院时每日口服阿司匹林也有利于预防血栓形成。

如果发生迟发性的移植肾动脉血栓，一般没有时间做出及时的诊断并挽救移植肾，多数情况下移植肾会丢失，这可能与严重的急性排斥反应有关。患者可能表现为突然无尿，但没有任何不适，可以出现高血钾，伴有肌酐突然升高。超声检查发现移植肾无血流基本可以确诊移植肾动脉血栓形成。迟发性的移植肾动脉血栓形成如果能够得到即刻和准确的诊断，可以将患者马上送进手术室，进行急诊的移植肾动脉切开和血栓切除，或者进行急诊经皮介入动脉取栓术，但不幸的是，移植肾动脉血流一旦停止，移植肾在短期内即可坏死（肾梗死）失去功能，导致移植肾丢失，需要切除移植肾。

（三）移植肾静脉血栓形成

肾静脉血栓形成常发生于肾移植术后早期，应避免某些可能会引起移植肾静脉血栓形成的危险因素，比如移植肾静脉血管吻合方向错误、供肾为左肾导致的静脉过长血管扭曲或成角、静脉吻合口狭窄、术中或术后低血压、高凝状态、急性排斥、下肢深静脉血栓形成延伸到髂外静脉和移植肾静脉以及肾周积液引起的肾静脉受压等。肾静脉吻合结束前应注意用肝素盐水充满肾静脉和髂外静脉，预防术中静脉血栓。术后全身预防性的肝素化，对于有高静脉血栓形成风险或者血栓病史的受者同样有益处。如果术中发生静脉血栓，移植肾会明显发紫和肿胀，移植肾张力高，有时在肾静脉可以触到血栓。

移植肾静脉血栓形成后，应尝试切除血栓和重新吻合静脉。术中应小心不要让栓子脱落进入体循环而引起肺栓塞。迟发的移植肾静脉血栓形成可以采用彩色多普勒超声诊断，也可以用肾脏核素扫描或静脉造影确诊。迟发型移植肾肾静脉血栓形成（多发生于术后四周以后）也可以是下肢深静脉血栓延伸到移植肾肾静脉的结果。静脉链激酶或抗凝溶栓治疗有时有效。迟发型移植肾肾静脉血栓形成经常是在移植肾经过比较长时间的缺血后才能得到明确的诊断，移植肾往往难以挽救，最终需要切除移植肾。

（四）移植肾动静脉瘘

移植肾发生动静脉瘘的常见原因是移植肾穿刺活检，其他可以引起移植肾动静脉瘘的原因有创伤、感染、原有的动脉瘤破裂以及在获取器官时损伤段动脉等。移植肾动静脉瘘的临床表现可以是高血压、血尿或移植肾区的血管杂音。移植肾动静脉瘘的诊断依靠彩色多普勒超声检查或血管造影。

大部分移植肾穿刺活检后导致的动静脉瘘比较小，可以自行缓解。对于临床持续存在的有影响的移植肾动静脉瘘，经皮介入血管造影和选择性栓塞供血血管是首选的方法。

（五）下肢深静脉血栓形成和肺栓塞

同其他泌尿外科手术一样，肾移植有比较高的下肢深静脉血栓形成的风险，高血栓形成风险可能的原因有移植肾静脉吻合期间夹闭髂外静脉导致的下肢血液瘀滞、下肢血液回流受阻、血管吻合期间血管夹导致的血管内皮细胞损伤、盆腔组织的广泛分离、糖尿病、环孢素、他克莫司或糖皮质激素类药物的应用、移植术后早期制动，以及由于尿性囊肿、血肿、淋巴囊肿或移植肾摆放不当压迫髂外静脉引起的下肢静脉回流障碍等。

预防下肢深静脉血栓形成的方法有缩短移植肾静脉吻合时间和髂外静脉阻断时间、使用压力小的血管夹、放置下肢防血栓弹力袜、下肢被动运动，以及避免长期卧床，对于高危患者可以给予全身肝素抗凝。特别要注意的是，低分子肝素在肾功能不全的患者中抗凝作用的程度难以估计并难以监测，而且其抗凝作用无法用鱼精蛋白拮抗，会增加出血的风险，应避免使用。

三、移植肾切除

切除移植肾的主要目的是切除因为各种原因导致的已经无功能的移植肾，从而达到停用免疫抑制剂的目的，避免移植肾组织长期慢性刺激机体产生抗 HLA 抗体，为再次移植创造条件。但也有新的研究显示，与移植肾失功后不切除移植肾，坚持服用小剂量免疫抑制剂组相比，手术组在移植肾切除后完全停用免疫抑制剂，反而会促进新生抗体的产生，研究分析认为移植肾切除多为被膜下切除，体内仍残留移植肾被膜和其他移植肾组织，若停用免疫抑制剂，残存异体组织不断刺激机体从而促进新生抗体产生，因此有的移植医师在受者移植肾失功后准备再次移植的，不建议切除移植肾和全部停用免疫抑制剂。

切除移植肾常采用原肾移植切口，在肾移植手术后 1 个月内切除移植肾相对容易，可将移植肾组织完整切除，肾移植手术后 1 个月后，切除移植肾就变得异常困难，这主要是因为移植肾与周围组织广泛粘连，解剖层次不清，需要经验丰富的医师来操作，以免损伤肠管或周围的大血管。切除移植肾多采用被膜下切除，在肾蒂部位用血管钳整束夹闭，用 4-0 或 5-0 的血管线将肾蒂整块缝扎或将肾动脉和肾静脉分别缝扎。残存的肾被膜可不必切除，需要反复冲洗伤口，并留置引流管，预防感染。新的观点认为，残存的肾被膜可以刺激机体产生新生抗体。

切除移植肾后，环孢素、他克莫司、吗替麦考酚酯、西罗莫司等药物可以即刻停用，醋酸泼尼松等糖皮质激素类药物应逐步缓慢停用，以避免突然停止糖皮质激素类药物带来的不良反应。若受者无再次移植的计划，完全停用免疫抑制剂是可行的，若受者计划做再次移植，应慎重对待完全停用免疫抑制剂，必要时可以小剂量维持使用免疫抑制剂，以免产生新生抗体，不利于再次移植。

四、血尿

大部分肾移植受者术后早期都会发生不同程度的血尿，轻度血尿多在几天内自行缓解，中度血尿有可能形成血块堵塞尿管，有时需要手工冲洗或持续的膀胱冲洗。如果持续的膀胱冲洗仍不能清除血尿，需要做膀胱镜检查和电凝止血。

出血的部位通常是输尿管的残端处，在做输尿管膀胱再吻合之前，应当用可吸收线结扎输尿管残端的滋养血管。有时出血也可发生在膀胱黏膜。因此，在分离出膀胱黏膜进行吻合之前，也应仔细止血。

其他原因导致的血尿，如感染、结石和肿瘤都比较少见，可以根据具体原因采取相应处理。我国肾移植受者有相当一部分有服用龙胆泻肝丸或冠心苏和丸的病史，这两种药物均含有中药关木通，其中的马兜铃酸会提高尿路上皮癌的发生率，因此，我国肾移植术后恶性肿瘤以尿路上皮癌居多，相当一部分患者可以表现为肉眼血尿或镜下血尿，对于肾移植术后怀疑发生尿路上皮癌的，可以进行尿脱落肿瘤细胞检测、彩色多普勒超声、计算机断层扫描或者磁共振检查，明确诊断后可以采取诸如肾脏、输尿管全长切除、膀胱根治性切除等手术治疗，术后可以辅以化疗等治疗措施。

五、移植肾肾周积液

移植肾肾周积液可以表现为出血形成的移植肾肾周血肿、尿漏形成的移植肾周尿液囊肿以及淋巴液集聚导致的移植肾周淋巴囊肿。

（一）移植肾肾周血肿

肾移植围术期出血的原因经常是肾门小血管术后出血所致。仔细观察生命体征、复查血红蛋白有助于术后早期发现出血。大血肿会引起明显的腰肋部疼痛及皮肤瘀斑、下肢水肿、静脉或输尿管梗阻，大部分肾周小血肿是没有症状的。虽然腹膜后血肿可以自我填塞，可保守治疗，但持续增大的血肿需要积极手术探查。

移植肾破裂或血管吻合口漏会引起大出血，移植肾缺血再灌注损伤或严重的排斥反应可以导致移植肾破裂。如果肾实质还有活性，采取适当措施如缝合移植肾破口、用止血材料填塞和压迫能够达到止血的效果时，可不必切除移植肾。血管吻合口感染引起的出血虽然罕见，但经常需要切除移植肾，单纯血管修补容易发生二次出血，这一并发症在心跳停止捐献者（DCD）肾移植时发生率有增加的趋势。在探查血肿时，除非发现有活动性出血，不要追求将血块清除干净，因为血块已经浸润到腹膜后脂肪中，在此区域内止血只会更加困难。在血肿较大时，超声检查有时评估血肿并不可靠，CT 检查可以更好地评估血肿大小和浸润到周围组织的情况。

术后出血会导致贫血以及凝血因子大量消耗，引起凝血功能异常，进一步加剧出血，可以输血以及凝血因子或新鲜血浆以改善贫血和凝血功能。如果采用保守治疗，应当动态监测血肿大小和生命体征，若出现血红蛋白持续降低、血肿范围不断扩大、甚至出现血压降低心率增快等失血性休克的表现，应当积极手术探查止血。手术探查时，多数情况下很难发现活动性出血的部位，甚至有术后再次出血的可能性，但适当清除血块、反复冲洗伤口有助于去除各种炎症介质，有利于凝血功能的恢复。

（二）移植肾肾周尿性囊肿

移植肾输尿管远端缺血坏死引起移植肾输尿管膀胱吻合口漏是导致尿液外渗最常见的原因。移植肾输尿管的血供完全来自于肾动脉，因此，保留移植肾动脉的所有分支，尤其是移植肾下极的分支，对保证移植肾输尿管的活性十分重要。获取供肾时仔细操作、保留足够无张力输尿管膀胱吻合的最短的输尿管也有助于保证远端输尿管足够的血运。移植肾输尿管放入支架管，采用 Lich – Gregoir 法输尿管膀胱再植术发生尿液外渗的概率最低。充分游离膀胱黏膜使输尿管完全包埋在膀胱逼尿肌做成的抗反流隧道内也可降低输尿管膀胱吻合口漏。

大部分尿液外渗发生在肾移植手术后不久，主要表现为移植肾区疼痛和尿量减少、切口引流增加。彩色多普勒超声检查有助于诊断，确诊依靠引流液肌酐分析、核素扫描或膀胱造影。小的输尿管膀胱吻合口漏可以通过导尿治疗。顺行放置支架管和肾造瘘管可以保证引流通畅，小的输尿管膀胱漏口可以自行闭合。如果尿漏是因为输尿管缺血坏死所致，内镜下的处理仅仅是临时的措施，早期手术探查修补通常是最好的办法，应把远端缺血坏死的输尿管切除，放入支架管，重新与膀胱吻合，效果最好，如果输尿管的长度不够，可以做膀胱瓣成型吻合或与受者原输尿管做输尿管输尿管吻合。

（三）移植肾周淋巴积液

移植肾周淋巴积液多发生在移植肾内侧，大部分淋巴积液很小不需要处理。淋巴液来自于髂血管周围的淋巴管或移植肾肾门的淋巴管。大量的移植肾周淋巴积液可以引起局部疼痛、移植肾输尿管梗阻、移植肾肾静脉或髂外静脉受压从而引起下肢深静脉血栓形成或下肢水肿。彩色多普勒超声检查可诊断淋巴囊肿并引导经皮穿刺抽吸。不建议反复穿刺，因为穿刺有引起感染的风险，而且并不能永久性的减压。经皮闭式引流，注入硬化剂也有效。移植肾内侧局限性的淋巴积液，穿刺有风险者可采用腹腔内引流的方法，可采用开放手术或腹腔镜的方法行淋巴囊肿开窗，将淋巴液引流入腹腔，此方法复发率最低。

避免过度分离盆腔组织和仔细结扎髂外血管周围的淋巴管，避免使用电刀直接切断髂外血管外膜可以预防淋巴囊肿。术后早期避免使用西罗莫司也有助于减少淋巴囊肿。

六、移植肾输尿管梗阻及结石

导致移植肾输尿管梗阻的原因包括尿管堵塞、血凝块、输尿管水肿、输尿管缺血纤维化、输尿管扭曲或淋巴囊肿、尿液囊肿或血肿所致的外部压迫。其他少见的导致梗阻的原因包括结石、前列腺增生、神经源性膀胱、肾周脓肿、排斥反应和输尿管缩窄等。因为移植肾没有神经支配，所以这种尿路梗阻是无痛性的。当患者出现原因不明的尿量减少、移植肾增大以及血清肌酐升高时，应当考虑到可能存在移植肾尿路梗阻。彩色多普勒超声检查发现移植肾积水提示存在梗阻，应进一步明确梗阻的原因和部位。核素利尿、肾脏扫描也有助于判断是否存在尿路梗阻。

放置经皮移植肾造瘘管和顺行放置移植肾输尿管支架管可以迅速缓解梗阻，血清肌酐水平会下降。通过近端分流和放入支架管，轻度梗阻会随时间逐步缓解。结石、血块以及小于2 cm 的狭窄可以内镜下处理。复杂的梗阻需要开放手术修补，大于 2cm 的输尿管狭窄需要将狭窄段切除，再行输尿管与膀胱的再植或与受者自身输尿管吻合。由于淋巴囊肿、血肿、尿液囊肿压迫导致的输尿管梗阻可以根据不同的原因采取相应的治疗措施。

移植肾新发结石引起的梗阻比较少见，可能的原因有继发性甲状旁腺功能亢进、反复尿路感染、异物、肾小管性酸中毒以及长期液体摄入量不足等。某些特殊情况下，移植肾结石可以来自供者，因此，完善的供者术前检查十分重要，若发现供肾结石，可在工作台上采用内镜处理结石后再移植，若肾移植术后发现移植肾结石，可以采用经皮肾镜或输尿管镜处理。

老年男性患者肾移植后，服用 α 受体阻滞剂或 5α – 还原酶抑制剂有助于排尿。如果怀疑前列腺增生导致的排尿异常，应进行相关检查，必要时可采取经尿道前列腺切除术（TURP）解除梗阻。

七、泌尿系统感染

肾移植后尿路感染并不少见，文献报道可达 40%，引起尿路感染的原因很多，如免疫抑制剂的使用、留置导尿管、受者高龄、使用 DCD 的供肾、女性受者、受者有糖尿病等。对于无症状菌尿，一般不建议抗生素治疗，对于反复发作的尿路感染，有易感因素者，可以采用敏感抗生素治疗。对于发生移植肾肾盂肾炎者，应排除尿路梗阻的存在。真菌性尿路感染比较少见，可能与应用免疫抑制剂或长期应用抗生素有关，可以使用敏感的抗真菌药物治疗，但要注意使用抗真菌药物会引起的环孢素或他克莫司药物浓度升高。其他病原体如腺病毒、巨细胞病毒或 BK 多瘤病毒引起的尿路感染非常少见，诊断非常困难，可以采用 PCR 的方法检测病毒或移植肾活检的方法帮助诊断，此类尿路感染治疗困难，主要方法有减少免疫抑制剂的用量以及使用抗病毒药物等，但要注意抗病毒药物的肾毒性。

八、膀胱输尿管反流

避免尿液反流到移植肾，可以减少肾盂内压力和肾盂肾炎以及因此导致的移植物功能受损。采用带输尿管支架的 Lich-Gregoir 膀胱吻合技术，做一个长度是输尿管直径 5 倍的膀胱逼尿肌隧道可以减少反流的机会。对于移植后发生复发性肾盂肾炎的受者，影像学检查证实有反流者，应当首先给予长期的抗生素预防。如果此方法无效，可以行开放的重建手术。

九、勃起功能障碍

肾移植术后发生勃起功能障碍比较常见，相当一部分患者在尿毒症阶段即患有勃起功能障碍。肾移植特有的原因有免疫抑制剂的不良反应以及肾动脉与髂外动脉或髂内动脉吻合引起的阴茎海绵体血流减少，某些免疫抑制剂如西罗莫司可降低血清睾酮的水平，可能在勃起功能障碍的发病中起到一定作用。

肾移植术后发生勃起功能障碍的治疗与普通人群一样，如口服西地那非、海绵体注射血管活性药以及阴茎假体植入等，可以根据移植肾功能情况、患者年龄以及患者对性功能的需求决定具体的治疗方式，具体可以咨询男科医师。

十、妊娠及分娩

男性患者肾移植后，体内性激素水平较透析时可以明显改善，生精功能也会得到改善，在男性肾移植受者所生育的子女中，先天性畸形的发生率并不增加，男性受者一般建议在肾移植术后一年即可以考虑生育。

育龄妇女肾移植后生育能力可以恢复，但胎儿早产、胎儿宫内发育迟缓、低体重儿以及发生妊娠高血压、先兆子痫的机会高于普通人群，移植肾失功的风险也会增加。对于育龄妇女肾移植术后又有生育要求的，一般有以下建议：肾移植术后 2 年、全身健康状况良好、没有或有微量蛋白尿、无高血压、无排斥反应、无尿路梗阻、肾功能良好、服用较低剂量的免疫抑制剂。对于育龄妇女肾移植术后又计划妊娠的，移植医师应当向患者详细介绍妊娠及分娩的风险以及可能会带来的对移植肾的不利影响，并组建一个多学科的团队为其服务。

十一、肺部感染

肾移植术后由于服用免疫抑制剂，肺部感染的发生率增加。感染的发生时间对于正确的诊断和治疗非常关键。术后 1 个月发生的肺部感染，病原体以细菌居多；术后 1 ~ 6 个月发生的肺部感染，除了常见的细菌感染外，还要考虑少见的条件致病菌引起的感染如巨细胞病毒（CMV）、白念珠菌、曲霉菌、卡氏肺孢子虫、结核杆菌等。可采用多种理化检查方法如血清学检测和痰液病原体检查、纤维支气管镜检查、肺泡灌洗液化验有助于尽快明确感染病原体，指导治疗。

肾移植术后肺部感染的治疗，应根据感染发生的时间、引起感染的病原体、感染的严重程度、患者的一般状况，采取综合的支持和治疗措施，具体包括：使用敏感的抗生素（抗生素、抗病毒药、抗真菌药）、全身支持治疗、呼吸支持治疗等，必要时可多学科（移植科、呼吸科、感染科、重症医学科）联合治疗。

十二、新发恶性肿瘤

肾移植受者比一般人群发生肿瘤的机会增加，这可能与长期服用免疫抑制剂导致的机体免疫监视能力降低有关。常见的恶性肿瘤有 Kaposi 肉瘤、皮肤癌、非霍奇金淋巴瘤、肾癌等，我国肾移植受者术后新发恶性肿瘤以尿路上皮癌居多，相当一部分受者在尿毒症前有服用龙胆泻肝丸或冠心苏和丸等含有关木通成分的中药的病史，提示关木通与肾移植术后发生尿路上皮癌有关。

肾移植术后新发恶性肿瘤的治疗，可根据肿瘤的具体部位和类型，采取相应的治疗，一般以手术切除肿瘤为主，对于尿路上皮癌患者，术后可采用吡柔比星、表柔比星、羟基喜树碱、丝裂霉素等化疗药物进行规律膀胱灌注预防复发，卡介苗（BCG）灌注因其可能会发生感染，安全性存在一定问题，应谨慎使用，对于尿路上皮癌患者，在肾功能正常条件下，也可采用 GC 方案进行全身化疗。

十三、代谢综合征

肾移植术后，因为长期服用多种免疫抑制剂，发生代谢综合征的机会增高，常见的代谢综合征有新发糖尿病、高血压、高脂血症以及高尿酸血症。糖尿病、高血压、高脂血症、高尿酸血症若得不到良好控制，会引起动脉粥样硬化、高血压肾病、糖尿病肾病、高尿酸肾病等一系列不良反应，从而影响移植肾功能，降低远期移植肾存活率，同时使得心脑血管疾病的发生率增加，甚至会引起带功死亡。

肾移植术后代谢综合征的具体防治措施有：降低免疫抑制剂的用量，尤其是糖皮质激素的用量，饮食控制，减少碳水化合物以及高嘌呤食物的摄入，体育锻炼，控制体重，服用降糖药物或用胰岛素控制血糖，规律服用降压药控制血压，规律服用降尿酸药物控制尿酸等。

（塔　拉）

参考文献

［1］吴阶平．吴阶平泌尿外科学［M］．济南：山东科学技术出版社，2017.

［2］李虹．泌尿外科疾病临床诊疗思维［M］．北京：人民卫生出版社，2015.

［3］杨勇，李虹．泌尿外科学［M］.2 版．北京：人民卫生出版社，2015.

［4］孙颖浩．实用泌尿外科手册［M］．北京：科学出版社，2016.

［5］张建荣．多器官疾病与肾脏损伤［M］．北京：人民军医出版社，2015.

［6］叶章群．泌尿外科疾病诊疗指南［M］.3 版．北京：科学出版社，2017.

［7］史沛清．当代泌尿外科热点聚焦［M］．北京：人民卫生出版社，2014.

［8］邱建宏，孟晓东．泌尿外科临床诊治路径［M］．北京：人民军医出版社，2014.

［9］李学松，王刚，张骞．泌尿外科病例精粹［M］．北京：北京大学医学出版社，2017.

［10］杨登科，陈书奎．实用泌尿生殖外科疾病诊疗学［M］．北京：人民军医出版社，2015.

［11］王林辉．泌尿外科住院医师手册［M］．上海：上海科学技术出版社，2016.

［12］那彦群，李鸣．泌尿外科学高级教程［M］．北京：中华医学电子音像出版社，2016.

［13］叶章群，周利群．外科学（泌尿外科分册）［M］．北京：人民卫生出版社，2016.

［14］曾甫清，章小平．泌尿外科手术要点难点及对策［M］．北京：科学出版社，2017.

［15］王磊，高景宇，郑素芬．前列腺疾病临床诊断与治疗［M］．北京：化学工业出版社，2014.

［16］郭震华．实用泌尿外科学［M］.2 版．北京：人民卫生出版社，2016.

［17］程跃，谢丽平．泌尿系肿瘤药物治疗学［M］．北京：人民卫生出版社，2014.

［18］张旭．泌尿外科腹腔镜与机器人手术学［M］.2 版．北京：人民卫生出版社，2015.

［19］刘强．精编临床泌尿外科新进展［M］．西安：西安交通大学出版社，2014.

［20］那彦群，叶章群．中国泌尿外科疾病诊断治疗指南［M］．北京：人民卫生出版社，2014.

［21］杨霓芝，毛炜．中西医结合肾脏病学研究新进展［M］．北京：人民卫生出版社，2017.